Christoph Pollak

Die Urkraft der Planeten in den Pflanzen

IHRE WIRKUNG KENNEN, HEILMITTEL SELBST HERSTELLEN

REZEPTUREN
für Körper,
Seele & Geist

nymphenburger

Inhalt

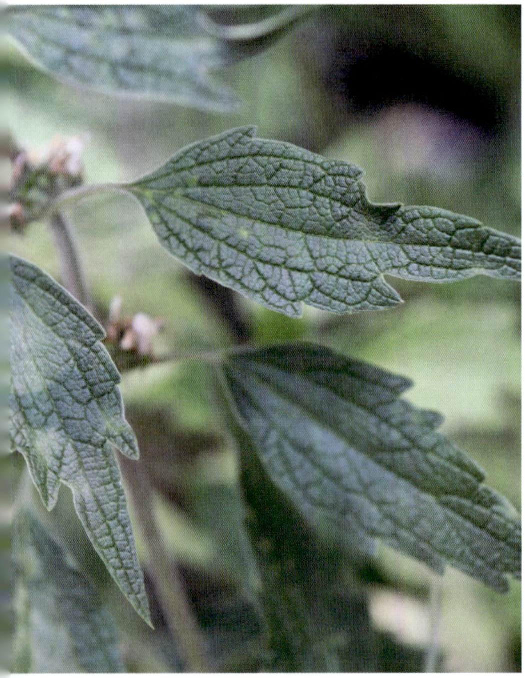

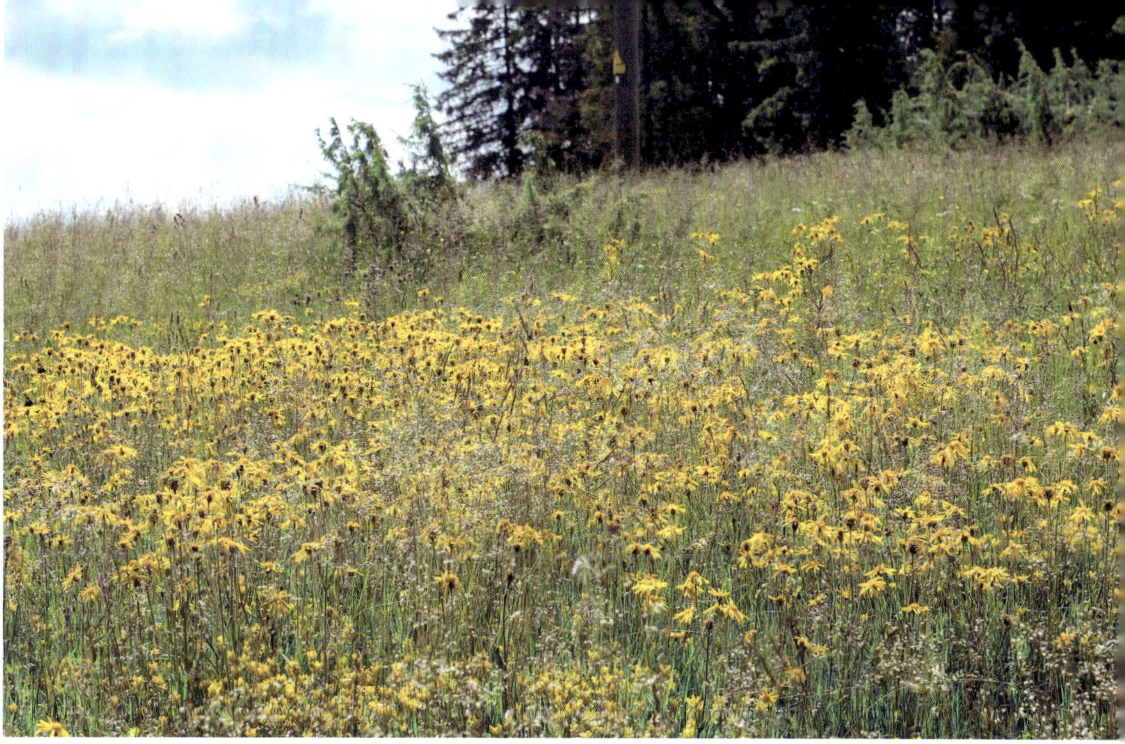

Venus – harmonisch gestalten

Merkur – kecker Freund

Jupiter – Raum für Fülle

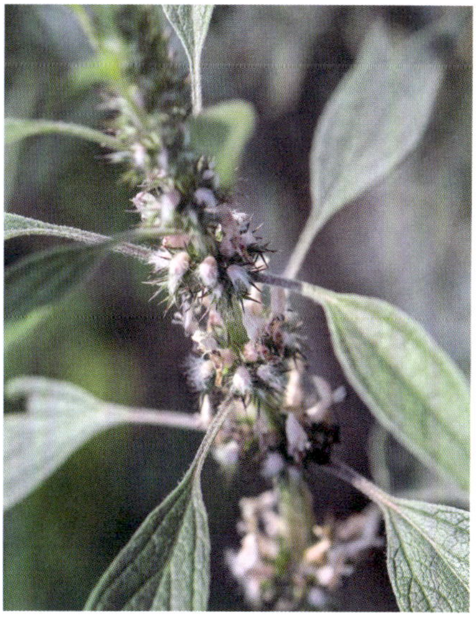

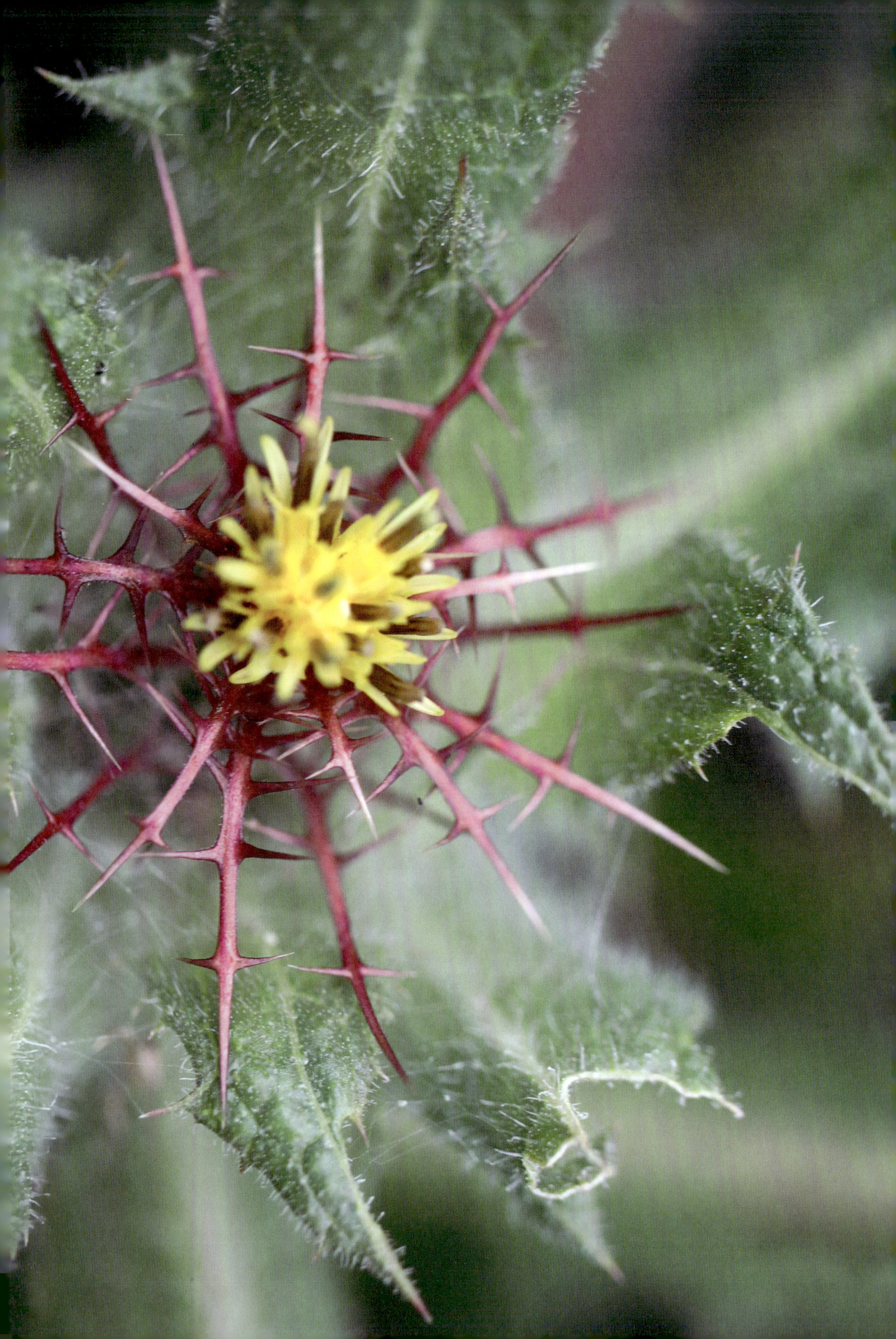

Vorneweg

Die schier unendliche Vielfalt der Erscheinungen kann ziemlich verwirrend sein – und doch sind Kosmos, Mensch und Natur ein Ganzes. Erfreuen wir uns an dieser Mannigfaltigkeit des Einen und wagen wir gar, mit reinem Herzen tiefer in das offene Geheimnis einzudringen! Du erhältst auf diesen Seiten Werkzeuge, dich im Webwerk der Natur forschend und staunend dem Wirklichen zu öffnen.

Los geht's: Warum bist du hier?

Je länger ich lebe, desto mehr staune ich über die Fähigkeit des menschlichen Geistes zu begreifen, zu vernetzen, zu verbinden und zu gestalten. Mit dem Denkvermögen ist uns eine Kraft geschenkt, die weiter reicht, als wir uns vorstellen können. Das Begreifen der Zusammenhänge hört erst da auf, wo ich aufhöre. Da alles miteinander zusammenhängt, geht das Verstehen dieser Zusammenhänge so tief, wie es unser gegenwärtiges Sein eben zulässt. Ein abschließendes oder vollständiges Begreifen gibt es nicht, es ist nur möglich, tiefer zu sehen oder tiefer zu verstehen. Durch die Beschäftigung mit der Natur erweitern wir unser Bewusstsein. Wir können lernen, „die Muster zu lesen". Aus dem Betrachten eines Krauts wird so leichter möglich, die jeweilige Kraft und Wirkung unmittelbar zu verstehen. Ich kann heute von mir sagen, dass ich dadurch ein Stück Ignoranz und Beschränktheit verlieren durfte und parater werde, dieses zeitlose Wissen heilsam anzuwenden bzw. weniger zu schaden.

AUS DEM TUN KOMMEN DIE ANTWORTEN

„Das Begreifen der Zusammenhänge hört erst da auf, wo ich aufhöre." In der spagyrischen Praxis ist das eine Erfahrung, die sich immer wieder zeigt: Ein Prozess geht scheinbar nicht weiter, weil ich noch nicht begreife, was da geschieht, oder gerade nicht weiterweiß. Ein Beispiel: Beim Destillieren von Salbei ist etwas angebrannt. Ich sage, „es ist verbrannt" und werfe es weg. Das kann aber auch anders laufen! Etwas ist angebrannt: Ich nehme das Angebrannte, tue es in ein irdenes Gefäß und gebe dieses draußen in starkes Feuer, bis das Verkohlte zu weißer Asche geworden ist. Dann lauge ich mit gutem Wasser die helle Asche aus, filtriere, lasse die Lauge abdampfen – und erhalte ein schönes, klares Salz.
Worin besteht der Unterschied? Er liegt im Gewusst-wie. Ich möchte dich einladen, mit diesem Buch tiefer in diese Zusammenhänge einzutauchen und, aus dem Erkennen heraus, die Prozesse des Lebens und der Natur auch bewusster zu führen. Das heißt auch, eine Ausgewogenheit der Kräfte (wieder neu) herzustellen.

Die Natur ist ewig wandelbar

Ein Ding der Natur entsteht, kommt ins Sein und vergeht wieder. Als Menschen sind wir nicht nur mittendrin in diesem Geschehen und in diesen Wandlungsprozessen: Wir dürfen selbst mit und für die Natur gestalten und wirken.

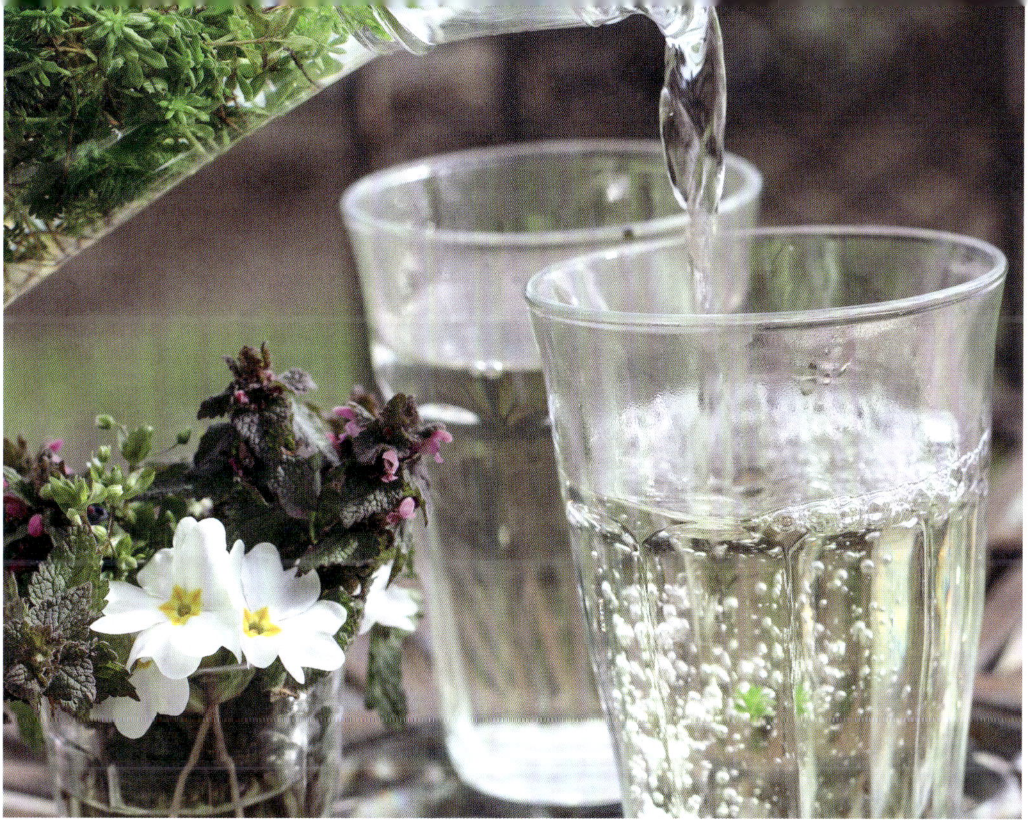

▲ Ein wohltuender Aufguss mit Brennnessel, Labkraut und Schafgarbe im Frühling.

Es braucht also immer unser Tun; ein Tun, das wie eine Frucht oder Blüte organisch aus dem Erkennen hervorgeht. Die Betrachtungen werden mit der Zeit von selbst differenzierter und genauer. Wir brauchen dabei auch nicht zwischen moderner Wissenschaftlichkeit oder Herzens- und Bildersprache zu wählen: Alles hat seinen Platz – das Ganze und die Teile, Äußeres und Inneres –, solange es selbst erfahren ist.

LASS BILDER SPRECHEN

Ohne Liebe ist kein Erkennen möglich – und ohne Erkennen keine Liebe. Daher gehört für mich zum Studium eines Wesens unbedingt auch die wirkliche Liebe zu diesem Wesen. Aber was ist Liebe? Liebe heißt für mich, sein lassen: etwas so sein zu lassen, wie es ist; jemanden sein zu lassen, wie er oder sie ist. Wenn ich nicht liebe, d.h. am Wesen des anderen herumwerke, wird mir das Wesen des anderen verschlossen bleiben. Um zu den inneren Bildern vorzudringen, kann es für manche hinderlich, für andere wiederum nützlich sein, exaktes Denken und Beobachten ausgebildet zu haben. Für mich ist im Studium der Biologie und Botanik diese Grundlage geschaffen, auf die ich dankbar zurückschaue.

Die Bildersprache der Urkräfte ist für mich weitaus kraftvoller, sie lässt mich auf einem ganz anderen Level begreifen. In diesem Buch geht es um dieses Level. Daher fehlen Angaben zu Inhalts- und Wirkstoffen hier fast vollständig. Diese Dinge lassen sich leicht auffinden (Empfehlungen s. Quellenverzeichnis). Hier jedoch geht es um das Bild, „das mehr sagt als tausend Worte". Tauchen wir jetzt für einen Moment in die Erlebniswelt eines Kindes.

JA, GIBT ES DAS DENN WIRKLICH?

Als Kind entdeckte ich einmal im Erdbeerbeet den blühenden Acker-Gauchheil. Da war das Staunen groß: „Ja, gibt´s denn sowas?“ Der kindliche Blick war wie magisch nur noch auf diese winzige Blüte gerichtet. Ich legte mich bäuchlings direkt auf die Erde, robbte ganz dicht heran, um noch näher, ganz nah dran zu sein. Die kleine Blüte nahm jetzt mein ganzes Gesichtsfeld ein: Nichts anderes war wichtig in diesem Moment. Alles schien stillzustehen. Ein großes Verwundern war in mir, als wäre ich der erste und einzige Mensch auf der Erde, als gäbe es nur noch diese eine Blüte und weiter nichts. Ich konnte kaum glauben, was ich da sah: diese Farbkombination, dieses absurde Rot! In diesem staunenden Moment war in mir unauslöschlich der Entschluss gefallen: „Ich will Naturforscher werden.“

Die Naturkunde, die hier vermittelt wird, steht in einer langen, lebendigen Tradition. Diese Tradition, die auch Hermetik, Spagyrik oder Alchymie genannt wird, zu beleben, ist ein weiteres Anliegen dieses Buches. Wer ist ein Alchymist? Für mich ist das im weitesten Sinne ein Mensch, der das Gewusst-wie zum heilsamen Nutzen seiner Mitmenschen anwendet. Hier schließt sich der Kreis, denn das Gewusst-wie ist gleichzusetzen mit dem besonderen Vermögen des Menschen, Gedanken anhand von Wirklichem zu fassen und mit wohlwollender Absicht auszuführen. Dieses Buch ist diesen Gutmütigen gewidmet. Möge es wohlwollende Aufnahme finden und daran erinnern, dich gut zu nähren, tief durchzuatmen und möglichst viel zu lachen!

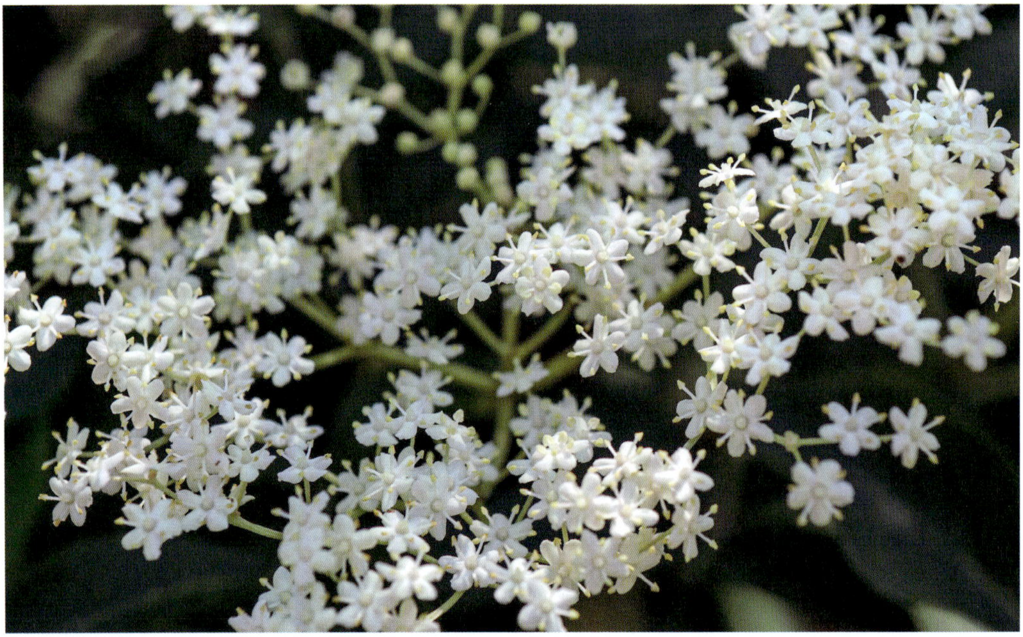

▲ Die Blütendolde des Holunders ist faszinierend gestaltet, schön und heilsam zugleich.

Schauen im Lichte der Natur

Vieles von dem, was uns in der Natur begegnet, kann Anlass zum Staunen sein. Die Fähigkeit zu staunen zeichnet einen berührbaren und offenen Menschen aus. Früher wurde ein auf diese Weise forschender Geist auch Naturphilosoph genannt. Naturphilosophen sind kundige Menschen, die als Freunde der Weisheit der Natur Einsicht in die Zusammenhänge und Wirkweisen von Kosmos, Mensch und Natur erhalten. Die Fähigkeit des Staunens und Wunderns zu kultivieren, heißt auch, immer wieder bewusst innezuhalten und bei der eigenen, direkten Wahrnehmung zu bleiben.

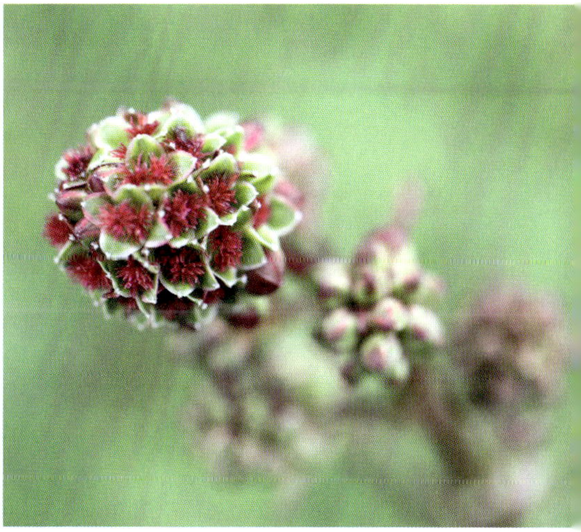

▲ Der Kleine Wiesenknopf ist ein Rosengewächs, dessen Blüten – hier die weiblichen – vom Wind bestäubt werden.

Je mehr ich weiß,
desto mehr staune ich.

CHRISTOPH POLLAK

Manchen fällt es schwer, nicht dem Drang des Benennens, Erklärens, Katalogisierens und Abheftens nachzugeben: Wie gerne wollen wir manchmal eine fertige Antwort, wo es doch notwendig wäre, mit der Frage zu bleiben. Es liegt in der Natur der Sache, dass Menschen zu jeder Zeit im lebendigen Umgang mit Metallen, Mineralien, Pflanzen, Tier und Mensch, Einblicke in das jeweilige Wesen erhalten konnten und können. Und dieses Wesen bleibt zeit-, orts- und kulturunabhängig sich selbst treu. So ist auch die Naturkunde eine einzige, ob in Tibet, China, Südamerika, England oder Indien. Eine Rose ist eine Rose, das Gold Gold und eine Perle ist eine Perle.

DIE EINHEIT VON GEIST UND MATERIE

Grundlegend für das hermetische Naturverständnis ist die Einheit von Materie und Geist: keine Materie ohne Geist und kein Geist ohne Materie. Beides bedingt einander. Die ersten Zeilen der „Tabula Smaragdina“ (siehe Seite 11) lauten: „Das Obere ist wie das Untere, das Untere wie das Obere, um die Wunder des Einen zu wirken." Vereinfacht wird es oft auf die Formel „wie oben, so unten" gebracht. Wir können auch sagen: Das, was innen gilt, gilt auch außen. Das Innere entspricht dabei dem Oberen, dem Ewigen, dem Himmlischen: Es ist das Schöpfende. Das Äußere entspricht dem Unteren, dem Vergänglichen bzw. der irdischen Welt: Die Welt der Geschöpfe. So erleben wir die Einheit des Seins in verschiedenen Qualitäten: oben und unten; innen und außen, ewig schöpfend und irdisch vergänglich.

Erforsche, was du bist,
wovon du ein Teil bist.

Was du von dieser Kunst verstehst
ist, was du wirklich bist.

Alles, was außen ist,
ist auch in dir.

SOLOMON TRISMOSIN,
GILT ALS EIN LEHRER DES PARACELSUS

Mit etwas Erfahrung im Innehalten oder Meditieren ist erlebbar, dass das Innere ewig und unwandelbar ist. Das ist das, was sich mir als Kind beim Betrachten der Ackergauchheil-Blüte so unvermittelt offenbarte: „Du und ich – wir sind ewig." Im Schauen war die Blüte plötzlich reines, ewiges Bewusstsein ohne Inhalt. Innere Bilder sind Urbilder und somit gute und verlässliche Wegweiser auf der Suche nach dem Verstehen, dem Schauen im Lichte der Natur. Jede wirkliche Begegnung mit einer Pflanze, einem Tier oder einer Farbe berührt etwas in uns. Das ist nur möglich, weil wir diese Kräftefäden auch in uns tragen. Jedes Wesen lebt in uns. Das ist gemeint mit: Erkenne dich selbst. Erkenne, was du in Wahrheit bist.

DREI STUFEN DER ERKENNTNIS

Paracelsus, der große Wahrheitsforscher und Naturkundige, benennt drei Stufen, Erkenntnis zu gewinnen. Die erste Stufe ist die Erkenntnis vom Hörensagen. Es ist das, was von anderen übernommen und gelernt wurde, ohne es durch Erfahrung bestätigt zu haben. Auch das übliche Schul- und Bücherwissen gehört hierher. Die zweite Stufe bildet die eigene Erfahrung. Sie ist von größter Bedeutung, denn nur durch sie kann das Gelernte bestätigt und vertieft werden. Paracelsus jedoch bezeichnet die Erfahrung durch unsere Sinne als „blind", weil sie nur die äußeren Eigenschaften und Zusammenhänge, aber nicht die dahinterliegenden geistigen Prinzipien erkennen könne. Das Lesen der Signaturen – nicht nur in den Pflanzen, sondern in allen Dingen der Natur und des Lebens – ist die höchste Stufe der Erkenntnis, denn sie allein vermag die geistigen Prinzipien hinter den Erscheinungen zu erkennen.
Diese Art Erkenntnis, im Lichte der Natur sehend, also wissend, zu werden, beschreibt das Ziel und den Zweck dieses Buches am besten. Schaue die Erfahrungen, die bereits da sind, neu an. Du darfst dich der Reise ins Pflanzenreich anvertrauen. Du kannst dich darauf verlassen, dass ich nur schreibe, was ich selbst erfahren und geprüft habe. Wichtiger als die Ergebnisse selbst ist jedoch der Prozess, d.h. die Art des Vorgehens. Die Beispiele meiner langjährigen Forschungen, von denen ich hier nur einen verschwindend kleinen Teil anhand der sieben Planetenkräfte darstelle, sind demnach nicht das Entscheidende: Wesentlich ist die Denkart der Darstellung. Möge sie belebend und anregend auf dich wirken!

ZITAT

TABULA SMARAGDINA DES HERMES TRISMEGISTOS

Wahr ist es, ohne Lüge, sicher und wahrhaftig:

Was oben ist, ist wie das, was unten ist,
und was unten ist, ist wie das, was oben ist,
um die Wunder des Einen zu vollbringen.

Und so wie alle Dinge aus der Anschauung des Einen entstehen, so entstammen alle Dinge aus diesem Einen durch die Anpassung.

Vater dieser Dinge ist die Sonne. Die Mutter ist der Mond.
Der Wind hat es in seinem Bauche getragen. Die Ernährerin ist die Erde.

Dies ist der Vater aller Vollkommenheit der ganzen Welt.
Seine Kraft ist vollkommen.

Wenn sie in der Erde zugewandt ist, trennt sie das Erde- vom Feuerelement, das Subtile vom Groben, sanft und mit Sorgfalt.

Von der Erde steigt es zum Himmel und wieder herab zur Erde,
um die Kraft des Oberen und Unteren zu vereinigen.

So wirst du die Herrlichkeit der ganzen Welt erlangen.
Alle Finsternis wird von dir weichen.

Dies ist die starke Kraft der Kräfte. Sie überwindet das Subtile und durchdringt alles Feste. So ist die Welt erschaffen worden.

Auf diese Art und Weise entstehen wunderbare Schöpfungen.

Darum werde ich Hermes Trismegistos genannt, weil ich die drei Teile der Weisheit der ganzen Welt in Händen halte.

Das ist alles, was ich über die Wirkungsweise der Sonne zu sagen habe.

(übertragen aus dem Englischen von Christoph Pollak)

Mit dem Herzen wahrnehmen

Es gibt eine wichtige Unterscheidung zwischen einem Befund und der Deutung dieses Befundes. Befunde sind von jedermann prüfbar (Farbe, Gestalt, Geschmack etc.). Die Deutung ist für sich allein nicht überprüfbar. Sie entsteht erst durch das In-den-Zusammenhang-Stellen des Befundes. Es lässt sich also bestätigen oder widerlegen, ob z. B. die Blüten des Echten Johanniskrauts gelb oder blau sind. Im Gegensatz zum Befund ist die Deutung im heutigen wissenschaftlichen Verständnis nicht beweisbar. Mit einem „gut geputzten Spiegel“, sprich, unserem Herzen als Wahrnehmungsorgan, ist da allerdings sehr viel möglich.
Die zwei Drehrichtungen der Blüten des Echten Johanniskrauts nach links und rechts, die Zweischneidigkeit des Stängels, die hellen und dunklen Öldrüsen und das Blühen im Mittsommer – das sind Befunde, die sich leicht prüfen lassen. Aber die Deutung dieser Befunde als Entsprechungen zum Urbild Sonne (hier: Sonnenwende) kannst du alleine mit deinem Herzen prüfen. Ich deute, um das Wesen erkennbar werden zu lassen. Die Art zu betrachten ist also ggf. eine völlig andere als die, die wir so gemeinhin in den Schulen und Hochschulen lernen. Ich sehe, dass manche Blüten sich zur Sonne hin öffnen, andere aber glockig mit ihren Blüten nach unten weisen. Jetzt frage ich mich: Was spricht sich darin aus? Welche Farben haben Blüten, die sich zur Sonne hin öffnen? Welche Farben finden sich häufig bei Blüten, die „herabschauen“ und das reflektierte Licht der Sonne, also den Mond, aufnehmen?

SONNE, MOND & STERNE ...

... bilden den Hintergrund dieser Betrachtungen zum tieferen Verständnis des Pflanzenreiches. Sonne, Mond und Sterne sind traditionell sieben Urbilder und damit gleichsam sieben Kräftewirksamkeiten. Sie tragen die Decknamen Sonne, Mond, Merkur, Mars, Venus, Jupiter und Saturn und korrespondieren u. a. mit den sieben Tagen der Woche. Ihre Bilderwelt eignet sich vorzüglich, um z. B. unser Heilpflanzenwissen sinnvoll zu organisieren. Ein Bild sagt mehr als tausend Worte. Mit wachem und reinem Herzen sehen und verstehen wir richtig gut, besser noch als mit Worten. Diese intuitive Herangehensweise erfordert von dem Forschenden ein sehr hohes Maß an Mut zur Erkenntnis, Geduld und Muße des Betrachtens, außerdem Demut (etymologisch von „dienen“, Mut zum Dienen) und schließlich Bescheidenheit im Umgang mit den Ergebnissen. Die anderen Wissenschaftszweige und Zugänge zur Welt (Botanik, Phytotherapie oder Biochemie) werden dadurch nicht obsolet, eher noch interessanter: Jeder Wirkstoff ist ja physische Realität *und* wirkende Kraft. In diesem Buch dürfen wir einmal ganz in die wirkenden Kräfte eintauchen. Ich lade dich zu einer spannenden Entdeckungsreise ein.

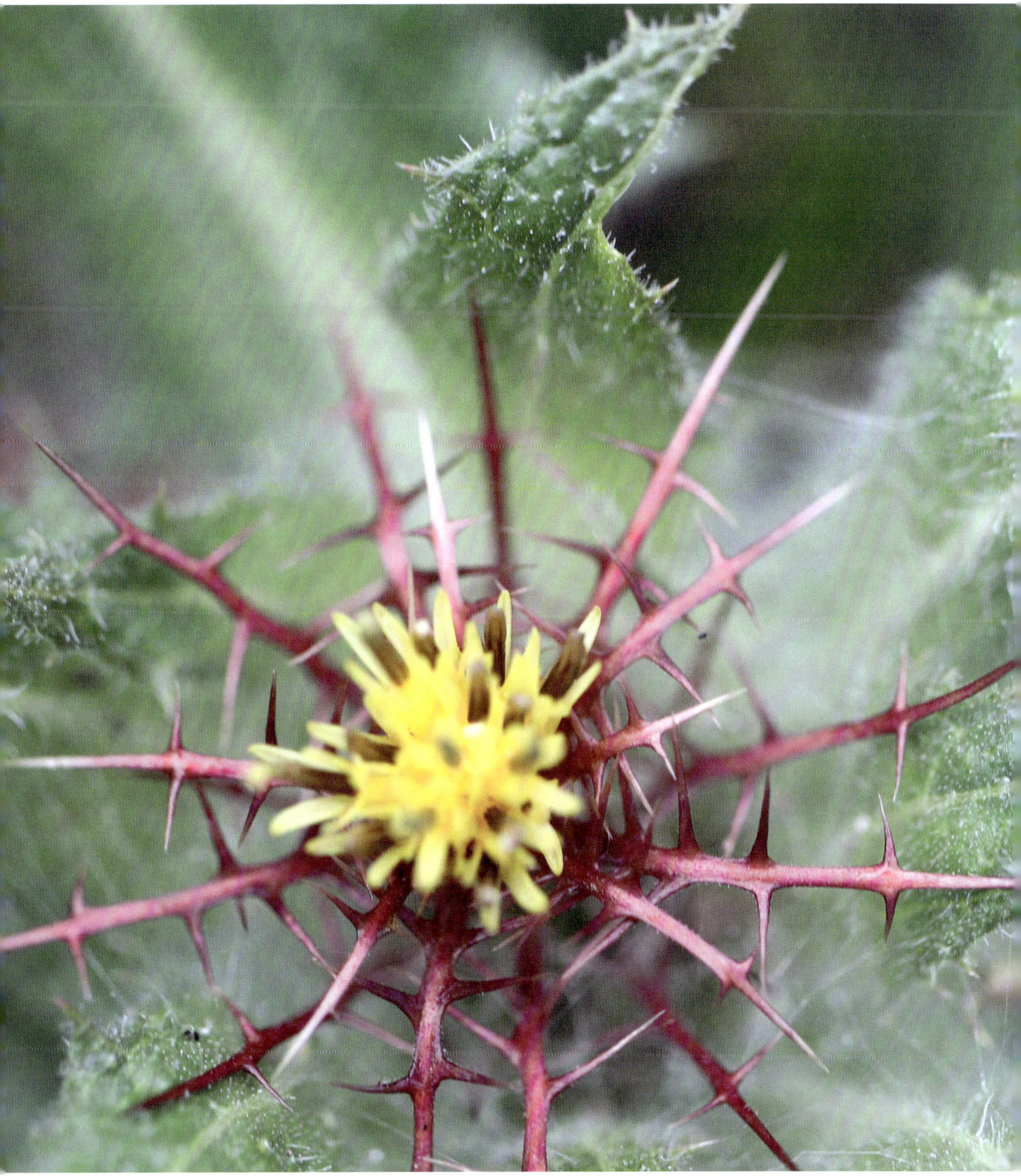

▲ Die hellgelbe Blüte des Benediktenkrauts strahlt aus einem roten Dornenkranz hervor..

Was sind Urkräfte?

Die Natur ist ein wunderbares und lebendiges Webstück, das sich immerfort webt. Wir können aber wesentliche Elemente und Fäden (indisch: gunas) begreifen und beschreiben. Grundsätzlich ist es dabei hilfreich, wenn wir uns an den Ursprung erinnern: Alles ist im Grunde eins. Das heißt, dass das Begreifen der verschiedenen Ebenen (die 3, 5, 7 und zwölf) jeweils nur Ausdruck der unterschiedlich differenzierten Einheit ist. Die Kräfte der Natur stellen sich uns als dreifaltig, fünffaltig, sieben- und zwölffaltig dar. Der wertvollste Schlüssel liegt wohl darin, selbst eine gewisse Beweglichkeit im Wechsel dieser Betrachtungsebenen zu erlangen. Dieses Buch widmet sich schwerpunktmäßig den sieben Urkräften. Ohne die drei Grundprinzipien und fünf Elementarkräfte sind diese sieben aber nicht verständlich.

EINHEIT UND POLARITÄT

Alles im Universum entspringt der Eins. Das liegt schon im Begriff „Universum" verborgen als „das in eins Gewendete, in eins Zusammengefasste" (von lat. *unum* „eines" und lat. *versus* „gewendet"). Alles im Universum entspring der Einheit, ist von dem Einen durchdrungen und kehrt zum Einen zurück. Dies ist Urgrund einer jeden Spiritualität, z. B. des Advaita Vedanta, der Nicht-Zweiheit. Wir leben in der scheinbaren Zersplitterung und ahnen doch, dass quasi dahinter eine Einheit steht, aus der kein Einzelnes herausfallen kann. Blieben wir in der ursprünglichen Einheit, wäre kein wirkliches Sprechen und Unterscheiden möglich: Es braucht die Entzweiung, den Apfel vom Baum der Erkenntnis, für jede Begegnung. Die Zweiheit ist das erkennende Denken und für jeden Diskurs schlichtweg Voraussetzung. Das Naturgesetz der Polarität findet sich in allen Kulturkreisen. Es wird z. B. im taoistischen Symbol des Yin und Yang dargestellt. Alles, was ist, enthält seinen Gegenpol bzw. erweckt diesen. Das Feuer ruft z. B. das Wasser hervor: Wir schwitzen (Wasser), wenn uns heiß ist oder wir uns viel bewegen (Feuer). Die Augen tränen (Wasser), wenn wir scharf gegessen haben (Feuer). Nichts ist ohne Gegensatz.

Besonders begreifbar wird dieses Prinzip am Beispiel des Magneten: Ein Magnet hat bekanntlich einen Nord- und einen Südpol. Wird er zerteilt, entstehen zwei neue Magnete. Jeder Einzelne von beiden hat wiederum einen Nord- und Südpol. Hier äußert sich ein fundamentales Naturgesetz: Nichts in der Natur ist ohne Gegenteil. Das Leben, wie wir es kennen, gründet auf den Polaritäten von aktiv und passiv, männlich und weiblich, gebend und nehmend. Geben existiert nur, weil es Nehmen gibt, und umgekehrt.

Die feurige Kraft des Mars verdichtet und bringt auf den Punkt. Die freundliche Venuskraft schafft Verbindung und Ausgleich: rot

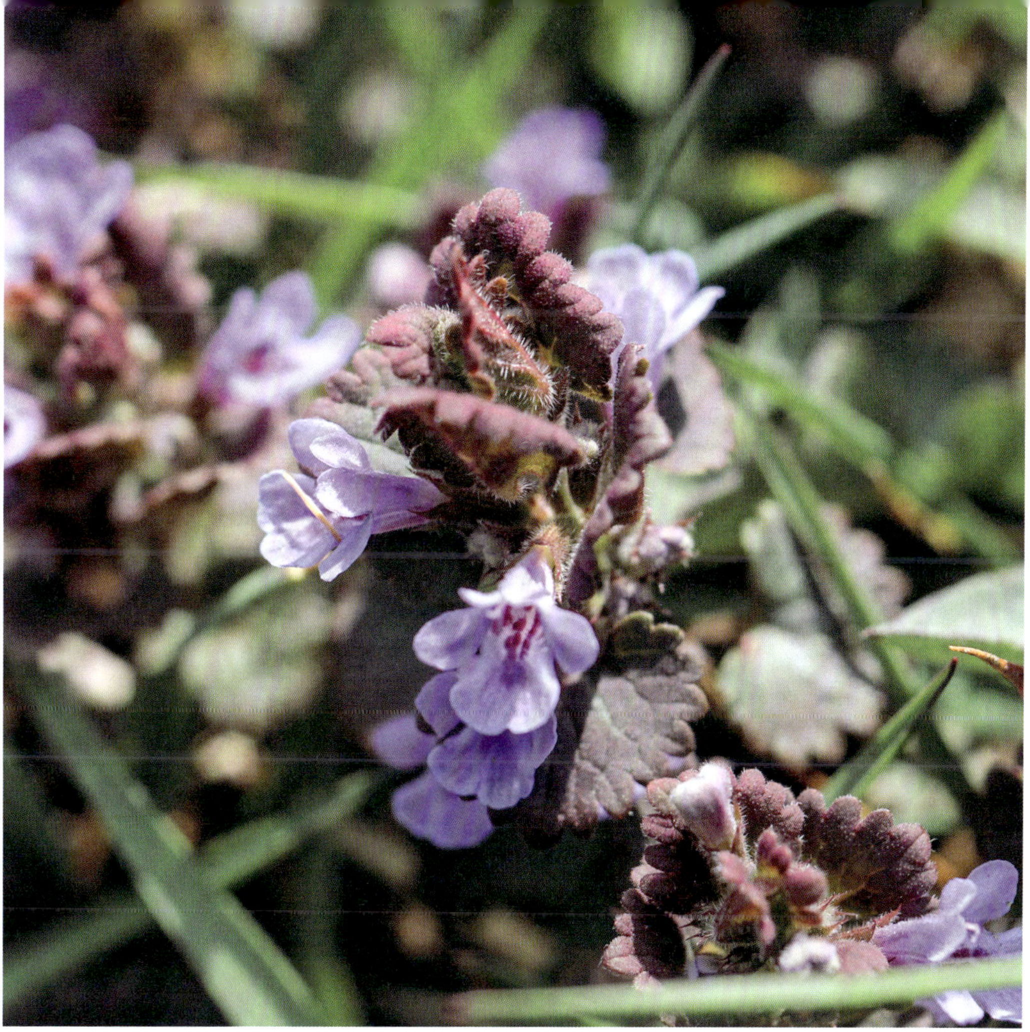

▴ Der Gundermann ist recht plastisch in seiner Gestalt. Hier wächst er in voller Sonne.

und grün – zwei Spiegel des Einen. Die Pflanzenwelt atmet aus, was wir einatmen. Umgekehrt atmen wir aus, was die Pflanzen zum Leben brauchen. Alles ist ein Nehmen und Geben, Geben und Nehmen. Betrachten wir die Gegensätze wie eine Wäscheleine, die von einem Punkt zu einem anderen gespannt ist, erkennen wir, dass Gegensätze nicht absolut sind, sondern es eine unendliche Vielzahl an Graden und Möglichkeiten gibt. Daher heißt es, „wer weiter als zwei zählt, geht in die Irre ...". Eine befreiende Konsequenz hat diese Betrachtung der Polaritäten auf „das Wahre" angewendet: Meist ist etwas nur relativ wahr oder unwahr. Die absolute Wahrheit („die Wahrheit") geht jedoch über alle Gegensätze hinaus und erscheint daher als etwas Paradoxes. Achte darauf, wenn du auf etwas stößt, dass sowohl ist, als auch nicht ist, denn dann hast du es mit etwas „wirklich Wahrem" zu tun!

DIE DREI GRUNDLEGENDEN WAHRHEITEN

Alles, was ist, hat drei grundlegende Aspekte: Masse, Energie und Bewusstsein. Das ist

EINBLICKE

ALCHEMIST IM RAD

Auf dieser Darstellung von 1624 sind bereits alle Kräftebündel dargestellt, die wir für eine sinnvolle Besprechung der Urkräfte kennen müssen (Q: Daniel Stolz von Stolzenberg, Viridarum von 1624). Ganz in den Ecken des Bildes befinden sich Repräsentationen der vier Elementarkräfte (Feuer, Luft, Wasser und Erde). Das Bild kann gedanklich in zwei polare Hälften geteilt werden: links die maskuline Seite mit dem Sonnenkönig und den Elementen Feuer und Erde, rechts die feminine Seite mit der Mondfrau auf dem Wal (Elemente Luft und Wasser). Nach innen erkennen wir ein auf dem Kopf stehendes Dreieck *(anima, spiritus, corpus)*, das die Sonne *(Sulfur)*, den Mond (Spiritus, *Merkur*) und einen Kubus darstellt (Corpus, *Sal*). Das sind die drei philosophischen Prinzipien: Die erste und wichtigste Ebene des Webwerks der Natur.

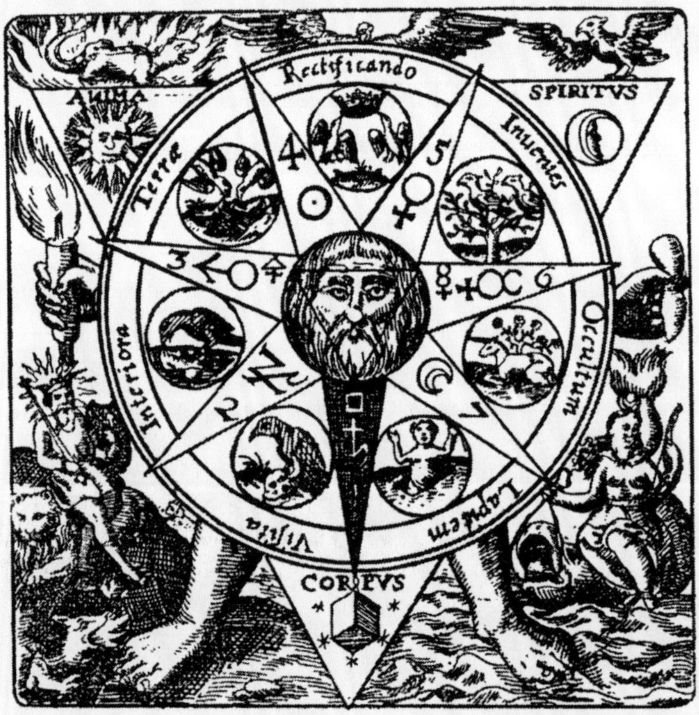

Weiter innen findet sich der Kreis mit der Aufschrift: *Visita Interiora Terrae Rectificando Invenies Occultum Lapidem* (zusammen: VITRIOL). Die zentrale Scheibe zeigt einen Siebenstern mit den Planetensymbolen von 1 bis 7 nummeriert: Saturn, Jupiter, Mars, Sonne, Venus, Merkur, Mond. Diese Reihung ist als „chaldäische Reihung" bekannt und entspricht einer Sortierung nach der mittleren Bahngeschwindigkeit des jeweiligen Himmelswandlers, beginnend mit dem langsamen Saturn (Saturn ca. 30 Jahre, Jupiter ca. zwölf Sonnenjahre, Mars knapp zwei Jahre, Venus 224 Erdentage, Merkur 88 Tage, Mond ca. 28 Tage).

Im Zentrum des Bildes – sogleich die Achse des Rades – blickt „der Alchymist" hervor. Wer ist das? Das bist du, das bin ich. Das ist der, der sagt: „Ich bin"; der, um den sich alles dreht. Hände und Füße erstrecken sich in die Welt: In den Händen hält er eine Fackel (Feuer) und eine Fischblase (Luft). Er steht mit einem Fuß auf dem Wasser und mit dem anderen auf der Erde. Das fünfte Element (Äther) thront – dem Corpus diametral entgegengesetzt – als Doppelflügel des Hermes über dem gekrönten Haupt, ganz weit oben, wie segnend.

die kürzeste Formel, auf die ich die drei philosophischen Prinzipien bringen kann. Die Drei sind eins – und sie sind drei! Beides ist wahr. Das Eine erscheint in der Dreizahl: Körper, Geist, Seele; Masse, Kraft, Bewusstsein. Ein jegliches Ding, sei es ein Stein, Pflanze, Tier, Mensch oder Stern, hat einen Leib, eine gewisse Festigkeit und Stabilität, d. h. Masse. Jedes Ding der Natur zeigt eine beweglich-wandelbare Natur: Pflanzen wachsen, Tiere bewegen sich. Aber auch Mineralien und Kristalle entstehen aus Bewegungen in der Erde. Bei allen Dingen, auch dem Stern, ist Dynamik drin. Und schließlich ist jedes Ding ein einzigartiges Wesen. Es klingt ungewöhnlich, von der Seele des Bergkristalls zu sprechen, meint aber einfach die Essenz, das Wesen des Gewordenen. Denn nichts entsteht, ohne dass eine Idee davon in der Natur gegenwärtig wäre. Daher betrachten wir hier von Anfang an mehr die Kräfte als die Stofflichkeiten.

Diese drei philosophischen Prinzipien – als drei grundlegende Wahrheiten – werden mit Codeworten als Sulfur, Merkur und Sal benannt. Die Bezeichnungen stammen von den Worten Schwefel (Sulfur), Quecksilber (Merkur) und Salz (Sal), haben mit diesen Stoffen aber grundsätzlich wenig gemein. Dennoch kommt das Prinzipielle schon zum Ausdruck: das expansiv Brennende im Schwefel, das vermittelnd Flüssig-Bewegliche im Quecksilber und das Feste, Strukturierte, das dem Feuer widersteht, im Salz. Dennoch ist von Anfang an wichtig, die drei Prinzipien als Chiffren für Prozesse, als Ideenbilder, zu begreifen, die mit zunehmender praktischer Erfahrung konkretere, erfahrungsmäßige Ausformung und Bestätigung finden. Hier will ich nun versuchen,

	Sulfur 🜍	Merkur ☿	Sal ⊖
Naturreiche	Mensch, Tiere	Pflanzen	Mineralien, Metalle
Pflanzenorgane	Blütenpol	Blätter als Bereiche der Mitte	Wurzelpol
Dinge der Natur	ätherische und andere Öle, Harze, Fette, Wachs	Alkohol, Luftblasen, Rauch	Aschen, Erden, Salze
Elemente	Feuer	Luft und Wasser	Erde
Mensch	„Ich bin", Höheres Selbst, individuelles Bewusstsein	Denkvermögen und Gemüt	Leib, Körperlichkeit
Gemütsfärbungen	Intuition („wissen, ohne zu wissen woher")	Denken und Empfinden (Fühlen)	Spüren (leibliche Empfindung)
Alte Begriffe	„Seele", Seelenfunken, göttliche Flamme	Lebensgeist, der alles lebendig durchdringt	Leib
Sonstiges	Farben, Duft, Qualitäten	unspezifisch, empfänglich	fix
Planetenkräfte	Sonne, Mars (Feuer)	Merkur, Mond	Saturn (Erde)

die drei Prinzipien mit assoziativen Bildern anzureichern, sodass es nach und nach gelingen möge, diese Drei vielfältiger und beweglicher zu betrachten. Eine stark vereinfachte Darstellung in Tabellenform soll bitte nicht dazu verleiten, diese als statisch oder fix anzusehen.
Im Leben zeigt sich, dass die Alltagsbegriffe „Seele" und „Geist" keine klare Gestalt haben und darum viel Raum für Meinen und Wähnen ist. Die Differenzierung von Geist und Materie dagegen fällt deutlich leichter. Erst mit der deutlichen und klaren Unterscheidung von dem, was Sulfur, und dem, was Merkur meint, ist die Voraussetzung zu spagyrischem Arbeiten gegeben. Darin liegt die Unterscheidung von dem, was ich wahrhaftig bin, zu meinen Gedanken und Gefühlen oder leiblichen Empfindungen. In der Praxis liegt darin z. B. die wesentliche Unterscheidung der ätherischen Öle vom Wässrigen.

DIE DREI PRINZIPIEN IM HOLZ – EIN BEISPIEL

Die drei grundlegenden Wahrheiten möchte ich an einer einfachen Erscheinung sehr genau betrachten, die sich täglich rund um den Globus in vielen Hütten und Häusern vollzieht: ein lebendiges Feuer. Holz ist ein „Ding der Natur". Es ist eines, aber auch dreifacher Natur. Wie sind die drei philosophischen Prinzipien im Holz? Ich versuche den Vorgang, den ich schon tausendfach erlebt habe, präzise mit Wortbildern zu vermitteln. Ins Feuer schauend, können wir alle drei Ausdrucksformen zur gleichen Zeit wahrnehmen. Hier beschreibe ich das, was gleichzeitig geschieht, nacheinander:
Ich sehe die züngelnden Flämmchen, die aus dem Holzscheit hervorbrechen. Sie leuchten oben strahlend hell mit weiß-orangener Farbe. Sie sind äußerst lebendig. Unten, nahe am Holz, erscheinen sie dagegen blau oder bläu-

PRAXISTIPP

DIE DREI PRINZIPIEN IN DER LEBENSPRAXIS

Hier bereits einige Praxistipps, wie du die drei Prinzipien jetzt leben kannst:

Das Sal-Prinzip oder der Leib
Sorge für gute Lebensmittel. Nähre dich von dem, was dich wirklich nährt. Sei offen dafür und nimm dir Zeit, das Nahrungsmittel zu erfühlen und daran zu schnuppern. Ist es appetitlich? Gibt es dir Lebenskraft? Lerne weitere Wildpflanzen kennen, die dir eine Vielfalt an Geschmäckern und Kräften mitteilen können. Halte dich körperlich fit und beweglich. Gehe mit Erde um, z. B. bei der Gartenarbeit. Gehe viel barfuß.

Das Merkur-Prinzip oder der Geist
Atme ruhig und bewusst. Je nach gegenwärtigem Lebensmoment beweglich-lebendig, auch tief und durch die Nase. Lass den Atem frei fließen. Erforsche Möglichkeiten des tiefen und ruhigen Atems. Suche Orte mit guter Luftqualität auf (Wald, Salzbergwerk, Berge). Achte auf Klarheit in der Kommunikation.

Das Sulfur-Prinzip oder dein wahres Selbst
Lache aus vollem Herzen. Das Lachen befreit von Vorstellungen, wie jemand oder etwas zu sein hat. Lachen befreit von fixen Ideen. Lachen löst auf, wer oder was du meinst, dass du bist, sodass nur noch „der freie Raum des wahren Selbst" bestehen kann. Nimm dich selbst nicht so ernst. Werde immer wieder frei von dir selbst und deinen Vorstellungen, auf dass deine wahre Essenz hervorlugen kann. Lache viel!

Diese drei Hinweise für die Lebenspraxis fördern das Entstehen einer Übereinstimmung von Fühlen, Denken und Handeln in dir. Das schafft Integrität. Aus Integrität wiederum erwächst Souveränität. Je mehr deine Intuition, dein Denken und Sprechen, das Fühlen, Erleben und Handeln miteinander übereinstimmen, desto mehr Kraft und Freude entsteht in deinem Leben und wird damit für andere frei. Die Theorie misst sich an der Praxis.

lich. Ich erlebe viel Licht und Wärme bzw. Hitze. Als Ausdruck des **Sulfur-Prinzips** streben alle Flämmchen nach oben, ihrem Ursprung, der Sonne, zu. Ich betrachte nun die stoffliche Ausdrucksform des **Sal-Prinzips.** An den Stellen, wo die Flämmchen austreten, bemerke ich: Das Holz wird kohlschwarz! Wo es intensiv brennt, knackt es und von Zeit zu Zeit springt etwas – der Schwere folgend – nach unten. Die Asche, die zurückbleibt, strebt wiederum nach „ihresgleichen", der Erde zu, ins Mineralreich zurück. Und nun als Drittes, fast unseren Blicken entschwindend, entweicht das Merkurielle dem Holz als Luft und Wasserdampf. Die transparenten Gase werden hier und da als weißliche Rauchschwaden sichtbar.
Insgesamt bleibt das Erlebnis doch immer auch etwas „schleierhaft", so als hätten wir einen Geist gesehen. Das Streben des Rauchs geht auch nach oben, als Qualm aber ebenso zu allen Seiten bzw. sogar nach unten. Das **Merkur-Prinzip** ist „zwischendrin" und vermittelt in diesem Sinne zwischen den Bereichen Feuer (Sulfur) und Asche (Sal).
Zusammengefasst: Die Scheidung (des Holzes) erfolgt in Licht (Flamme) einerseits und Dunkelheit, d. h. Abwesenheit von Licht (Kohle, Asche), andererseits. Das Gasig-Luftige erscheint sowohl transparent als auch weißlich: Es reflektiert die Lichtstrahlung und lässt hindurch. Im Gegensatz zum Feuer leuchtet es nicht selbst. Seiner Natur entsprechend, empfängt Merkur passiv. Die drei philosophischen Prinzipien entsprechen den Elementarkräften auf diese Weise: Das Eine scheidet sich in Himmel (flüchtig) und Erde (fix). Die flüchtigen Elementarkräfte sind Feuer und Luft. Die fixen scheiden sich in Wasser und Erde.

DAS GESETZ DER ENTSPRECHUNGEN

Da alles aus einer Quelle entspringt, sind die Beziehungen und Entsprechungen der Dinge untereinander mannigfaltig. Dabei sind die Entsprechungen solcher Art, dass es Beziehungen von den allergrößten zu den allerkleinsten Dingen gibt („wie oben, so unten"). Zu den größeren Dingen, die wir mit bloßem Auge erkennen können, gehören die Planeten. So wie alle Farben im weißen Licht der Sonne bereits vorhanden sind, sind alle Kräfte in Wahrheit ein und dieselbe Kraft. In unserer Wahrnehmung in dieser dreidimensionalen, zeitlich gebundenen Welt erkennen wir aber Dinge nur nach- und nebeneinander. Daher ist es sinnvoll, die eine Kraft in verschiedenen Kräftebündeln zu beschreiben und voneinander abzugrenzen. Auch die sieben Urkräfte sind Ausdruck dieser einen Kraft.

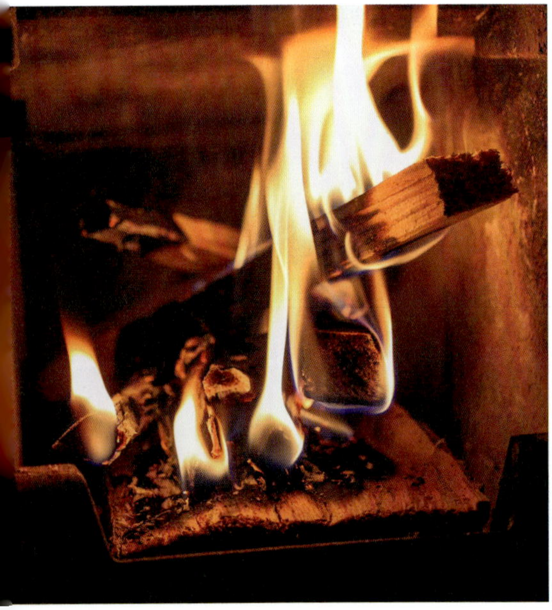

◂ Durch das Anzünden scheidet sich das Holz in Flamme, Gas und Asche.

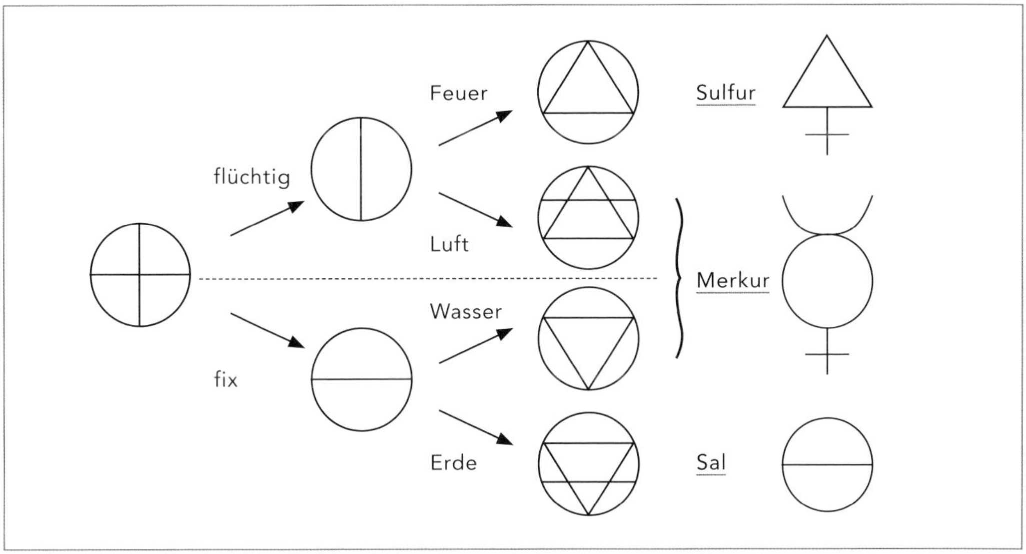

Die Planeten fallen am Nachthimmel durch ihre individuelle Bewegung vor dem Fixsternhimmel auf. Die zwei großen Himmelslichter Sonne und Mond leihen den zwei wichtigsten Urkräften ihren Namen. Sonne und Mond werden auch als Planeten bezeichnet, denn im Griechischen bedeutet *planētai* einfach „Wanderer". Wir brauchen uns also an der Bezeichnung Planetenkräfte nicht weiter stören: Alle Himmelskörper, die sich relativ zum Fixsternhimmel bewegen – also auch Sonne und Mond–, sind solche Himmelswanderer (= Planeten). Die sieben Urkräfte bieten Fülle genug, um die Pflanzenwelt im Speziellen und die Natur allgemein tiefer zu verstehen. Daher lasse ich Uranus, Neptun, Pluto bewusst aus dem Spiel. Wir richten uns hier nach den von der Erde aus sichtbaren sieben Wandelsternen.

DIE SIEBEN URBILDER

Die Woche ist, wie auch der Regenbogen, in die Siebenheit aufgefächert. Jeder Wochentag erzählt dabei eine Geschichte seiner Herkunft. Sonn- und Montag sind unmittelbar verständlich. Französisch *mar-di* verweist auf den Marstag (germanisch ist es der Tag des Ziu/Tiu/Tyr; alemannisch „Ziischtig"). Auf diese Weise haben die Wochentage ihre jeweiligen Namen erhalten. Forschungen in diese Richtung bringen Interessantes zutage. Wenn wir tiefer schauen, sehen wir, dass die Mythen von Archetypen oder Urbildern berichten. Diese tragen – und das begeistert mich immer wieder aufs Neue – einen wahren Kern in sich. Es geht also nicht um irgendwie geartete willkürliche Beziehungen zwischen Dingen, die scheinbar getrennt sind, sondern darum, wirklich die Verbindung dieser wahren Urbilder aufzuzeigen. Ich möchte dich einladen, den Blick für diese Bilder zu öffnen. Denn die Bezüge sind da. Die Frage ist nur: Können wir sie wahrnehmen?

Zwei kurze Beispiele: Das Urbild und Wesen des Metalls Silber, der Perle und des Gehirns kann ich mit dem Decknamen Mond bezeichnen. Und je mehr ich mich im Webwerk der Natur umschaue, desto mehr sagt mir dieses Codewort auch. Wenn ich von Venus spreche und sich vor meinem inneren Auge das Bedeutungsfeld „Knospe, Rose, Morgentau, Frische, Feuchtigkeit, Frauenmantel, Haut, sanfte Hügel, Jugendlichkeit, Gänseblümchen, Schönheit, das Grün der Natur, die Künste" öffnet, dann habe ich schon einiges in der Natur erfahren. Wenn ich also in den sieben Hauptkapiteln von Mond, venerischer Kraft, Sonne, Saturn, Mars usw. spreche, dann meint es nicht den Planeten, sondern alle Entsprechungen dieses Kräftefadens. Es sind Worte, die die Mannigfaltigkeit der Erscheinungen auf dieser Webwerk-Ebene betrachten. Wir brauchen die Worte. Doch Symbole sind noch besser. Wer sich auf diesen Weg einlässt, lernt die Zeichen der Natur zuverlässiger lesen und kommt damit in die glückliche Lage, intuitiv heilsamer zu handeln. Der Tradition gemäß werden die Sieben in untersonnige und obersonnige Planeten gegliedert. Die untersonnigen Planeten sind Mond, Merkur und Venus. Sie stehen für das weibliche Prinzip und beeinflussen das Feuchte in den Pflanzen. Zusammenfassend können sie einfach als „Mond" bezeichnet werden. Die obersonnigen Planeten Mars, Jupiter und Saturn stehen für die feurige Seite. Sie werden zusammen auch einfach als „Sonne" bezeichnet. Es geht also nicht eigentlich um die astronomischen Himmelskörper. Diese sind nur die größten Entsprechungen der sieben Webfäden der Natur, die wir hier Planetenkräfte oder Urkräfte nennen. Die sieben Kräfte-Wirksamkeiten entsprechen außerdem ganz direkt dem Elementarsten, das wir in der Erde finden: den Metallen.

Die sieben Zwerge bergen die sieben Ur-Metalle Gold, Silber, Quecksilber, Kupfer, Eisen, Zinn und Blei. Da ein Bild mehr sagt als tau-

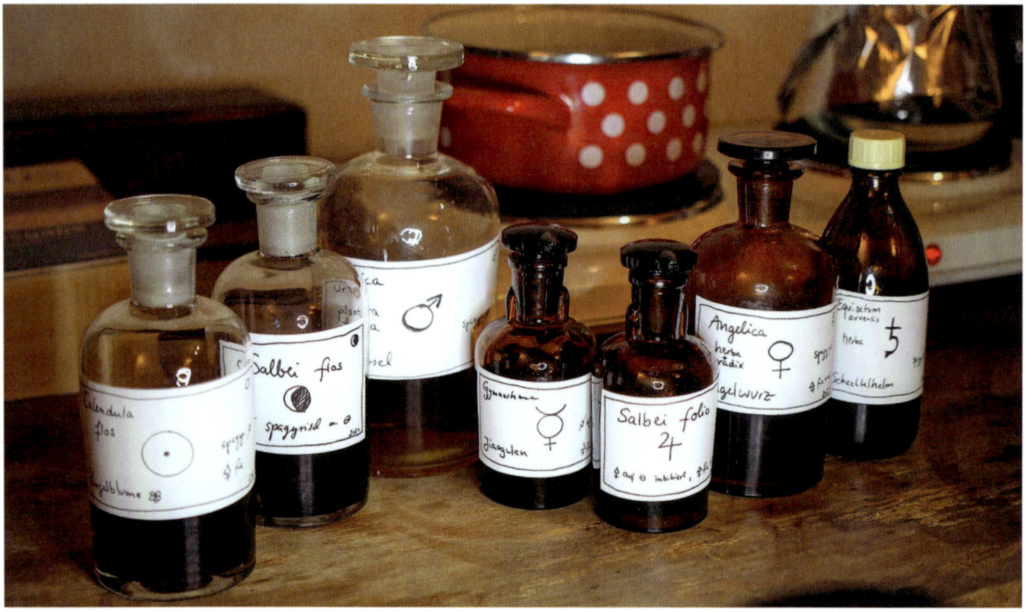

▲ Die sieben Hauptkräfte sind hier spagyrisch, z. B. aus Ringelblumen- und Salbeiblüte, Brennnessel, Jiaogulan, Salbeiblatt, Engelwurz und Schachtelhalm, dargestellt.

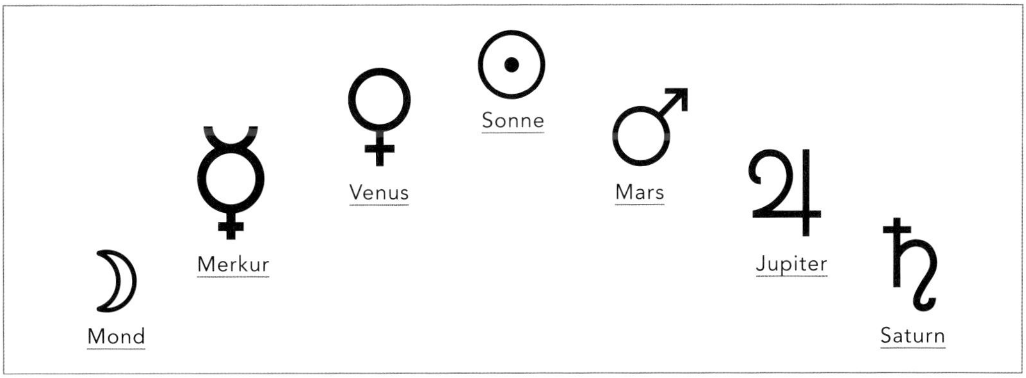

send Worte, ist es angeraten, die Bildzeichen der Planeten gründlich kennenzulernen. Diese stehen für die jeweilige Kräftewirkung und all ihre Entsprechungen, unabhängig vom jeweiligen konkreten Ausdruck – ob Eisen, Mars oder Brennnessel. Das macht sie so wertvoll. Die Planetenzeichen benennen also wahre Bilder hinter den mannigfaltigen Entsprechungen. So bedeutet z. B. das Marszeichen je nach Kontext gleichermaßen den Planeten, das zugehörige Hauptmetall Eisen sowie den Wochentag. Diese einfachsten Bezüge lesen sich wie folgt: Mond – Silber – Montag, Merkur – Quecksilber – Mittwoch, Venus – Kupfer – Freitag, Sonne – Gold –Sonntag, Mars – Eisen – Dienstag, Jupiter – Zinn – Donnerstag, Saturn – Blei – Samstag.

Ein Verständnis des Zusammenspiels dieser Sieben kann des Weiteren zur Betrachtung von Prozessverläufen dienen, z. B. der Lebensalter des Menschen, dem Tages- und Jahreslauf und Rhythmen allgemein. Es lassen sich auch Bezüge aufzeigen, beispielsweise zu den Pflanzenorganen, den Organen und Geweben des Menschen, den vedischen Chakren, den endokrinen Drüsen, den Farben des Regenbogens und zu Tönen, Temperaturen, Geschmäckern, Göttern, Märchen und vielem mehr.

KOMPLEX, ABER NICHT KOMPLIZIERT

In der Natur bilden sich aus den Urkräften verschiedene Dinge, wie z. B. aus der Sonnenkraft das Gold, der Rubin und das Johanniskraut. Durch die Kenntnis und das Verständnis dieser prinzipiellen Kraft ist eine zielgenaue Anwendung möglich. Dennoch gehören diese Wesenheiten Gold, Rubin und Johanniskraut auch verschiedenen Naturreichen an. Daher ist es klar, dass sich neben dem gemeinsamen Hintergrund auch unterschiedliche Wirkspektren ergeben. Im Pflanzenreich ist diese Differenziertheit – wir können auch sagen Komplexität – besonders intensiv ausgeprägt. Auf der elementaren Ebene der Metalle ist es klar und einfach: Sonnenwirkung und Gold, Mondkraft und Silber, Merkur und Quecksilber, Venus und Kupfer, Eisen und Mars, Zinn/Zink und Jupiter, Blei und Saturn sind miteinander verbunden. Diese Entsprechungen sind in überwältigender Weise kulturübergreifend gültig.
Venus- und Marskräfte kommen in der Natur stets miteinander vor. Die Natur nennt diese Mineralien quasi im selben Atemzug. Der männliche Pol „ruft“ nach dem weiblichen, der weibliche nach dem männlichen. Das ist das Prinzip der Polarität. Im weltweit häufigen

BEISPIEL

ERKENNEN AUF ELBA

Da es mir sehr wichtig ist, nichts zu glauben, sondern selbst diese Bezüge forschend aufzudecken und zu erfassen, möchte ich kurz von einem glücklichen Moment auf Elba berichten. Auf der Insel Elba sind in markanter Weise Kupfer- und Eisenmineralien zu finden. Diese ließen mich eindrucksvoll das Urzeitliche dieser Zusammenhänge erkennen. Ein kleiner Auszug meiner Notizen: „Es ist wunderbar zu erleben, dass das alte Wissen um die Planetenkräfte nichts vom Menschen Erdachtes, sondern Wirkliches ist und von jedem unmittelbar empfindenden Menschen wieder genauso neu entstehen würde, ganz ohne alle Tradierungen, Bücher und Schulen. Ein Beispiel: Aus eigener, langjähriger Anschauung der Natur weiß ich, „Mond ist die Mutter der Venus“. Dafür kann ich unzählige, konkrete Beispiele anhand von Pflanzen anführen. Die Tatsache, dass alle Kupfermineralien („Venus“), die ich dort sah, in einem weißen, porösen und weichen Muttergestein („Mond“) auftraten, war mir daher eine schöne Bestätigung dieses hermetischen Wissens. ... Die Tatsache, dass sich die Kupfermineralien in den weichen Höhlungen am besten mit einem harten, eisenhaltigen Stein in Keilform klopfen lassen, spricht außerdem Bände über die Beziehung von Venus zu Mars.“

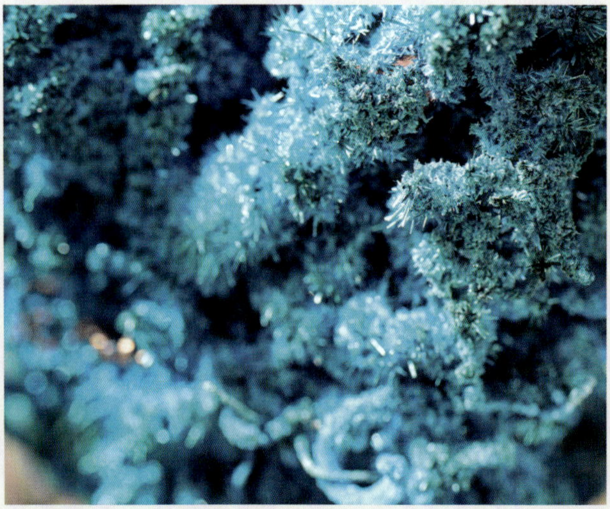

◂ Hier bildet sich Kupferazetat als erste Verlebendigung des Venusmetalls unter der Obhut des Menschen.

Eisenmineralien	Kupfermineralien
beständig und fest	leicht zerfallend
rot, orange, ocker (aktive Farben) bräunlich und schwarz	hell- und dunkelblau (passive Farben) blau-grün in weißem Muttergestein
hart und schwer	weich und leicht
heiß! (erhitzen sich stark in der Sonne)	bleiben merklich kühler
liegen als Brocken herum	in Höhlungen zu graben
von rötlicher Erde umgeben (außerdem Pinien und Rosmarin)	in weißer, porös-sanfter Matrix (Mond)

Kupferkies, dem Chalkopyrit, kommt z. B. stets neben dem Kupfer auch das Eisen vor. Die Tabelle ist nicht als allgemeingültig anzusehen, sondern als meine persönliche Gegenüberstellung von dem, was ich in diesen Stunden erleben konnte.

Im Mineralreich ist es also noch leicht verständlich: Wo das Eisen als Metall Mineralien bildet, wirkt vornehmlich die Marskraft. Gleiches gilt für die anderen metallhaltigen Mineralien, so entsprechen sich Bleiglanz (Galenit) und Saturn, Malachit und Venus und so fort. Erst im Pflanzenreich wird es so komplex und vielfältig wie in keinem weiteren Naturreich. Im Menschen – sowie im Tierreich – findet dann eine Art Zusammenfassung der ganzen Welt und des Kosmos in den Organen statt: Das Herz als Goldwirkung, Gehirn und Fortpflanzungsgewebe im Silberbereich und so weiter und so fort.

In der Pflanzenwelt ist jede Planetenkraft auf irgendeine Weise wirksam. Alle sieben (bzw. acht, d. h. die Erde als Basis) wirken, aber nicht gleich stark. Ein Vergleich mit dem Klang von Instrumenten zeigt, dass in jedem Klang alle Obertöne grundsätzlich vorhanden sind – also die Grundschwingung und alle ganzzahligen Vielfachen. Je nach Instrument sind aber manche bevorzugt in der Stärke und andere sind abgedampfter. Analog können wir beim Erleben einer Pflanze sinnvoll Tendenzen und Betonungen erkennen und darüber sprechen. Oft können zwei oder drei Hauptkräfte benannt werden, in manchen Fällen ist eine klare Hauptkraft unübersehbar. Die Betrachtung ist aber immer konkret und differenziert, z. B. auf diesen Ebenen:

- die Pflanzenorgane und ihre Funktionen (Wurzel, Stängel, Blatt, Blüte, Frucht, Same)
- die Entwicklung im Wachstumszyklus
- in der Gestaltung (Geschmack, Geruch, Farbe, Tasteindruck, Form)
- in der Wirkung auf den menschlichen Organismus
- welche Tiere stehen in Bezug zur Pflanze (wer verbreitet die Samen etc.)

Das Wesentliche kann mit dem Herzen – einer geduldigen Zeit des Lernens vorausgesetzt – erfasst werden. So entsteht ein Bild der Gesundheit und der Vollkommenheit. Darum bedienen wir uns seit Urzeiten aus der Natur, den Metallen, Mineralien und Pflanzen, um eine aus dem Gleichgewicht geratene Gesundheit wieder in einen heilsamen, d. h. ganzen, Zustand zu überführen.

Die Pflanze zwischen Sonne und Mond

„Sonne“ und „Mond“ sind hintergründig in jeder Pflanze wirksam. Denn wenn auch eine Pflanze ohne auffällige Blüte oder aufrechten Stamm ist, so ist sie doch grün, wie z. B. die Wasserlinse. Das Grüne, also das Vorhandensein einer Farbe, ist bereits Ausdruck der Sonnenwirkung. Offensichtlich hat jede Pflanze auch Anteil an der Kraft, die wir hier hermetisch mit „Mond“ bezeichnen, da sie aus dem Wasserelement stammt. Jede noch so trockene Pflanze ist auf das Vorhandensein von Wasser angewiesen. Die Sonnenwirkung zeigt sich in der Pflanze besonderes im aufrechten und geraden Stängel, der wie von der Sonne „angezogen wird“. Die polare Mondwirkung zeigt sich in einem horizontalen, oft schlängelnden Wachstum. Beide Zeichen sind sofort klar, wenn wir uns an den Unterschied des Stehens am Tag ⦶ und des Liegens zur Nachtzeit ⊖ erinnern. Stell dir nun bitte lebhaft eine Pflanze mit Wurzel und beblättertem Stängel vor. Erlebe, wie sich oben an den Triebenden Blütenknospen bilden, wie diese sich der Sonne öffnen, verblühen und sich Früchte mit Samen entwickeln. Jeder der Bereiche entspricht im Wesentlichen diesen Kräften (von unten nach oben lesen):

- (Samen) – Saturn
- (Frucht) – Jupiter
- (Blüte, verblüht) – Mars
- (Blüte) – Sonne
- (Knospe) – Venus
- (Keimling, Blattbereich) – Merkur
- (Wurzel) – Mond, Saturn

Dies als erste, allgemeine Orientierung. Hier betrachte ich nun jedes der Stadien zunächst in seinem typischen Ausdruck und darauf folgend als Spezialfall. Mit Spezialfall ist quasi eine Übertreibung des Üblichen gemeint. Ein Beispiel: Typischerweise herrscht im Wurzelbereich das Sal-Prinzip (Mineralien = Erde) vor, im Blütenbereich das Sulfur-Prinzip (ätherische Öle, Farbe = Feuer). Im Spezialfall zeigt sich dann z. B. in der Wurzel eine rote Farbe und/oder ätherische Öle, also feurige Ausdrucksformen (Alant, Engelwurz). Wenn sich das Feurige soweit hinab auswirkt, ist das etwas ganz Besonderes und sagt damit etwas Wesentliches über die Pflanze aus. Nun starten wir in die Betrachtung der Pflanze in Raum und Zeit.

WURZELN – IM BEREICH DES MONDES

Der Bereich des Unterirdischen entspricht dem Mond und der Erde. Die Polarität zwischen „Sonne“ und „Mond“ ist einfach: Das, was oberhalb des Erdbodens ist, wird auch tatsächlich von der Sonne beschienen. Was in der Erde verborgen bleibt, bleibt unbewusst und damit im Bereich des Mondes. Hier sind die schweren Elemente Wasser und Erde zuhause.

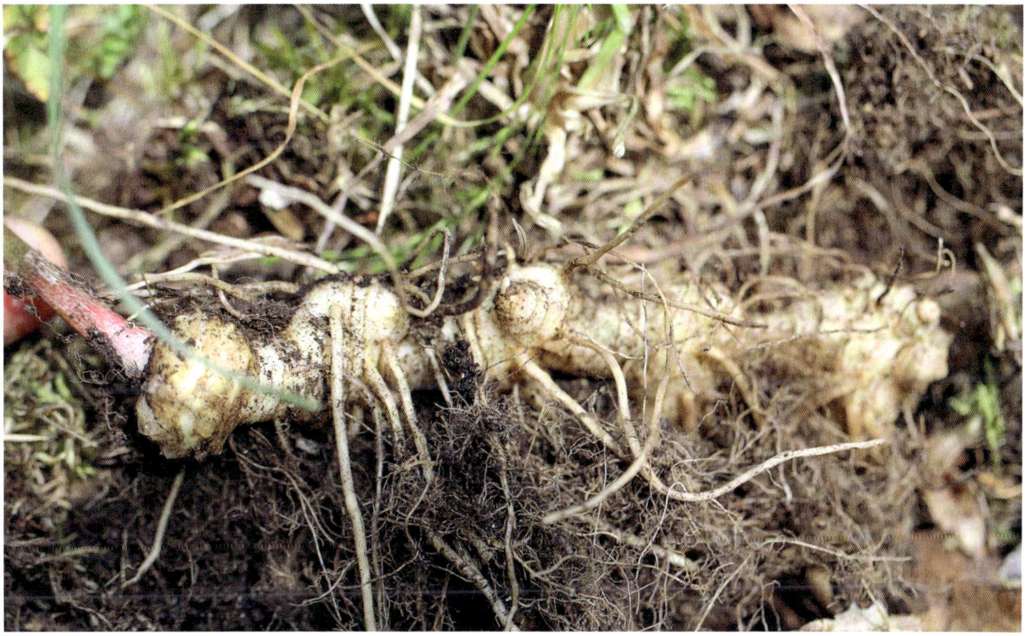

▲ Die Weißwurz bildet jedes Jahr einen unterirdischen Knoten aus und kriecht auf diese Weise sehr langsam und nahezu unbemerkt im Erdreich.

Die Wurzeln nehmen mit dem lebensnotwendigen Wasser („Mond") auch Mineralsalze („Saturn", Sal-Prinzip) auf. Saturn und Mond, Erde und Mond, sind die Herrscher im Bereich der „Nicht-Sonne". Wurzeln zu graben ist immer radikal. Es geht an die Wurzel. Saturn geht an die Wurzel. All unsere Ängste wurzeln letztlich in Saturn und sind mit unserer Sterblichkeit bzw. mit dem Enden verbunden. Pflanzen, die in diesem Bereich unverwüstlich sind, wie z. B. der Giersch oder das Jiaogulan (Rhizome), schenken als vitale Wesen Lebenskraft (Merkurkraft).

Übertreiben wir nun dieses typische Beispiel: Welches Lebewesen wäre als Ganzes wie eine Wurzel und/oder im Dunklen? Klarerweise sind dies Wesen, die im Wasser, im Wald oder in der Erde verborgen leben. Dazu könnten wir sehr allgemein die Pilze zählen, die ihr Myzel weit im feuchten Erdreich oder im modernden Holz treiben. Aber auch manche Pflanzen, die sich im Ganzen wie ein Wurzelballen runden, z. B. die Mistel, Melisse oder Vogelmiere, können uns etwas in diese Richtung „sagen". Außerdem sind uns die waldbewohnenden Pflanzen deutlich weniger im Bewusstsein als die Wiesenpflanzen. Auch das ist ein Hinweis auf das „Nicht-Sonne-Sein". Im Wald werden Wärme und Licht zurückgedrängt; wir sind – je nach Wald – fast in wurzeliger, feucht-dunkler Atmosphäre.

WAS BLATT UND STÄNGEL VERRATEN

Das Blatt ist im Allgemeinen eine Ausdrucksform von Merkur. Das Blatt als zentrales Organ der grünen Pflanze lässt eine große Vielfalt an

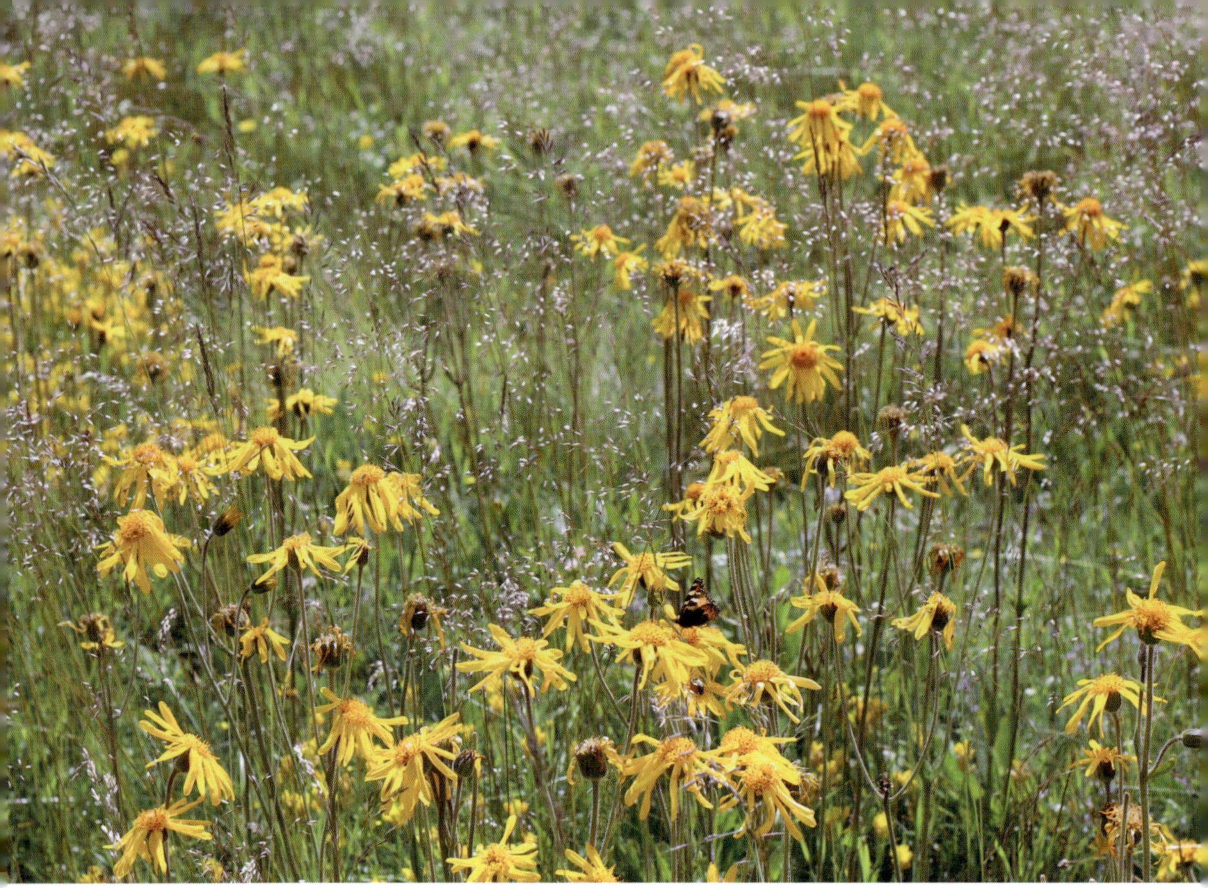

▲ Die Arnika treibt zur Blütezeit aufrechte Stängel, die fast absurd lang anmuten und auf schönste Weise von den starken Sonnenkräften zeugen.

Ausformungen erkennen. Es ist ein sehr interessantes Betätigungsfeld, das jeweilige Blatt nach den Elementarkräften anzuschauen, z. B. ob es mehr nach dem Feurigen oder dem Wässrigen geht. Höchste Feuerkraft entfaltet sich im Blatt beim Rosmarin und den Koniferen (Kiefer, Tanne). Der Rosmarin hat den höchsten Gehalt an ätherischen Ölen in den nadelförmigen Blättern (nicht jedoch in den Blüten!). Der Rosmarin sieht aus wie ein Miniatur-Nadelbaum. Die meisten Nadelbäume sind reich an ätherischen Ölen und bilden Harze aus (hoher und tiefer Sulfur). Eine wichtige Ausnahme bildet dabei die Eibe. Die Blattform, die mit dem Luft- und dem Wasserelement in Beziehung steht, ist eher schmal (Gräser, Lilien). Aber auch die oval-eiförmigen Blätter des Ysops oder Johanniskrauts gehören in diesen Bereich. Das Johanniskraut ist im Blatt nicht wirklich feurig, eher „leuchtend". Das getrocknete Johanniskraut allerdings zeigt dann wieder „Nadeln", ähnlich wie es beim Rosmarin zu beobachten ist.

Ich lade dich ein, so offen und spielerisch wie ein Kind die Natur zu erleben und zu betrachten und auch vor solchen einfachen Tatsachen nicht haltzumachen. Herz- und Nierenform zeigen Pflanzen, die eher dem Wasser und der Erde zugeneigt sind (Milzkraut, Haselwurz, Linde). Selten finden sich gar kreisförmige Blätter (Seerosen, Kapuzinerkresse), die eine deutliche Beziehung zur Feuchte haben. Die feurige Kapuzinerkresse braucht unbedingt eine Menge Wasser, sonst gedeiht sie nicht.

Wie aber ist es, wenn die ganze Pflanze vom Blatt dominiert ist? Das ist häufig bei den kriechenden und kletternden Gurkengewächsen und der Ackerwinde der Fall. Aber auch der Jiaogulan („Kraut der Unsterblichkeit“) ist ein vielsagendes Beispiel: Diese Pflanze ist ganz Blatt und Stängel. Da sie so „typisch Merkur“ ist, widme ich ihr eine eingehende Beschreibung im Kapitel zur Merkurkraft (siehe Seite 151). Auch Alant und Königskerze sind vom Blatt und Stängel sehr dominiert.
Der Stängel der Pflanze bildet zusammen mit dem Blatt eine funktionale Einheit. Dies ist der mittlere Bereich. Der Stängel kann sich vertikal zur Sonne aufrichten (bzw. wird von ihr angezogen) oder aber in der Erde verborgen horizontal liegen. Hier ist die große Polarität von „Sonne“ und „Mond“ gegeben: Der hoch aufragende, feurige Stängel der Arnika oder der harte, gerade Stiel des Johanniskrauts zeugen von der solaren Kraft. Der kriechende, unterirdisch-verborgene Spross des waldbewohnenden Salomonssiegels zeigt die mondenhaft-merkurielle Art seines Wesens an. Im Stängel zeigt sich allgemein eine feurige Kraft, die als „gegenwirkendes Feuer“ beschrieben werden kann und oft als Rotfärbung erkennbar ist. Es ist das Feuer, das von der Erde „zurückschlägt“: Ein Bild des Sich-Aufrichtens gegen Widerstände oder der Spross, der den Asphalt sprengt und nach oben drängt. Das ist eine Kraft, die im Getreide so wichtig ist. Schade nur, dass wir heute aus Bequemlichkeit so niedrige Weizen- und Roggensorten pflanzen. Es wird dabei die Bedeutung des Stängels für die ganze Pflanze nicht wirklich verstanden.

OFFENSICHTLICH – DIE ZEITGESTALT DER BLÜTE

Der Bereich der Blüte ist der Bereich der „Sonne“. Die Blüte durchläuft einen Prozess in der Zeit. Vor der Hauptblüte, der offenen Blüte, steht zeitlich die Knospe. Die verblühte Blüte lässt oft die Kronblätter fallen, manchmal auch die Kelchblätter. Auch die Staubblätter vertrocknen, allein die Fruchtblätter schwellen. Der Prozess Knospe, Blüte und Frucht mit Samen lässt sich als Abfolge der Planetenkräfte Venus, Sonne, Mars, Jupiter und Saturn beschreiben. Die Knospe entspricht dabei typischerweise dem Venusstadium, die offene Blüte der Sonne, die verblühte Blüte Mars, die Frucht Jupiter und der Same entspricht dem Saturnstadium. Worauf weist es uns hin, wenn bei manchen Blüten nur die Knospe rosa erscheint (z. B. Gänseblümchen) oder die knospenden Blüten intensiver gefärbt sind als die offenen (z. B. bei vielen Rosen)?

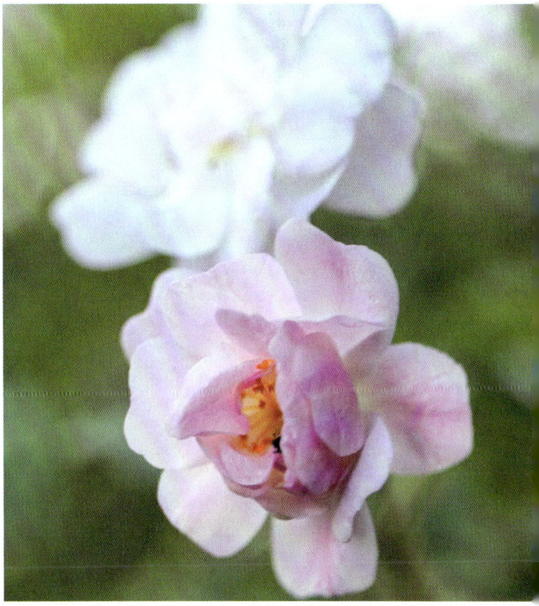

► Die Farbintensität verliert sich bei dieser Kletterrose von der Knospe über die junge Blüte hin zum älteren Blütenstadium (oben).

Was bedeutet die in sich stumme, geschlossene Knospe bei Fingerhut und Königskerze? Was bedeutet die knittrige Knospe beim Mohn – die Blütenblätter sind wie hineingestopft – oder die spiralige Knospe bei der Malve? Was befindet sich am höchsten Punkt (Höhepunkt) der Nachtkerze?

Betrachten wir nun den Fall, dass sich die ganze Pflanze wie eine Knospe anschauen lässt: Eine Pflanze wie eine Knospe, das ist eine Pflanze wie ein quellendes Leben, das sich zum Blühen bereitet. Mir fällt dabei sofort die Bärwurz ein. Die Bärwurz hat so bezaubernd frischgrüne, quellende Blätter, die noch dazu fein duften. Sie sind selbst im Herbst noch frischgrün („maiengrün“ = Venuskraft). Die Schafgarbe quillt im Frühjahr so wunderbar wie ein Springbrunnen; später aber überzieht sie ein grauer Schleier (des Saturns) und ihre Blätter werden spitz und hart. Die Zitronenmelisse quillt ebenfalls in einem frisch-lebendigen Grün, das einen angenehmen Duft verströmt, der auf Venuskraft verweist. Sie wird erst nach der Blüte hart und weniger hübsch anzusehen.

Der Höhepunkt der Pflanze ist das Blühen. Das ist der Bereich der Sonne. Eine Pflanze, die ganz und gar Blüte ist, ist eine Pflanze mit starkem solarem Einfluss. Das Johanniskraut ist ein gutes Beispiel. Ist es doch im blühenden Zustand erst so recht eigentlich „Johanniskraut“. Auch die Arnika ist erst im blühenden Zustand für die meisten Menschen als solche erkennbar. Vor der Blüte gehen viele an ihr vorbei, ohne zu bemerken, dass hier die Arnika wächst. Sie ist nicht so richtig da. Erst, wenn sie blüht, zeigt sie ihr Wesen ganz. Andere Pflanzen zeigen ihre Sonnenferne bzw. ihre Mondprägung durch das nächtliche Blühen an (Königin der Nacht, Stechapfel). Pflanzen, die im Winter blühen, sind dazu noch stärker von Saturn geprägt (Christrose).

Die verblühte Blüte sehe ich im Kräftewirken des Mars: Die Blütenblätter sind abgefallen, die Staubblätter verdorrt. Allmählich werden die jungen Früchte. Bei der Mohnpflanze geht das rasch vor sich: Ein Blütenblatt nach dem anderen fällt herab und die junge Samenkapsel mit den vertrockneten Staubblättern steht da.

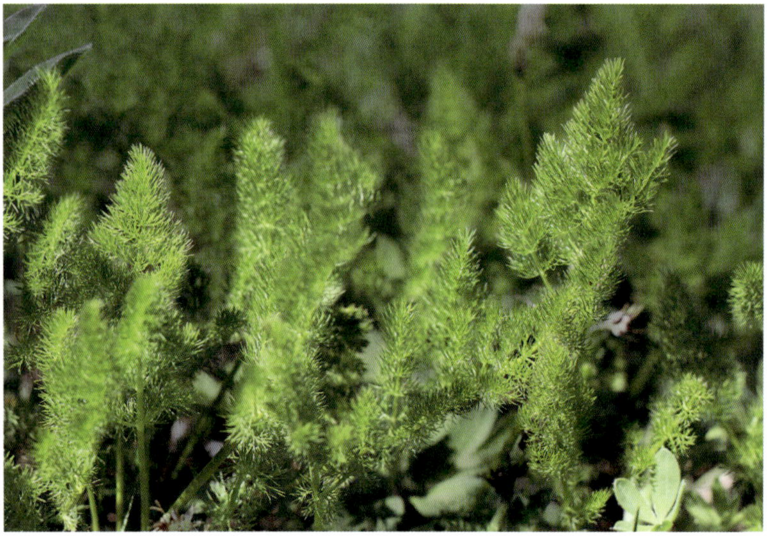

◂ Die Bärwurz wächst in höheren Lagen des Schwarzwalds auf den Kuhweiden und bezaubert mit ihrem frischen Duft und der hellgrünen Farbe.

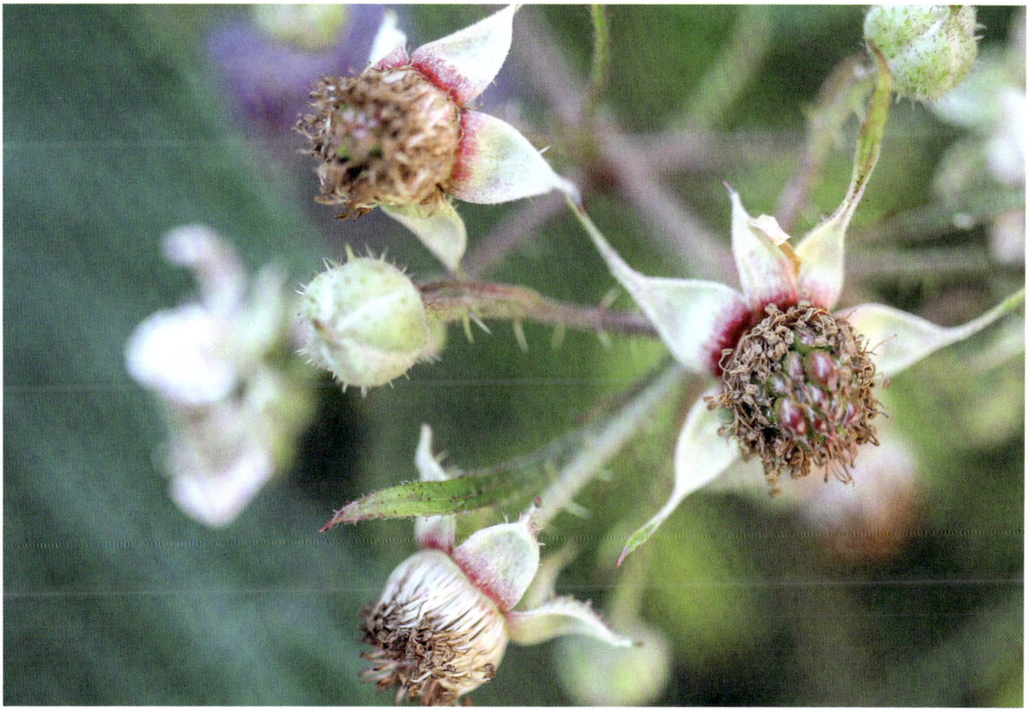

▲ Hier im Bild eine Knospe und drei Brombeerbluten mit verwelkten Staubblättern. Die Blütenblätter sind schon abgefallen.

Marskraft zeigt immer eine Feuerwirkung an. Die nun folgende Frucht- und Samenbildung bedarf insbesondere zur Essenz- und Samenbildung auch wirklich dieser solar-feurigen Kraft. In unserem Gedankenexperiment entspricht diesem speziellen Marszustand eine Pflanze, die insgesamt wie eine verblühte Blüte aussieht. Welche Pflanzen schauen wie verbrannt oder vertrocknet aus? Es sind Pflanzen mit harten, abgestorbenen Teilen, mit Dornen und Stacheln, wie z.B. Berberitze oder auch Brombeerranken.

Die Frucht liegt im Einflussbereich des Jupiters. Schon die tatsächliche astronomische Größe dieses Gasriesen lässt sich leicht mit dem Schwellen der Früchte in gedankliche Verbindung bringen. Das Typische einer Frucht ist uns sehr vertraut, da Früchte einen wichtigen Bestandteil unserer Nahrung ausmachen: Äpfel, Birnen, Orangen, Pflaumen, aber auch Aubergine, Kürbis, Tomate und Zucchini sind Früchte. Allen gemeinsam ist, dass sie durch das Wasserelement schwellen und sich der Kugelform mehr oder weniger annähern. Sie brauchen ebenfalls die Sonne, um Farbe, Aroma und Öle auszubilden. Sonne und Mond sind hier beide anwesend – wie es eben für Jupiter typisch ist.

Ein besonderer Fall ist, wenn der Fruchtcharakter schon im frühen Stadium erkennbar ist. Das deutet dann darauf hin, dass dieses Pflanzenwesen sehr intensiv mit Jupiterkräften umgeht. Bei vielen Disteln ist das der Fall: Ihre Knospen sehen schon aus wie Früchte.

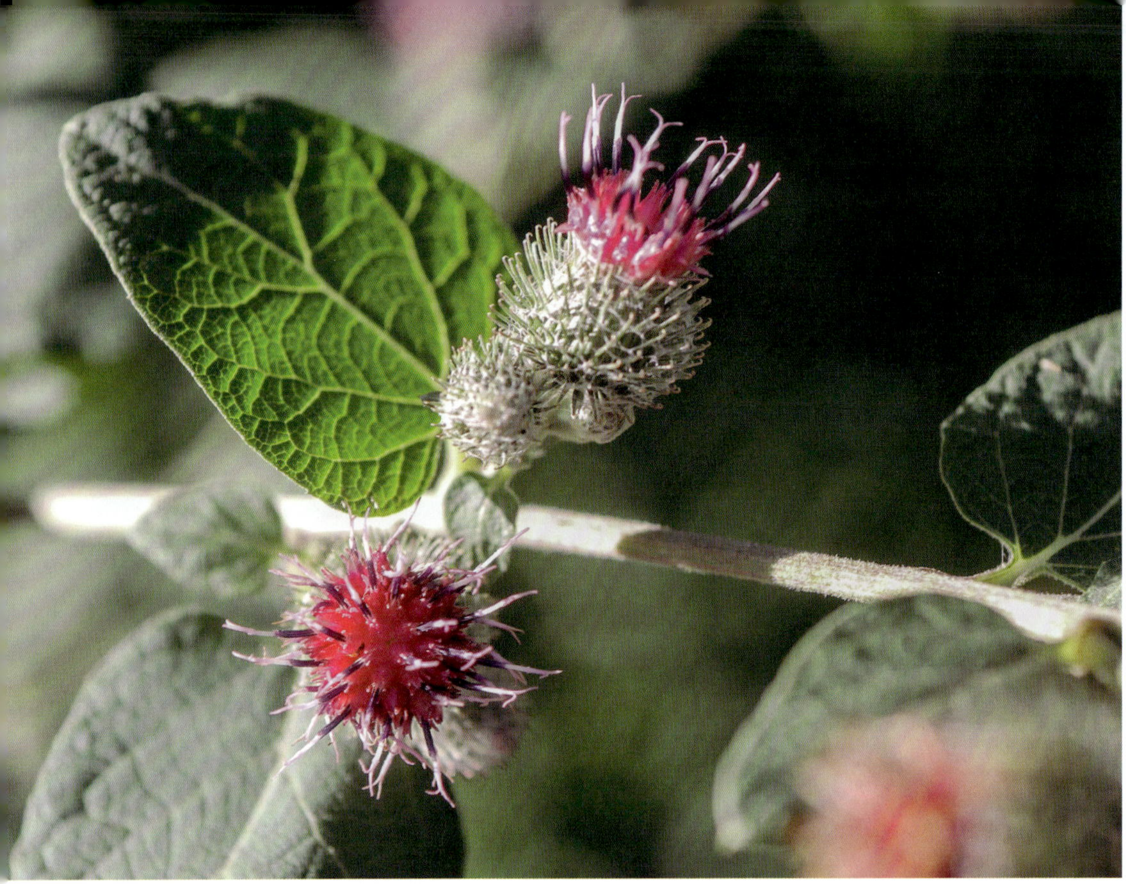

▲ Bereits im Knospenstadium – hier im Aufblühen – zeigt die Große Klette die kugelige Klettfrucht.

Auch die blühende Mariendistel oder die Große Klette zeigen überdeutlich bereits im knospenden oder blühenden Zustand die Frucht. Auch Marskräfte spielen hier eine Rolle.
Welche Pflanze ist insgesamt wie eine Frucht, füllig, groß und aufgeschwollen? Das ist eine Pflanze, die stark den Raum einnimmt. Sofort kommt die Mariendistel in den Sinn und andere stattliche Pflanzen, besonders auch Laubbäume wie der Walnussbaum oder die Eiche. Alle genannten sind überdies sehr nahrhaft: Eicheln, Walnüsse; ölhaltige Samen der Disteln.
Der Same liegt im Bereich des kargen Saturns, womit wir am Ende der feurigen Entwicklung angelangt wären. Und doch: Im harten, kleinen Samen liegt eine weiße, weiche Substanz, ein „Schleim“, der bereit ist, den Zyklus

Die Kapitelthemen im Überblick „Essenzen"

Sonne – Blüte, Wärme, Farbe, Jahreskreis
Mond – Wurzelraum, Feuchtigkeit, Vergehen
Saturn – Samen (Wurzel), Kälte, trockene Erde, Ausharren
Mars – Dornen, Feuer, Hitze, Rhythmus
Venus – Knospen, Kühle, Befeuchten
Merkur – Blatt, Winden und Ranken
Jupiter – Frucht, Verästelungen, Raum

Planetenkraft	Prinzip	Elementarkraft
Sonne	Sulfur	
Mond	Merkur	
Saturn	Sal	Erde
Mars		Feuer
Venus		Wassere
Merkur		Luft
Jupiter		Äther

von Neuem zu beginnen. Das Harte, Schwarze oder Graue und insbesondere das Dauerhafte ist ein Zeichen Saturns. Saturn ist die trockene Erde. Und genau in solcher können manche Samen sehr, sehr lange Zeit liegen und ausharren. Sobald die Verbindung mit der Mondkraft (Wasser) erfolgt, bricht der Same auf und das Grün wird neu geboren. Manche Samen haben die Eigenschaft aufzuquellen. Das ist beim Basilikum und dem Chia-Salbei sehr eindrücklich: Sobald die schwarzen Samen gewässert werden, erscheinen sie grau und sehen wie schimmlig aus. Da ist eine Quellschicht außen am Samen, der die Feuchte bewahrt, um so das Keimen zu fördern.

Was wäre eine Pflanze, die insgesamt wie ein Samen ist? Da kommt mir der Natternkopf und die Echte Rose von Jericho *(Anastatica hierochuntica)* in den Sinn. Die Letztgenannte verholzt und beim Absterben sind die trockenen Zweige kugelig einwärts gekrümmt. Die Früchte mit Samen sind auf diese Weise geschützt. Erst durch Feuchtigkeit entfaltet sie sich und lässt den Samen – in den nun günstigen Bedingungen – frei. Starke Saturnkraft zeigt sich oft in reduzierten Blättern, Knospen, Blüten und Früchten. Alles scheint karg. Die Wegwarte zeigt auf den ersten Blick keinen Unterschied zwischen Knospe und Frucht. Die große, blaue Blüte ist von kurzer Dauer (ein Mond-Moment). Das ätherische Blau des Himmels findet sich oft in Verbindung mit Saturnkraft. Der eigentliche Blattbereich bleibt wie beim blühenden Natternkopf *(Echium vulgare)* auf die grundständige Rosette beschränkt. Beide Pflanzen zeigen naturgemäß auch den Einfluss vom benachbarten Jupiter.

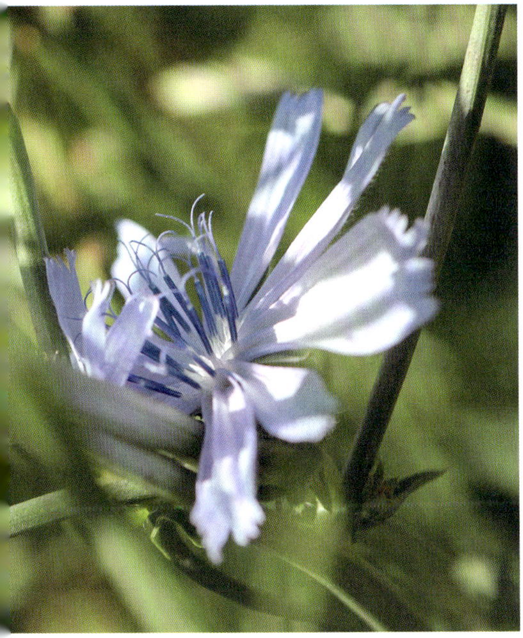

▲ Die Wegwarte wirkt im Ganzen sehr reduziert: Knospe und Frucht sind extrem unauffällig.

Da sich die Planetenkräfte nur in Verbindung mit der 5er- und 3er-Ebene tiefer begreifen lassen, mache ich dich in den ersten drei Kapiteln (Sonne, Mond, Saturn) mit den drei Prinzipien Sulfur, Merkur und Sal näher bekannt. Im Kapitel zu Saturn gehe ich außerdem bereits auf die Elementarkraft Erde ein. Es folgen knapp die weiteren vier Elementarkräfte in dieser Reihenfolge: Mars (Feuerelement), Venus (Wasserelement), Merkur (Luftelement) und Jupiter (Äther). Somit gibt es Gelegenheit, jede Ebene des Kräftewebwerks näher kennenzulernen.

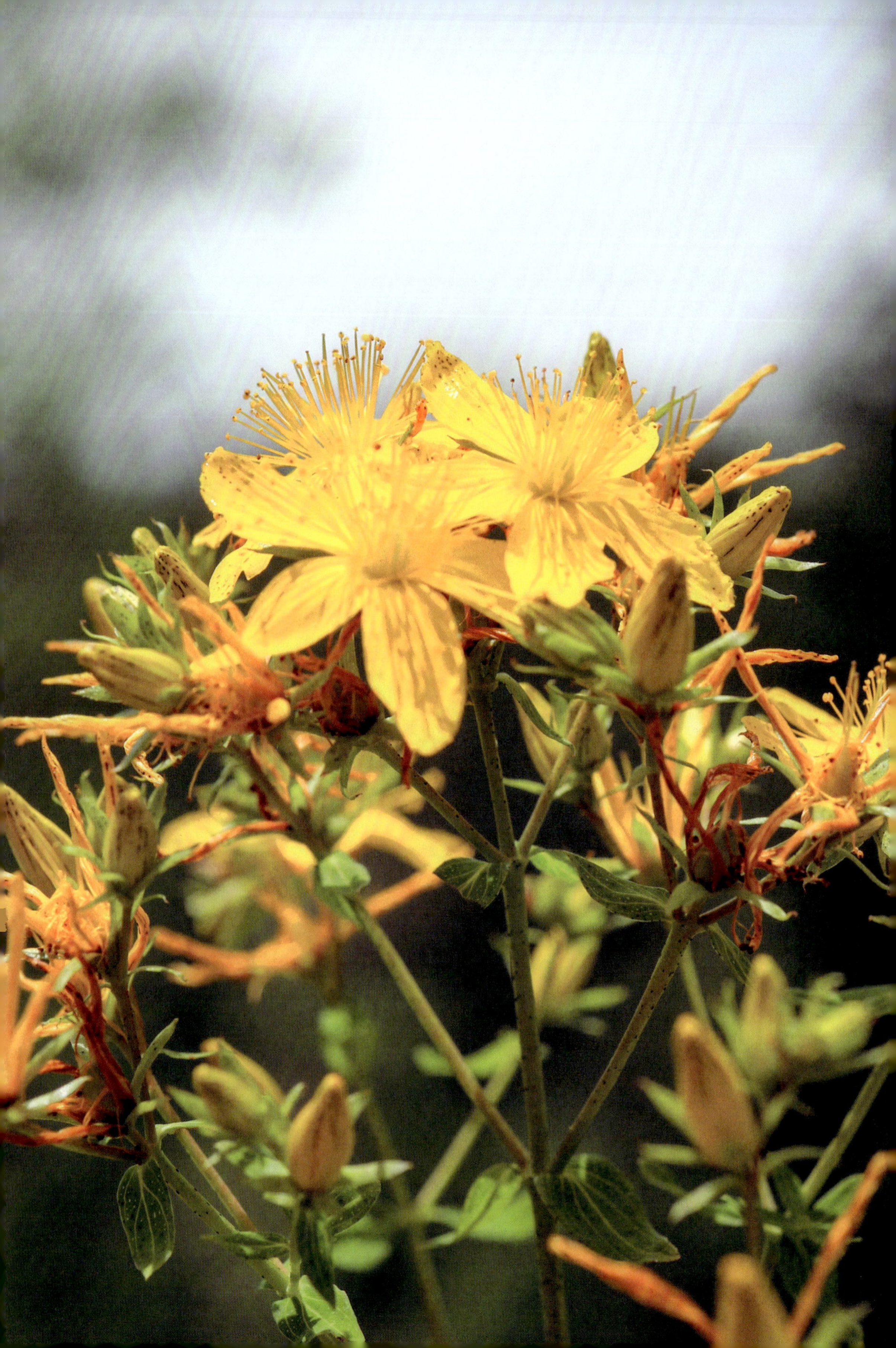

Sonne – die goldene Mitte

Im Bereich der Sonne fühlen wir uns wohl. Wir erleben, dass uns Herz und Augen aufgehen, wenn wir mit Pflanzen sind, die ihre Blütenköpfe der wärmenden Kraft der Sonne öffnen. Lassen wir uns mit ganzem Wesen inmitten einer sommerlich-trockenen Wiese voll blühenden Johanniskrauts mit Licht und Wärme durchfluten, empfinden wir tiefes Glück.

Das Wesen der Sonne

Das Wesen der Sonne ist Wärme und Licht. Bei Tagesanbruch – besonders nach einer in Dunkelheit und Kälte verbrachten Nacht – wird uns das intensiv bewusst: Alles erhält sein Licht von der Sonne. Alles Leben auf der Erde verdankt sich diesem goldenen, strahlenden Stern. Mond und Planeten werden erst durch ihr Licht am Nachthimmel sichtbar. Ohne die Sonne gäbe es hier keinen Unterschied zwischen Tag und Nacht, Helle und Dunkelheit, Wärme und Kälte. Mit einem Mal tritt uns klar vor Augen, dass die Sonne in den menschlichen Hochkulturen als himmlisches, königliches Wesen bzw. als Gottheit angesehen wurde. Wer nach einer kalten, durchwachten Nacht den Sonnenaufgang erlebt, weiß, welcher Jubel und welche Freude in seinem Herzen aufgeht. Die dunkle Nacht ist vorbei – viele Lieder singen und sangen davon.

Wir können jeden Morgen mit unbefangenem Herzen erleben, dass etwas Himmlisches, etwas Ewiges, eine „göttliche Idee“ (von altgr. ἰδέα, „Gestalt, Erscheinung, Urbild“) von der Sonne her strahlt. Dieser höchste Elementarbereich wird auch mit dem Wort Äther benannt. Der Äther ist die subtilste Kraft der fünf elementaren Kräfte: der freie, offene Raum. Feuer, Erde, Luft und Wasser können erst durch diese feine, alles durchdringende Kraft in Erscheinung treten. Der Äther ist gleichsam die Achse, die alles zusammenhält. Wir sprechen in diesem Zusammenhang auch von Quintessenz. Aus dem Äther kommend bildet sich mit der Sonne das Feuerelement in die stoffliche Welt hinein. Dabei übersehen wir oft, dass das Feuer in zwei Richtungen wirkt: auflösend und entmaterialisierend einerseits, aber festigend und

Das hohe und das tiefe Feuer – Entsprechungen

Hohes, solares Feuer:
ätherische Öle, d. h. „äthernahe" Öle (diese sind i. d. R. leicht flüchtig und brennbar)

☉

Dazwischen:
Olivenöl, Öle allgemein, helle Harze

♂

Tiefes, martiales Feuer:
schwere dunkle Harze, fette Öle, Glanzruß, teerige Substanzen

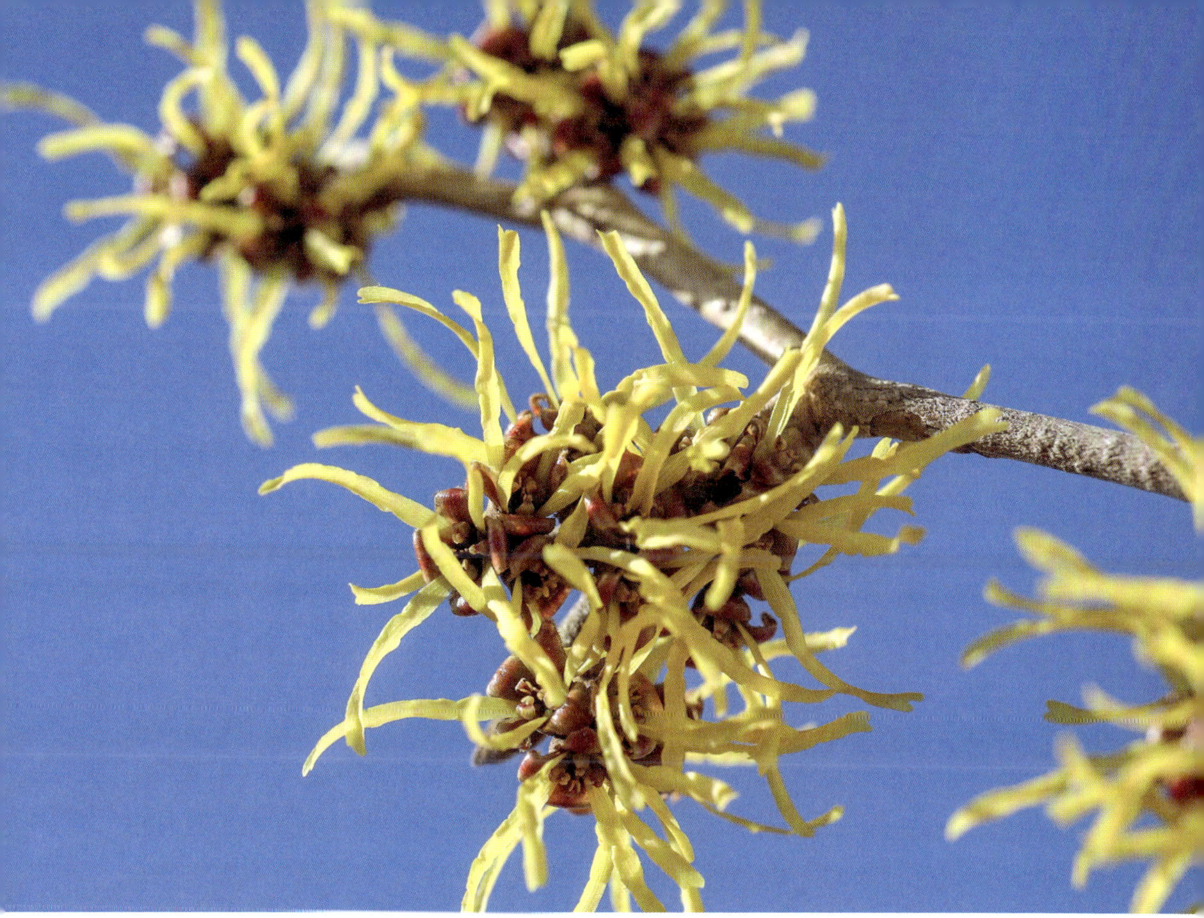

▲ Die Zaubernuss erfreut uns mit ihren Blüten, sobald die Tage beginnen wieder lichter zu werden.

Die güldene Sonne bringt Leben und Wonne,
die Finsternis weicht.

Der Morgen sich zeiget, die Röte aufsteiget,
der Monde verbleicht.“

PHILIPP VON ZESEN, 1641

formend auf der anderen Seite. Darauf werden wir bei der Marskraft besonders zu sprechen kommen.

Mit der Planetenkraft Sonne bezeichnen wir also den hohen, äthernahen Bereich des Feuers, das „königliche Feuer“: Die Sonne strahlt. Im Gegensatz dazu bezeichnet die Marskraft das niedere, erdnahe Feuer. Mars brennt und ist hitzig. Wir können also die sulfurisch-feurigen Dinge nach diesen Polen hin unterscheiden. Je feiner diese sind, desto näher stehen sie dem königlichen Feuer. Sie wirken stärker durch Farbe, Geruch und Leuchtkraft.

Das Sulfur-Prinzip

Im Englischen werden die ätherischen Öle mit *essential oils* bezeichnet. Das ist sehr schön, drückt sich hier der gleiche Bedeutungsfaden aus: Die Sonne steht für die Essenz, das Wahre, das Sulfur-Prinzip. Als Ausdruck des Sulfur-Prinzips habe ich bereits das Bewusstsein benannt, das unsere eigentliche Natur ist. In der Welt der natürlichen Dinge finden wir das Sulfurische sowohl als flüchtige und fixe Natur. So finden wir auf der einen Seite die leichten, ätherischen Öle, die vermittels der Destillation aus dem Wasser flüchtig werden und sich in der Vorlage sammeln. Andererseits verbleibt im Kolben der farbige „Tee" und nach dem Abdampfen die honigartige, farbige Feiste als fixer Rückstand der Abkochung.

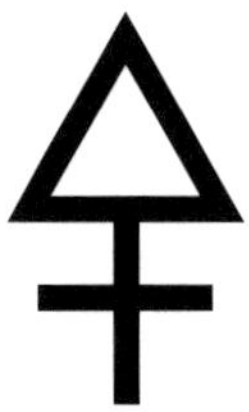

To thine own self be true.

SHAKESPEARE, HAMLET

Diese doppelte Natur des Sulfurischen findet sich bereits im Symbol des Sulfur-Prinzips ausgedrückt: Betrachten wir zunächst das Dreieck, das mit der Spitze nach oben weist. Dieses bedeutet die Feuerkraft, die nach dem Subtilen, Flüchtigen strebt. Das Kreuz unterhalb bezeichnet die fixe Kraft der elementaren Natur, das Feste. Beides ist gleichermaßen mit dem Symbol des Sulfurs bezeichnet: Die Seele, die zum Ursprung strebt, und die materielle Anbindung, wobei das Feurig-Flüchtige überwiegt (d. h. oben ist). Jede Flamme strebt nach oben. Sie strebt als Ausdruck des Sulfurischen zurück zu ihrem Ursprung, der Sonne bzw. dem Äther. Gleichzeitig braucht jedes Seelische eine Verbindung zur Materie, um hier zu sein. Die Flamme der Kerze braucht einen Docht.

Ich möchte nun freie Assoziationen hierherstellen, die mit der Sonne und dem Sulfur-Prinzip verbunden sind. Nach den strengen Ausführungen oben möge dies Raum zur Innenschau und etwas Erholung bieten:

Sulfur meint auch ...

Die Erkenntnis wird geboren. Das klare Sehen. Das klare Empfinden. Die Wärme der Seele. Die Essenz unseres Seins. Das Bewusstsein. Die Aufmerksamkeit. Die Sonne bringt es ans Licht. Das klare Auge. Die Wahrheit. Die Aufrichtigkeit. Die väterliche Kraft. Die aufrichtende Kraft. Der brennende Dornbusch. Das Edelste. Das „Ich bin". Das Goldene usw.

Im Kräfteweben der Natur ist mit dem Begriff Sonne also unser eigentliches Wesen, unsere wahre Essenz am deutlichsten benannt. Dieser Sonnenfunken tritt aus dem Oberen, dem Himmlischen, seinen Abstieg in die finstere Welt der Materie an, trägt jedoch die Kraft der Erinnerung an seinen ätherischen Ursprung in sich:

Wir sind unendliches Bewusstsein in einem menschlichen Körper.

ANONYM

Auf sehr anschauliche Weise kommt dieses Geschehen im Film „The Last Unicorn" (Das letzte Einhorn) zum Ausdruck. Dort ist das Ätherische im letzten Einhorn versinnbildlicht, das in der verrohten Welt von vielen Menschen gar nicht mehr als solches wahrgenommen und erkannt wird. Ihnen ist die klare Sicht des Herzens fremd geworden. Nur der Zauberer Schmendrick und einige Kinder vermögen noch das wahre Wesen der Quintessenz wahrzunehmen. Ähnlich ist in unserem Kulturkreis das fünfte Element, der Äther, weitgehend in Vergessenheit geraten.

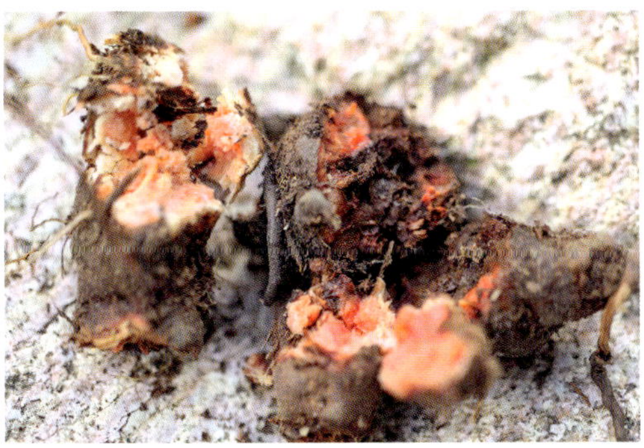

▲ Hier ist das Sulfurische im gerbstoffreichen Rhizom der Blutwurz *(Potentilla erecta)* eingefangen.

Durch die Begegnung des letzten Einhorns mit dem Roten Stier (= der Marskraft) nimmt es menschliche Gestalt an, fällt also in die Erden-Schwere: Die Verkörperung als Mensch geht mit Schmerz, Angst und Enge einher. Das letzte Einhorn vergisst sein wahres Wesen und seinen Ursprung – und ist damit in den Reigen der Elementarkräfte eingebunden. Sonne und Mars sind die zwei Urkräfte des Feuerelements. Die zentrierende und ordnende Kraft der Sonne wurzelt noch ganz im Äther, d. h. im freien, offenen, himmlischen Raum, während die Marskraft bereits als tiefes Feuer verdichtend, konkretisierend und manifestierend in das Erdelement eindringt. Dieses zentrale Thema wird besonders am Herzen deutlich.

DIE HERZENSWAHRNEHMUNG

Die Sonne wohnt im Herzen. Das ist unmittelbar klar, wenn wir das Herz nicht ausschließlich als physisches Organ betrachten. Goethe schreibt zu diesem Sonnen- und Seelenfunken folgende Worte: Das Herz ist die Sonne im Körper. Im Herzen kommt das Obere mit dem Unteren in Kontakt, sowie das Innere mit dem Äußeren. Die zentrale Lage im Menschen und die vier Herzkammern sind ein schönes Bild für dieses Zusammentreffen der inneren, oberen, äußeren und unteren Eindrücke. Im allgemeinen Sprachgebrauch wird dieser Zusammenhang sehr schön deutlich: Sonnenklar ist das, was vom Herzen unmittelbar als richtig und wahr erkannt wird. Die Wahrnehmung mit dem Herzen ermöglicht uns das, was wir praktische Intuition nennen. Die vom Herzen getroffene Entscheidung folgt diesem „Empfinden für das Stimmende". Wir sind dann in der Lage, besonnen zu handeln. Oder anders gesagt: Ich folge meinem Stern.

Das Herz regiert wie ein König das Blut und die Blutgefäße. Auf diese Weise ist es mit dem

Ich glaube, dass wir einen Funken
jenes ewigen Lichtes in uns tragen,
das im Grunde des Seins leuchten muss
und welches unsere schwachen Sinne
nur von ferne ahnen können.

Diesen Funken in uns zur Flamme werden zu lassen
und das Göttliche in uns zu verwirklichen,
ist unsere höchste Pflicht.

JOHANN WOLFGANG VON GOETHE

nährenden Lebensstrom auf einzigartige Weise verbunden. Das Herz lenkt diesen Strom wie das königliche Feuer (Sonne) das niedere Feuer (Mars). Im Blut wirkt unsere Willenskraft. So wie Ritter einst im Dienst eines weisen Königs oder einer Königin Gutes bewirkten, braucht Marskraft immer Führung und Anbindung an das Urbild der Sonne. Ohne diese Anbindung fehlt ihr der Zusammenhalt und die Mitte. Die auf Schutz ausgerichtete Aggressionskraft droht sonst zu verrohen, verliert ihren Halt und führt in Konsequenz zu Brutalität und sinnloser Gewalt. Eine „Begegnung mit dem Sulfurischen" – d. h. dem Göttlichen, Wahren, Essenziellen – ist besonders auch für Heranwachsende ganz wesentlich. In diesem Lebensalter tritt ja die Suche nach Vorbildern stark auf. Diesem Bedürfnis entsprechend finden sich in allen Kulturen der Welt Initiationsriten, die diese Begegnung mit dem, „was war, ist und sein wird", ermöglichen sollen.

Die Wahrnehmung mit dem Herzen ist allein durch Innehalten möglich. Wir nehmen wahr, indem wir innehalten. Und das braucht gar nicht lange zu sein: Ein Augenblick, ein kaum merklicher Atemzug, macht oft den ganzen Unterschied zwischen einer mechanischen oder beseelten Bewegung, einer automatischen Reaktion auf etwas oder eines wirklich beherzten Handelns aus Freiheit. „Möchtest du sehen, wo die Zeit herkommt", fragt Meister Hora in Michael Endes Buch „Momo" – und er trägt sie an diesen Ort in ihrem eigenen Herzen, an dem sie schweigend das Sternenpendel schaut und den Blüten lauscht, die sich öffnen und wieder schließen. Hier taucht in meiner Erinnerung das Bild der „Königin der Nacht" auf. Diese Kaktee, eine große Heilpflanze für das Herz, lässt ihre großen, strahlend schönen Blüten eine einzige Nacht erblühen. Es wird deutlich, dass diese Pflanze stark von den Kräften des Mondes durchdrungen ist. Das Herz hat zwar vordergründig solaren Charakter, der Herzkörper und gewissermaßen das Herz als Spiegel wurzeln aber im Mondenhaften. Ein gesundes Herz kann den rechten Augenblick, Kairos, erkennen und gleichsam wieder loslassen. Das Loslassen und ebenso das Wieder-Vergehen sind aber ein Aspekt der lunaren Seite des Webwerks Natur und ermöglichen es, dass sich das vom Herzen Wahrgenommene auch weitervermittelt.

Keine Kommunikation ist unmittelbarer als die von Herz zu Herz. Das Herz versteht ohne Worte. Noch bevor sich im Mutterleib die Sinnespforten des Sehens, Hörens, Fühlens usw.

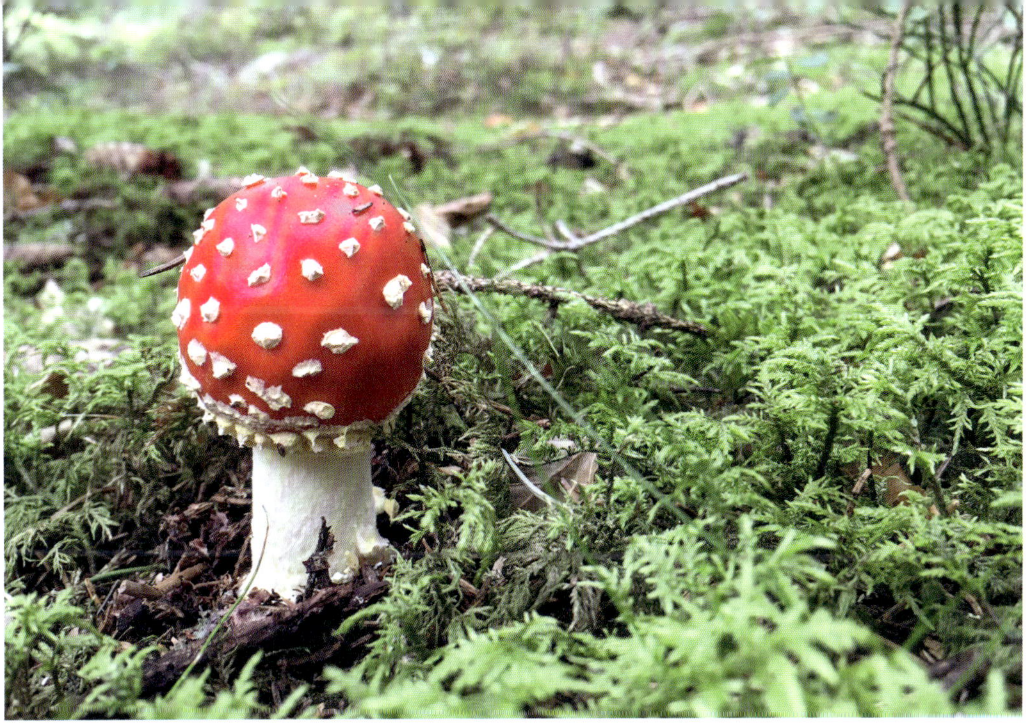

▴ Der Fliegenpilz wird in manchen Kulturen als Rauschmittel verwendet. Glücksgefühle bis hin zur Ekstase können wir allerdings auch ohne Mittel von außen erlangen.

ausdifferenzierten, war schon diese erste, unmittelbare Wahrnehmung mit dem Herzen da. Mir scheint es, dass wir das allzuoft vergessen. Wir geben den Worten so viel Gewicht. Und doch: Wenn wir uns mit Worten äußern, so stehen wir doch gleichzeitig auf der Ebene des Herzens ganz direkt miteinander in Verbindung. Das erkennst du daran, dass du etwas unmissverständlich verstehst und es dir sofort klar ist, obwohl es nicht mit Worten ausgesprochen wurde. Die Herzwahrnehmung ist primär, die Kommunikation via Luft vermittels Worten ist sekundär. Die Worte kleiden die Erfahrungen und das, was uns im Herzen bewegt, in Klang.

Das Herz als Sonnenorgan steht in der Mitte: Außen und Innen, Oben und Unten sind darin eins. Denken, Fühlen und Handeln befinden sich in völliger Übereinstimmung. Ein Abweichen von dieser Mitte bedeutet immer auch ein „Fallen aus der Natur“ und damit in Krankheit, Leid, Sorge und Not. Daher ist es ein erster und ganz wesentlicher Schritt hin zur Gesundung, wenn ich versuche, mit mir selbst ehrlich zu sein.

Der Verstand trennt, das Herz vereint: das Nach-Denken, die mondenhaft-kühle Reflexion, ist nicht Sache des Herzens, sondern des Hirns. Das Herz vermittelt zwischen der Welt der Ideen und der Manifestation, vermittelt zwischen oben und unten, innen und außen. Anders gesagt: Es lenkt und zentriert alle Feuerprozesse vom sonnennahen Äther bis hin zum erdnahen Feuer. Hier drückt sich das Sulfur-Prinzip vollkommen aus. Dem Herzen bzw. der Sonne entsprechen auch die Pupillen und die Farbenvielfalt der Iris, außerdem die Nasenspitze. Mit der Nasenspitze bin ich da, wo ich mit dem Herzen, d. h. mit meiner Aufmerksamkeit, bin. „Immer der Nase nach“, heißt für mich, dass ich darauf vertraue, dass ich die Erfahrungen, die auf meinem Weg liegen, auch bewusst bemerke. Als Ausdruck solarer Kraft gilt zudem die Zunge, ganz besonders die Zungenspitze:

Wes das Herz voll ist,
des geht der Mund über.

BIBEL, LK 6,45

Durch die Art des Sprechens verrät ein jeder Mensch seine wahre Natur. Es wird offenbar, es tritt zu Tage, was diesen Menschen im Innersten wahrhaftig bewegt. Der Mensch, der natur- und heilkundig ist, kann seinem Gegenüber ins Herz schauen. Er oder sie kann erkennen, wie es um das Herz eines Menschen gerade bestellt ist und wie dessen innewohnende königliche Strahlkraft wieder neu erweckt werden könnte. Das meint „in der Heilkunst verständig" zu sein. Den Aspekt des Herzens als Spiegel werde ich im Kapitel zu den Mondkräften näher beleuchten.

DAS AUGENLICHT UND DIE FARBEN

Durch das Licht der Sonne tritt die Vielfalt der Farben in Erscheinung. Wandeln wir durch einen bunten Blumengarten, ist das Aufnehmen der vielen Farbnuancen erst durch unsere Fähigkeit des Sehens möglich. Das ist offensichtlich: Das Licht der Welt fällt in unsere Augen und wir werden sehend. Das Wort für „Sehen" ist aufs innigste mit den Worten „erkennen und wissen" verbunden. Die Veden, *vidya*, Wissen, Vision, frz. *voir* und *savoir* — das sind alles verwandte Begriffe. Das Sehen schafft Erkenntnis und Wissen. Auf eigentümliche Weise findet darin das oben in Bezug zum Herzen Gesagte unmittelbar Bestätigung: Die solaren Themen des Herzes sowie des Auges sind das Wahrnehmen, das Erkennen, das Zu-Tage-Treten, das Sichtbar-Werden. Die Augen sind die Spiegel der Seele (Sulfur-Prinzip). Damit ist der Kern dessen gemeint, was ich hier als Sonnenkräfte verdeutlichen will. Diese wirken im Naturganzen, sei es als Herz oder Arnika, als Gold, Löwe oder Johanniskraut. Im Sonnenlicht sind alle Farben enthalten: Durch ein Prisma werden alle Facetten des Regenbogens sichtbar. Die Sonne ist wahrhaftig der „Ursprung aller Farben". Dies ist sehr weitreichend gemeint: Durch die differenzierende Kraft der Sonne erscheint das Meer der Individualitäten und auch die Einfärbung des Gemüts tritt durch sie in Erscheinung. Die Sonne ist die Kraft, die Klarheit

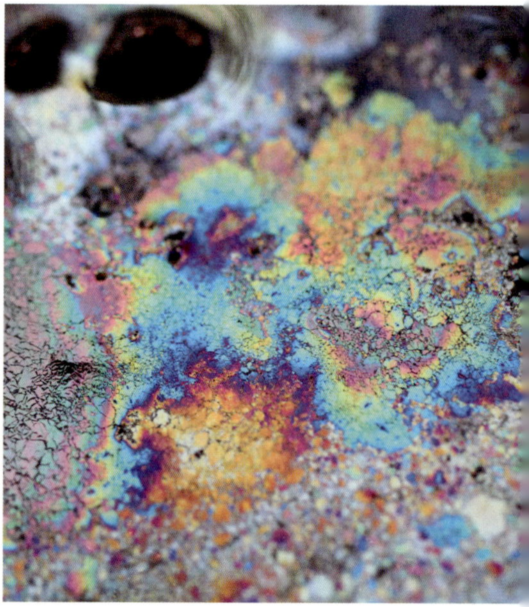

► Pyrit zeigt beim Verwittern regenbogenartig die vielfältige Welt des Lichts.

und Verständlichkeit schafft. Sie ist in diesem Sinne sehr reinigend. Verschwommenes, Vages und gar Traumatisches „kommt ans Licht“ und wird sichtbar.

Obzwar die Sonnenkraft leicht durch die goldgelbe Farbe, das Strahlen und Leuchten und die Wärme zu charakterisieren ist, so erscheinen in gewissem Sinne erst durch sie alle anderen Kräfte und Farben: die bunte Tier- und Pflanzenwelt und die so verschiedenartigen, farbigen Edelsteine. Die Sonne ist die oberste und erste Kraft, mit der der Raum, der Äther, wesenhaft in Verbindung steht. Im Menschen ist der Sitz der Sonnenkräfte im Raum des Herzens. Sonnenhaft ist auch das Organ, mit dem wir das Licht wahrnehmen: das Auge. Ich finde sehr schön, dass es im Deutschen mit dem Klang „AU“ beginnt. Das erinnert an den AUM-Klang und das chemische Zeichen AU, das das Gold (lat. *aurum*) bezeichnet. Der AUM-Klang gilt als kosmischer Klang, der die Schöpfung des Universums verursacht: quasi das Sulfur-Prinzip in Reinform. Wenn wir das „OM“ aussprechen, erinnert es an lateinisch *omnes* — für alles! Goethe bringt den Zusammenhang von Sonne und Auge ganz lapidar auf den Punkt:

Wär' nicht das Auge sonnenhaft,
die Sonne könnt es nie erblicken ...

JOHANN-WOLFGANG VON GOETHE

Der Mensch, dem das Herz lacht, hat ein Leuchten in den Augen. Er strahlt „wie die Sonne“ und hat ein sonniges Gemüt. Im Walisischen lautet das Wort für Herz übrigens *galon*. Das erinnert sehr an das Spanische *calor*, zu Deutsch *Wärme*.

In dem sehr schönen walisischen Lied „*Calon lân*“ geht es um das reine Herz. Hier der Liedtext in eigener Übertragung:

Ich frage nicht nach großen Schätzen,
nicht nach Gold oder Perlen der Welt.
Ich frage nach einem fröhlichen Herz,
nach einem aufrichtig-reinen Herzen.

Refrain:
Ein reines Herz ist voller Güte,
schöner als die Lilie schön.
Nur ein reines Herz kann singen:
Es singt bei Tag und singt bei Nacht.

Wenn ich weltlichen Reichtum begehrte,
er würde schnell im Wind verwehen!
Die Schätze eines reinen Herzens
bleiben ewiglich bestehen.

Refrain

Früh und spät weiß ich ein Lied allein,
das zum Himmel schwingt und klingt,
hin zu Gott, dem ich vertraue:
Er gebe mir ein reines Herz.

Refrain

Das Herz des Hauses ist der warme Herd, der Ofen. Es ist der Ort an dem alle zusammenkommen. Ein Wort mit Wärme gesprochen, kann das Eis zum Schmelzen bringen und Wände einreißen. Je länger ich mit diesen Bildern lebe, desto klarer wird mir das Wort von Goethe: Zeiterscheinungen messe ich daran. Ich frage mich: Hat es ein Herz? Kommt es von Herzen? So fällt es mir leichter mich zu erinnern, dass alles „eigentlich“ vom Herzen des Menschen kommt und alles für das Herz des Menschen bestimmt ist.

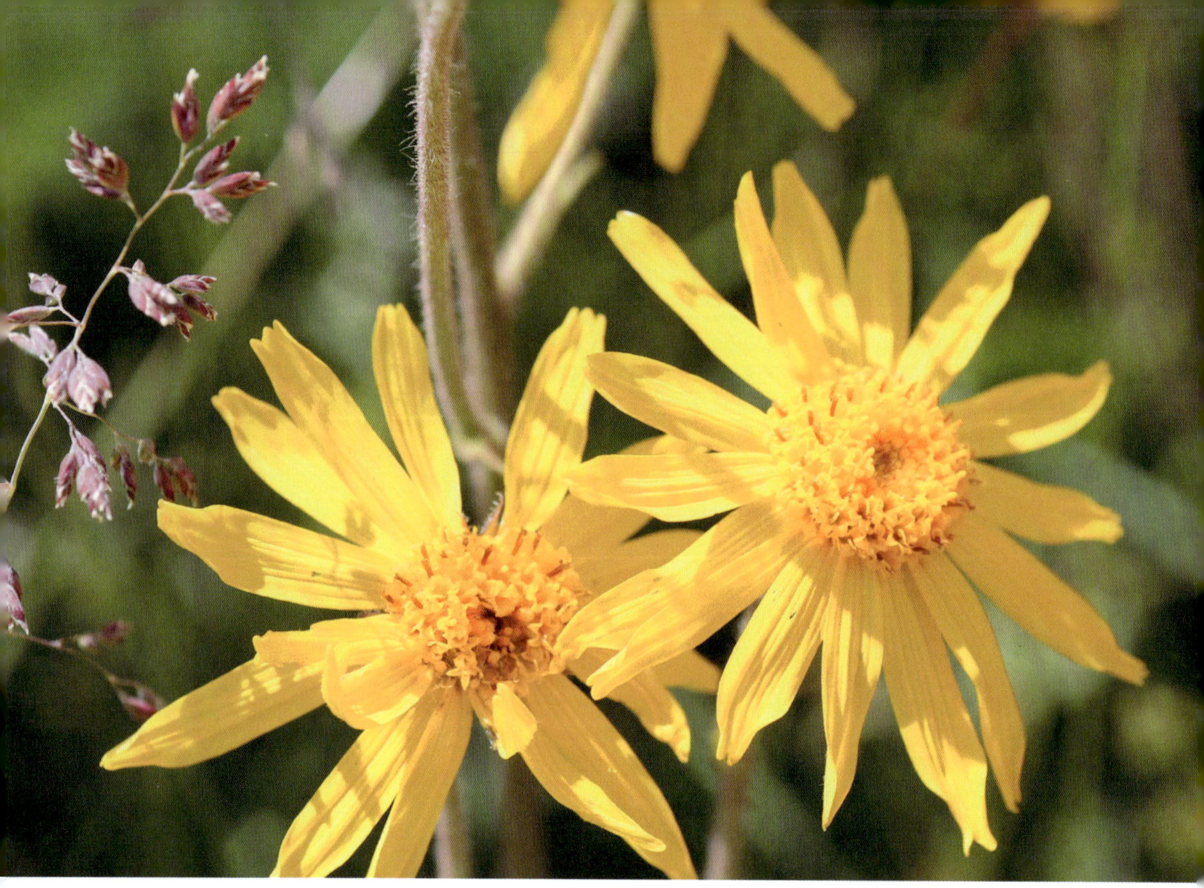

▲ Beim Anblick der blühenden Arnika geht das Herz auf.

DAS SYMBOL DER SONNE

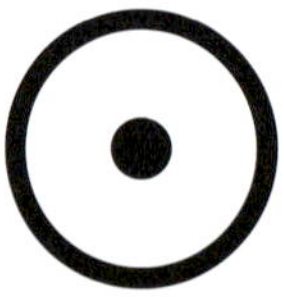

Hier möchte ich nach dem Symbol der Sonne sehen. Dieses Symbol bezeichnet sowohl das Gold als auch die Sonne. Das ist in der ganzen alchymistischen Tradition der Fall: Die Planetensymbole bezeichnen die Planetenkraft und zugleich das zugehörige Metall (siehe Seite 23). Wir sehen einen Kreis mit einem Mittelpunkt. Welche Assoziationen werden wach? Ich beschreibe eine kleine Auswahl, ohne damit alles gesagt zu haben. Zunächst ist das eine sehr zentrierende Darstellung. Der Kreis erscheint als etwas in sich Geschlossenes, Vollständiges. Wir dürfen uns den Kreis auch in Bewegung, als Ourobourus, vorstellen: wie ein Drache, der sich in den Schwanz beißt, oder zwei Drachen, die miteinander kämpfen. Der obere Drache ist beflügelt und repräsentiert das Flüchtige, der untere – ohne Flügel – das Fixe. So ist die Welt zwischen diesen polaren Kräften aufgestellt. Der Kreis zeigt die Ganzheit jenseits dieser Polarität an. So ist der Kreis auch ein Symbol für das „Ein und Alles". Denn außerhalb von ihm ist nichts. Alles ist darinnen und alles darinnen ist eins.

Interessant ist sicher auch, dass das obige Ideogramm bereits im Alten Ägypten für *Re* (oder *Ra*), also die Sonne, geschrieben wurde. Häufig erscheint es mit einem beigefügten vertikalen Strich. Ein zentraler Kultgegenstand des Sonnengottes Re war der Obelisk (Steinsäule), worin wiederum die Vertikale extrem betont ist und an die Strahlen der Sonne und ihre Verbindung zur Erde erinnert. Noch einfacher kann ich im Sonnensymbol erkennen: Gott ist die „mittigste Mitte“ und der äußerste Rand. In Angelus Silesius’ *„Cherubinischem Wandersmann“* heißt es:

Gott ist mein Mittelpunkt,
wenn ich ihn in mich schließe;
mein Umkreis dann, wenn ich
aus Lieb in ihn zerfließe.

Im Symbol der Sonne wird gleichzeitig auch das großzügige Abstrahlen, das Sich-Verschenken, sowie gleichermaßen das mächtige Ansaugen der Sonne deutlich. Wir könnten den Punkt auch als den Äther bezeichnen, der durch den Raum, das Auswachsen, als Sonnensymbol erscheint.

Eine eigene Zeichnung machen

Zeichne einmal dieses Sonnensymbol von Hand (oder in der Luft) nach. Achte auf die Empfindung, während du den Mittelpunkt setzt. Beginne dabei mit dem Kreis. Ich erlebe das Hinzufügen des Mittelpunktes wie eine Art Befruchtung; das Ganze erinnert mich dann an eine befruchtete Eizelle. Der Umkreis wird zur Materie und der Punkt wird zum aktivierend-befruchtenden Sonnenfunken. Sonne und Mond sind damit gegenwärtig. Eine weitere Betrachtungsweise sieht in diesem Sonnen-Symbol die drei Prinzipien: der Punkt als Sulfur-Prinzip, der begrenzende Kreis als Sal-Prinzip und die Weiße dazwischen als das lunar-merkurielle Prinzip.

GOLD – DAS SONNENMETALL

Auf der Erde gibt es ein Metall, das in besonderer Weise der Sonne entspricht: das Gold. Gold glänzt wie die Sonne. Es erinnert uns durch sein goldenes Strahlen an das warme Licht der Sonne. Die Sonne ist in unserem Sonnensystem souverän, d. h sie strahlt aus sich selbst heraus und gibt allem von ihrem Licht und ihrer Wärme. Die Planeten am Nachthimmel sind nur durch ihr Licht mit bloßem Auge erkennbar, so z.B. der hell strahlende Jupiter oder der rötliche Mars. Auf diese Weise ist auch das Gold gerne „mit sich alleine“. Gold kommt – und das ist recht ungewöhnlich – als reines Element vor: als Goldnugget, Goldstaub oder Goldadern. Ein solches Vorkommen nennt man fachsprachlich gediegen.

Eisen, Kupfer und Blei bilden, wie die meisten anderen Metalle, mineralische Verbindungen. Sie kommen meist als Erze vor: Eisenerz, Kupfererz, Bleierz etc. Silber findet sich ebenfalls in diversen mineralischen Verbindungen, kommt aber gelegentlich auch in gediegener Form vor. Philosophisch betrachtet zeigt sich hieran sehr klar: Das Gold entspricht einem sehr hohen Zustand. Es lässt sich nicht leicht korrumpieren. Es liegt am Meeresgrund, im Salzwasser, an der Sonne, in Wind und Wetter, rostet nicht, sondern strahlt und glänzt über Jahrhunderte und Jahrtausende.

Wie die Sonne symbolisiert Gold einen sehr hohen Grad an Reinheit, ist souverän und sich selbst treu. Das königliche Gold kann uns an unser wahres Selbst erinnern. Ein Mensch, der diesen Grad erreicht hat, lebt mit sich im Reinen, lässt sich nicht durch Nachbarn, Freun-

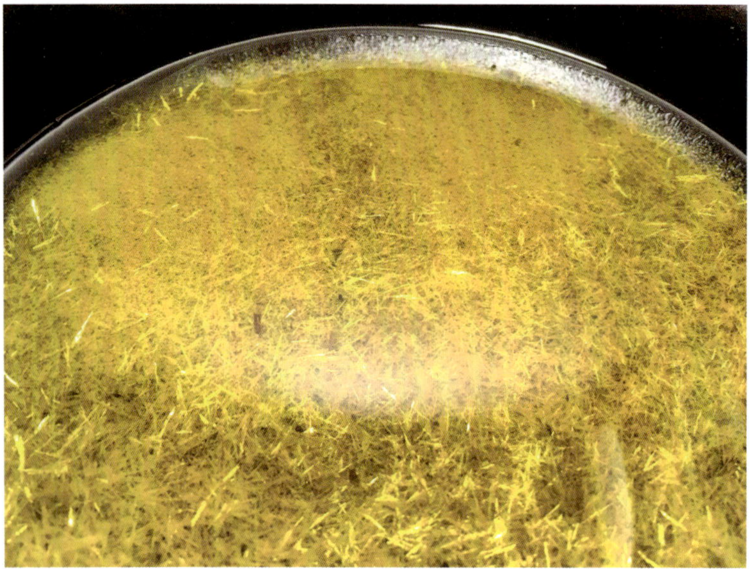

◂ Geschwefeltes Leinöl, kein Gold, ist hier zu sehen.

de, Feinde, Familie, Fremde, die Presse oder die Arbeitskollegen von sich selbst abbringen. Die Planetenkraft Sonne initiiert und begleitet als höchste Kraft diese Reifungs- und Individualisierungsprozesse. „Einem anderen gehöre nicht, wer sein eigener Herr sein kann", meint Paracelsus. Leider muss das Gold in der materiellen Welt für vieles herhalten. Es ist ja auch sehr schwer und dicht – und die Gewinnung brachte und bringt viel Leid über Mensch und Natur. Das alles liegt in der Natur der Sache: Wo Licht ist, ist auch Schatten. Jede positive Kraft erweckt auch ihr Gegenteil. Jede Kraft kennt neben einer gesunden Mitte auch Übermaß und Mangel. Als Goldbarren ist es der Natur entfremdet und ganz in die Schwere der Materie gefallen. In dieser einseitigen Form lastet es schwer auf dem Gemüt des Menschen und lässt ihn ggf. starr werden (Sal-Prinzip). In Form einer Goldmünze ist das Gold bereits leichter, merkurieller, d.h. beweglicher und lässt sich auch leichter verwandeln: in Kleidung, Nahrung oder was auch immer! Nach feinster Art – und in subtilster Art – kann Gold schließlich zur Arznei werden (Sulfur-Prinzip). Wer danach sucht, der findet entsprechende spagyrische Firmen oder Kundige weltweit, die solche Präparate herstellen.

An diesem Beispiel kann Wesentliches deutlich werden: Geld oder Gold ist das, was wir aus ihm machen. Alles lässt sich auf die Kunstfertigkeit oder Kunstunfertigkeit des Menschen zurückführen. Besonders das merkurielle Geld hat von sich aus kein Herz (d.h. keinen Sulfur). Nur wir als Menschen mit Herz können ihm dieses geben. Auch die Technik hat kein Herz. Aber wir können die Nutzung so gestalten, dass das Telefonat, die Mail oder die Videokonferenz herzlich werden: Wir tun das, indem wir diesem und jenem eine Bestimmung geben. Durch die Richtung und Gestimmtheit unserer Seele geben wir ein Herz – oder enthalten es vor. Durch unser Handeln wird deutlich, was in unserem Herzen wirklich wohnt. Das ist das zentrale Thema der Sonne in Kosmos, Mensch und Natur.

Johanniskraut – Höhepunkt und Sonnenwende

Unter den Heilkräutern gibt es, wie bei den Menschen auch, unterschiedliche Typen. Manche stehen stets im Vordergrund, werden aufmerksam behandelt und sind die Stars. Andere dagegen erfahren eher stiefmütterliche Behandlung und bleiben im Hintergrund. Zu diesen gehören naturgemäß viele Waldgewächse wie das Einblatt oder das Salomonssiegel. Der Wald verbirgt sie und sie verbergen sich – und werden nur von den Menschen gesehen, die sich auch dorthin begeben und wach genug sind, diese eher unscheinbaren Gestalten zu bemerken. Die beiden Pflanzen, die ich unter dem Aspekt der Sonnenkraft detaillierter betrachte, gehören zweifelsohne zu den Stars: Ihre Standorte sind das offene Gelände. Sie sind mit ihren gelben Blüten, die ganz der Sonne geöffnet sind, weithin sichtbar. Die Arnika zieht es ins Gebirge. Das Echte Johanniskraut hingegen findet sich praktisch überall. Kaum eine Heilpflanze wurde von der Wissenschaft so intensiv beachtet und studiert wie das Echte Johanniskraut *(Hypericum perforatum)* – auch das entspricht einfach genau seinem Wesen: Es steht in vollem Licht.

Das Johanniskraut fällt besonders ab der Blüte im Mittsommer auf. Der Höhepunkt in der Entwicklung dieses Pflanzenwesens liegt ziemlich genau in dieser lichtesten Zeit. Dann steht es in voller Blüte an offenen, trockenen und sehr sonnigen Stellen und bildet lichte Brücken von oben nach unten und von unten nach oben.

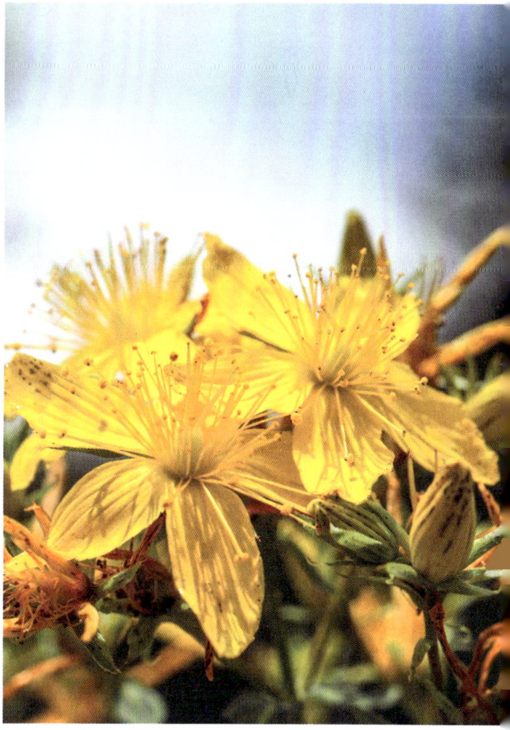

▲ Das Johanniskraut hat ein sonniges Wesen.

Mit seinen hellgelben fünfzähligen Blüten verkörpert es die lichte Zeit und Kraft auf die allerschönste Weise. Da das Johanniskraut jedes Jahr neu austreibt – wie das Geweih des

Hirschbullen – können wir es Jahr für Jahr am selben Standort finden. Das Lesen im Lichte der Natur wird an ihm so deutlich, dass es fast unglaublich scheint. Der Mittsommer markiert im Jahreskreis eine Wende: Das Licht hat zugenommen, ist auf dem Jahreshöhepunkt angekommen – und wird nun nach und nach abnehmen. Die hellsten Tage im Jahr sind da. Wie uns in der taoistischen Monade des Yin & Yang vor Augen steht, trägt alles auch sein Gegenstück in sich: das Helle das Dunkle und das Dunkle das Helle. So lässt uns diese Zeit bereits an die dunkelsten Tage im Mittwinter denken. Das bewusste Erkennen der zwei gegensätzlichen Jahreshälften – der hellen und der dunklen – ist der zentrale Schlüssel zum Wesen des Johanniskrauts.

SONNIGE STANDORTE, SONNIGE ZEITEN

Was immer wir bei dieser Heilpflanze betrachten – Gestalt, Geschmack, Wirkung und Standort in Zeit und Raum –, das Wesentliche lässt sich stets sehr schön erkennen. Es ist geradezu ein Paradebeispiel für all das, was hier mit Sonnen-, Licht- und Feuerwirkung gemeint ist. Das Johanniskraut liebt offene und lichte Flecken, die von der Sonne stark bevorzugt sind. Es wächst hinauf zur Sonne, strebt also seinem eigenen Wesen und Urbild zu. In seiner Gestaltung erlebe ich oft auch die andere Perspektive, nämlich, dass es von der Sonne angezogen, quasi „nach oben gesogen" wird. Das Johanniskraut wird nach oben hin immer reicher verzweigt und kräftiger im Ausdruck; die Seitentriebe stehen in einem schönen Winkel nach oben ab, was den Eindruck erweckt, als würde sich die ganze Gestalt dem Licht öffnen. Das Sonnwendkraut – ein anderer, vermutlich älterer Name des Johanniskrauts – sammle ich um den hellsten und längsten Tag im Jahr, also zwischen dem 21. und 24. Juni, zur Mittagszeit. Wenn es in einer Schönwetterperiode gesammelt wird, sind seine Kräfte am stärksten. Blüten und Blätter sind wertvoll und können gemeinsam oder gesondert für Tee, Öl und Tinkturen, z. B. eine Wundtinktur aus Johanniskraut, Ringelblumen- und Lavendelblüten, verwendet werden. Es lässt mich immer wieder neu staunen, wie sich jede Pflanze durch ihren Höhepunkt ausspricht. Verstehen wir die Hoch-Zeit dieser und jener Pflanze besser, ist dies ein wichtiger Schlüssel zu ihrem Wesen: Wann ist sie im Vollbesitz ihrer Kräfte? Am Abend? In der Dämmerung? Am Morgen? Zu Frühlingsbeginn, knospend, im Mittwinter? Am Mittag? Alles ist so unfassbar richtig und stimmig: der Besuch durch Insekten, der Duft, der nur in dieser Stunde ausströmt, die Blüte, die sich nur jetzt öffnet.

Ein Wesen, das so intensiv mit Sonnenkräften durchdrungen ist und sich ins Lichte hinein versprüht, wie das Echte Johanniskraut, will bei möglichst heiß-trockenem Wetter in der allergrößten Lichtfülle gesammelt werden. Das, was für andere Kräuter untypisch und unzweckmäßig wäre, ist für unser Sonnenwesen hier eben gerade typisch und gerade recht! Der Mittag ist für den Tageskreis, was der Mittsommer für den Jahreskreis ist. Dem Abend und der Mitternacht entsprechen im Jahreskreis Herbst und Mittwinter. Junge Rosenblüten werden gesammelt, solange der Tag noch jung ist (mehr dazu im Kapitel zur Venus). Sind wir im Bilde, fällt uns alles leicht: Das ist es, was das Schauen im Lichte der Natur meint. Das Johanniskraut nun markiert die Wende von den aufbauenden zu den abbauenden Lichtkräften. Die sich polar gegenüberstehenden Zeiten von Mittsommer und Mittwinter verbinden sich bei uns zu Hause auf schöne Weise, wenn das im Mittsommer gesammelte Johanniskraut bewusst im Mittwinter als Tee getrunken wird.

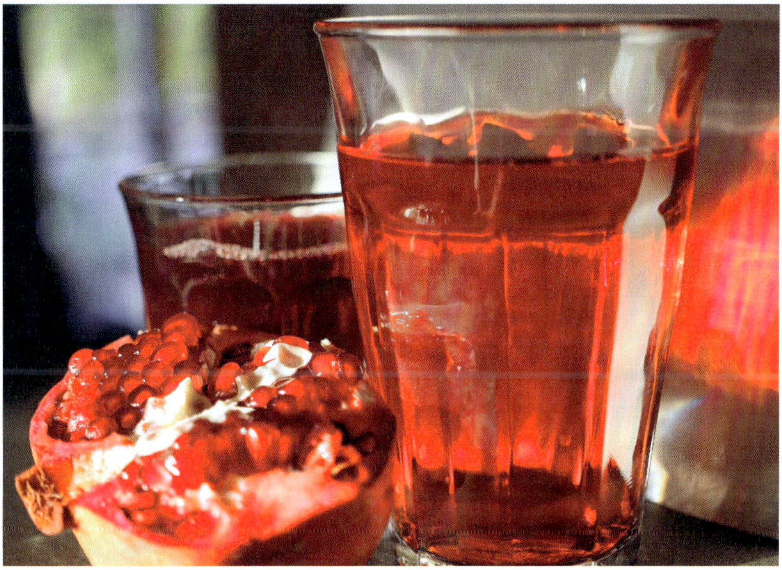

◂ Sonniges Rot tut einfach gut: v. l. n. r. Granatapfel, Traubensaft und Hibiskustee.

So wird dann, in der dunkelsten Zeit des Jahres, die Erinnerung an das intensive Erlebnis des Sammelns in der sonnigen Wärme der trockenen Wiese und an das Zirpen und das Kitzeln des Zittergrases wach. Auch der Tee tut dann besonders seine Wirkung.

WIE VOM ANDEREN STERN – GESTALT UND AUSSEHEN

Weltweit gibt es ca. 490 Arten innerhalb der Gattung der Johanniskräuter. Unter den etwa ein Dutzend verschiedenen Johanniskraut-Arten in unseren Breiten ist das Echte Johanniskraut *(Hypericum perforatum)* mit Abstand das heilkräftigste. Wie aber unterscheidet es sich von den anderen? Welche Merkmale zeichnen es als das starke Heilkraut aus, das es ist? Behalten wir bei den nun folgenden detaillierten Betrachtungen den Webfaden der Natur im Auge und nehmen außerdem den konkreten Einzelfall als Gelegenheit, auch Allgemeingültiges zu den solaren Kräften zu erkennen.

EINDEUTIG ZWEISCHNEIDIG – EIN BESONDERER STÄNGEL

Zu den allgemein typisch solaren Merkmalen einer Pflanze gehören insbesondere der kerzengerade Stängel und eine zur Sonne hin offene, gelb-, orange-, rot- oder weißfarbige, kreisrunde Blüte. Meist ist es die sonnennächste Blüte, die zuallererst aufblüht. Beim Johanniskraut ist es die, die genau auf der Stängelmitte, quasi im Zenit, steht: Das ist wirklich lustig anzuschauen. Der Stängel des Echten Johanniskrauts scheint zunächst recht unauffällig und nebensächlich. Weit gefehlt! Der Stängel ist äußerst hart, ja fast schneidend. Daher rührt der bekannte Name Hartheu für die Pflanze. Ein harter oder zäher Stängel ist immer das Ergebnis einer intensiven Sonnenwirkung. Nur Pflanzen, bei denen die sogenannten untersonnigen Pflanzenkräfte dominieren (Venus, Merkur, Mond), sind sehr leicht zu pflücken, verholzen nicht, sondern haben weiche, saftige oder hohle Stängel.

In diesem Zusammenhang mögen wir uns z. B. auf den zähen Stängel der Schafgarbe besinnen, oder auf das sehr harte Rosenholz. Beide erhalten durch Mars- und Feuerkräfte diese außergewöhnliche Zähigkeit bzw. Dichte und Härte. Feuer bringt das Erdelement hervor. Der Zusammenhang mit dem Feuer ist leicht nachzuprüfen: Mit welcher Intensität und Dauer brennt ein Feuer aus z. B. steinharten Kokosnussschalen, Buchen- oder Rosenholz im Vergleich zur weichen Fichte, trockenem Koriander oder hohlen Bärenklau-Stängeln? Wie viel und wie lange gibt es Glut – und wie viel Asche? Der auffallend harte Stängel des Johanniskrauts ist mit etwas Erfahrung in dieser Sache klar als Wirkung des Sonnenfeuers zu verstehen. Wen wundert es, dass sich ein wichtiges Merkmal des Echten Johanniskrauts auch am Stängel zeigt? Bei den meisten heimischen *Hypericum*-Arten finden sich runde oder vierkantige Stängel. Der Stängel von *Hypericum perforatum* aber hat eine geflügelte Schneide mit 2(!) Kanten. Dies ist ein eindeutiges und unverkennbares Merkmal.

Wer diese Seltenheit im Pflanzenreich noch nicht bewusst erfahren hat, möge das bei nächster Gelegenheit mit eigenen Fingern ertasten und prüfen. Bei den mir bekannten Exemplaren sind diese Flügel im ausgewachsenen Johanniskraut etwa unterhalb der Mitte am stärksten, nach oben und nach unten hin verliert sich diese Zweiteilung etwas bzw. der Stängel-Querschnitt nähert sich mehr oder weniger stark der Kreisform an. Wenn sich die Fingerkuppen unserer Hände sanft berühren, als würden wir beten, ergibt es in etwa diese zweischneidige Form des Stängels im Querschnitt. Mich erinnert die Form besonders auch

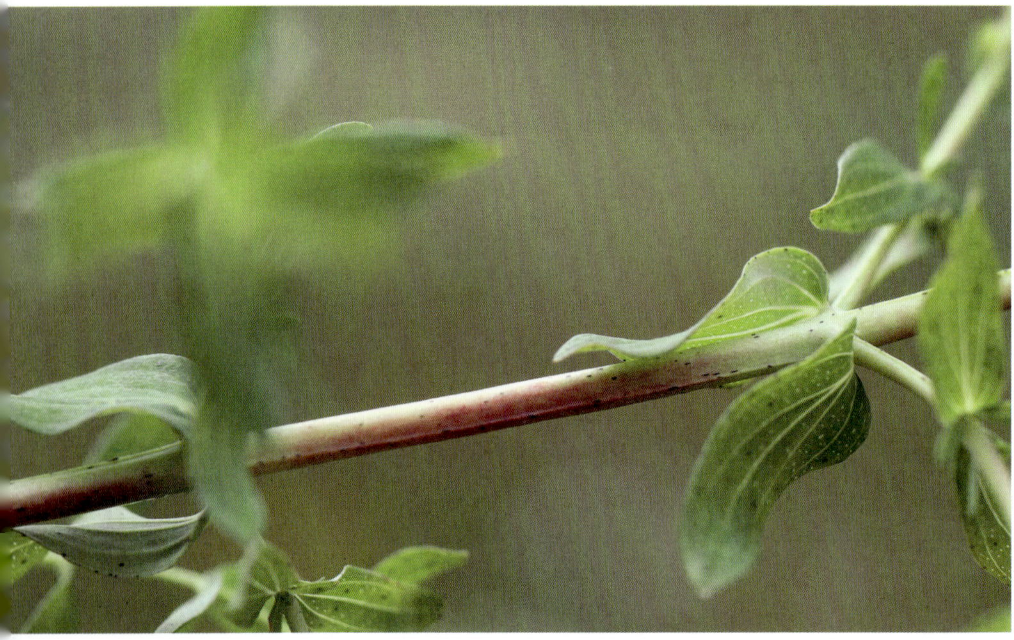

▲ Der Stängel des Echten Johanniskrauts hat zwei gegenüberliegende Flügelleisten (hier ist eine sichtbar).

an eine Schwertscheide. Erlauben wir uns hier, die Stängelquerschnitte humorvoll-spielerisch als Jahreskreis zu betrachten: Ist es eine runde Sache, so ist es gut. Ist es ein vierkantiger Stängel, so dürfen wir das als Hinweis auf die vier Kardinalpunkte des Jahreskreises lesen. Begegnet uns aber ein Stängel, der die dunkle und helle Jahreshälfte voneinander (bzw. die das Licht mehrende von der das Licht verzehrenden Jahreshälfte) scheidet, so dürfen wir hellauf begeistert sein. Dann haben wir es – mit großer Wahrscheinlichkeit – mit dem Echten Johanniskraut zu tun.

Eine kleine Entwarnung: Nach all dem, was ich zum Echten Johanniskraut bis hier gesagt habe, scheint es, als wäre es nicht leicht zu finden. Das ist zu unserem Glück nicht so. Meiner Erfahrung nach geraten wir leicht an das Echte Johanniskraut, besonders, wenn wir schon ein gutes Gespür für das Wesen und die bevorzugten, d.h. sonnig-trockenen, Standorte entwickelt haben. Kennen wir einmal den Standort, können wir es Jahr für Jahr dort besuchen und genießen. Zur eindeutigen Bestimmung betrachten wir außerdem noch zwei weitere Merkmale: erstens die Blätter mit den vielen Öldrüsen und zweitens das Rotfärben der Blüten(knospen) beim Zerreiben mit den Fingern.

WEISS UND SCHWARZ GESPRENKELT

Die Blätter des Johanniskrauts sind nicht wirklich durchlöchert, aber sie erscheinen so: Halten wir sie gegen den hellen Himmel, so scheint das Licht der Sonne punktuell hindurch. Das ist ein tolles Bild für eine Seite der Kraft: Transparenz, Durchlässigkeit für das Licht! Aber das ist noch nicht alles: Das Johanniskraut vermag sowohl mit den hellen als auch mit den ganz dunklen Kräften umzugehen. Wir sehen, dass die länglich-ovalen Blätter mit sehr vielen solcher durchscheinenden Punkte durchsetzt sind. An der Blattoberseite und Blattunterseite – besonders am Rand – finden sich außerdem einzelne schwarze Punkte. Wieder ergibt sich das Bild der hellen und dunklen Kraft, wobei die helle deutlich überwiegt.

Wagen wir an dieser Stelle ausnahmsweise einen Seitenblick auf die Biochemie, so finden wir unter den vielen Molekülen zwei, die viel Beachtung erhalten: Hypericin und Hyperforin. Hypericin ist ein recht großes Molekül, das manchmal als propellerartig beschrieben wird. Es scheint für die dunkle Farbe der Drüsen an den Blatt- und Blütenrändern mitverantwortlich zu sein. Diese schwarzen Punkte sind es ja, die durch Reiben die Fingerkuppen rot färben. Hypericin scheint ursächlich an der lichtempfindlich machenden Wirkung des Johanniskrauts beteiligt zu sein. Das Hyperforin wurde bisher ausschließlich bei der Gattung der Johanniskräuter nachgewiesen. Es lässt sich

Andere Arten

Übrigens gibt es noch eine weitere Art Johanniskraut, das ggf. medizinisch wirksam ist. Dem Schmecken und Riechen nach zu urteilen, ist es weniger wertvoll als das Echte. Allerdings scheint es regionale Übergänge zu geben: Das Gefleckte Johanniskraut, Hypericum maculatum, kreuzt sich mit dem Echten Johanniskraut und heißt dann *Hypericum × desetangsii*. Das Gefleckte Johanniskraut hat einen vierkantigen Stängel und zeigt – besonders im oberen Drittel, insgesamt aber in geringerer Zahl – die typisch durchscheinenden Öldrüsen.

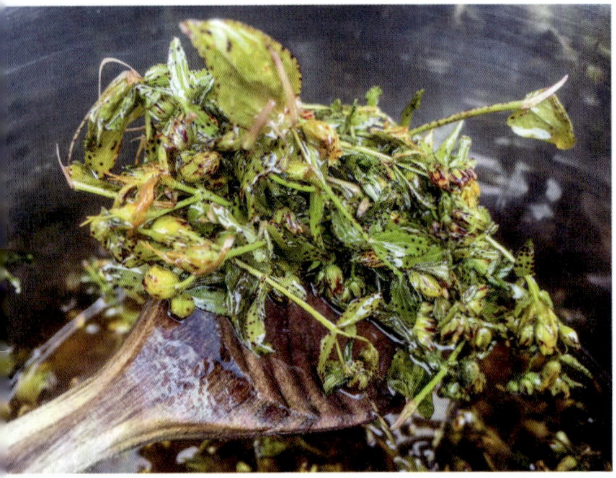

▲ Johanniskraut-Harz-Balsam – beim Bereiten in Rotwein und Olivenöl treten die schwarzen Drüsen deutlich hervor.

nicht so leicht studieren, da es sich unter Wärme und Licht zersetzt.

Wer sich mit der hermetischen Naturkunde beschäftigt, der lernt aus Erfahrung, niemals den Zusammenhang außer Acht zu lassen. Wenden wir unseren Blick darum wieder in die Weite und sehen, wie sich das Kraut in seiner Gestalt zur Sonne hin aufbäumt. Tatsächlich ist das Johanniskraut unten in der Wiese unscheinbar und fast „nackt“. Je näher es der Sonne kommt, desto vielfältiger, reicher, verzweigter ist es. Wie die Flamme strebt es zu seinem Ursprung zurück: der Sonne und dem Licht. Gleiches zieht Gleiches an. Gehen wir durch die hohe sommerliche Wiese und schauen aus dieser Perspektive von oben direkt auf das blühende Gewächs, so halten wir vielleicht überrascht inne: Da ist ein Kreuz! Da sind ja lauter Kreuze übereinander! Von den blühenden oder knospenden Seitenästen liegen sich jeweils zwei gegenüber; darüber bzw. darunter sind diese um etwa 90 Grad verschoben. Das Ganze mutet leicht kristallin an – wie geronnenes Licht: eine so klare Ordnung – und doch nicht perfekt, sondern leicht gewunden und damit lebendig. Wieder drückt sich das Sonnenthema glasklar aus, in lebendiger Ordnung und Struktur. Ein Trieb, der im Dunkeln treibt, kann sich niemals so geordnet bilden. Erst das Licht ermöglicht, dass sich diese ordnenden Tendenzen auch lebendig auswirken: das Licht in Gestalt einer Pflanze.

LICHT-SCHLEUDERER – SONNENRÄDER ALS BLÜTEN

Auch bei den Blüten gibt es etwas zu entdecken. Offensichtlich sind diese Blüten ganz

Die Vier als Anker

Die Zahl Vier, die hier in den kreuzgegenständigen Blättern erscheint – (übrigens auch bei der Arnika-Rosette, was für ein Korbblütengewächs eher ungewöhnlich ist) — ist die Zahl Saturns. Sie wirkt hier wie ein Anker. Die Arnika und das Johanniskraut sind so den Feuer- und Lichtkräften hingegeben, dass sie einen Anker – Saturn, das Erdelement, – brauchen, wie die Kerzenflamme den Docht (vgl. das Sulfur-Symbol). In diesem Zusammenhang ist es spannend, dass bei den aromatischen Lippenblütlern (zu denen u. a. die aromatisch-feurigen Küchenkräuter Rosmarin, Thymian, Majoran, Bohnenkraut gehören) der vierkantige Stängel eines der wichtigsten und beständigsten Merkmale ist. Auch hier finden wir also diese Kombination von Feuerkraft mit der „Erdzahl Vier“.

besonders strahlend, sonnengelb und voller Staubblätter, die sich wie kleine Sonnenexplosionen verschenken: Die Fülle des Lichts streut sich über die Wiese. Es gibt aber noch mehr: Die Blütenblätter tragen auch gelegentlich im Randbereich die schwarz wirkenden Öldrüsen und die Knospen sind mit schwarzen Streifen geziert. Die Schwärze färbt unsere Fingerkuppen beim Zerreiben in ein wunderbares Purpur. Aber noch etwas fällt auf, wenn wir uns etwas Muße gönnen: Die Blüten erinnern bei näherer Betrachtung an Windräder. Beim Sonnwendkraut steht nicht ein gleichförmiges Blütenblatt neben dem anderen, sondern es gibt viel mehr Bewegung.

Betrachte einmal die Blüten genauer (siehe Foto): Jedes der fünf Blütenblätter ist an einem Rand glatter und an dem anderen etwas gefranster. Ist dir das aufgefallen? Ein Blütenblatt-Rand ist gerade, der andere etwas gebogener. So entsteht in Bezug auf die fünf Blütenblätter von innen nach außen der Eindruck eines dynamischen Windrades. Lass einmal die Blüte rechts im Foto in deiner Vorstellung wie das Rad einer Windmühle in Richtung des schnittigen, glatten Randes drehen. In welche Richtung dreht es? Dann betrachte die andere Blüte: In welche Richtung scheint sie zu drehen? Das Bild des Jahresrades ist hier wirklich mit Händen zu greifen. Eine Blüte „dreht“ nach rechts und die andere Blüte nach links. Wir kennen einige Pflanzen, z. B. das Immergrün, bei denen durch die Asymmetrie der Blütenblätter dieser Eindruck entsteht. Allerdings geht es dann zuverlässig in eine Richtung, beim Immergrün immer nach rechts.

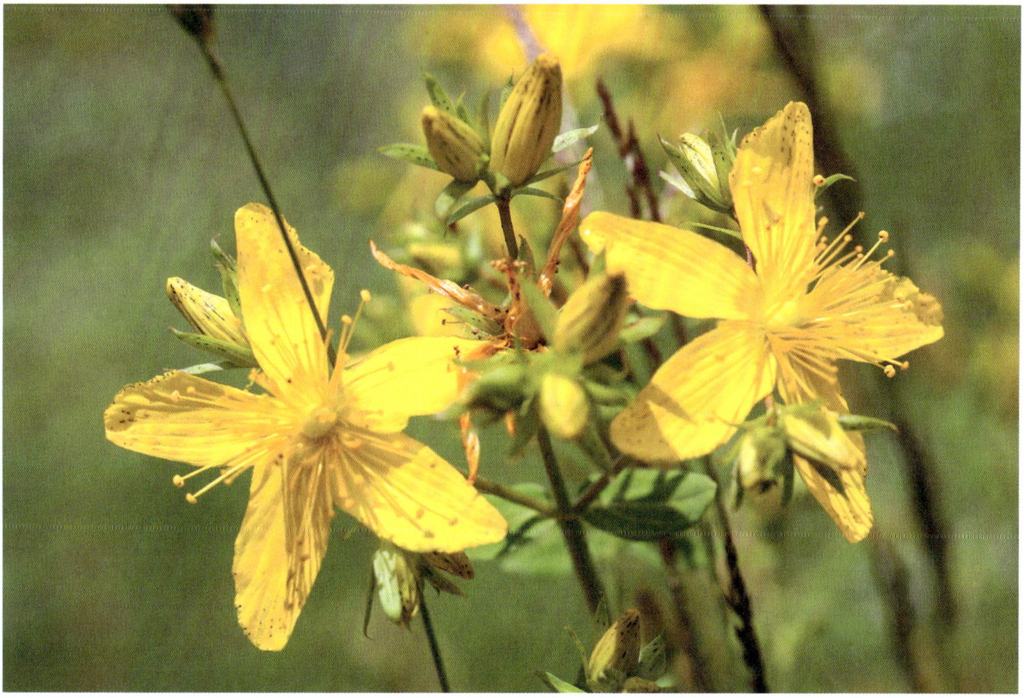

▲ Die zwei Blüten des Sonnwendkrauts „drehen“ in gegenläufige Richtung.

Wie höchst ungewöhnlich, dass es gerade bei einer Pflanze, die die Sonnenwende markiert, in beide Richtungen dreht – und noch dazu in etwa gleicher Verteilung. Auch das kenne ich nur vom Johanniskraut. Für mich persönlich ist diese Erscheinung sehr bezeichnend: Sonnenräder wirbeln in die eine und in die andere Richtung. Damit steht das Sonnwendkraut an dem Wendepunkt zwischen Auf und Ab, zwischen Helligkeit und Dunkelheit. Bildlich gesprochen entsteht ein mächtiger Sonnensog – das Echte Johanniskraut saugt scheinbar die Sonnenkraft in sich – und schleudert sie in die sommerliche Landschaft: Wenn wir näher hinschauen, fallen uns ganz besonders die vielen langen Staubfäden auf, die wie geronnene, goldgelbe Sonnenstrahlen aussehen. Das Strahlen der Sonne kommt durch sie besonders schön zum Ausdruck.

Zum Sonnenrad möchte ich noch an die vielen kultur- und zeitunabhängigen Bräuche erinnern, die Sonnenscheibe im Frühjahr wieder in Bewegung zu versetzen. Hier im Schwarzwald z.B. werden glühende Sonnenscheiben vom Berg geschlagen, das „Schiibe schloge" (Scheiben schlagen): Dazu werden hölzerne Scheiben mit Kanten und einem Loch in der Mitte auf eine lange Haselgerte gesteckt, im riesigen nächtlichen Feuer auf dem Berg zum Glühen gebracht und dann von einer Rampe aus ins Tal geschleudert. Was für ein Anblick: Feurige Sonnenscheiben rasen durch den schwarzen Nachthimmel! Die Menschen helfen mit, die Sonne wieder in Gang zu bringen. Der Winter hier ist lang; kalte Temperaturen im Mai oder Juni sind keine Seltenheit. Die kraftvolle Dynamik des „Schibii Schiboo" (Schieb an, schieb an) ist da sehr willkommen.

Im Mittsommer beeindruckt es mich, wie die Lichtfülle dieser Zeit noch weitere Steigerung erfährt. Die kurze Nacht wird durch die Johannifeuer der Menschen erhellt. Und auch die Natur feiert mit: Die kurze Dunkelheit dieser Nächte wird zusätzlich durch bemerkenswerte Tierchen erhellt, die Glühwürmchen, die als lichte Punkte das „kleine Blatt der Nacht" weiter durchscheinend machen.

BLÜTE WIRD ZUR FRUCHT

Wie vermehrt sich dieses schöne, lichte Wesen? Das Johanniskraut geht zwei Wege: Neben der Vermehrung durch Samen verbreitet es sich auch vegetativ über fleißige Wurzelausläufer. Ein Johanniskraut kommt selten allein. Die Vermehrung durch Wurzelausläufer scheint besonders durch feuchte Sommer befördert zu werden. Dann kriechen die Ausläufer vom Zentralspross wie Regenwürmer in alle Richtungen. Auf diesen Pflanzen-Gestus, der z.B. für die wasserliebenden Minzen sehr typisch ist, gehe ich im Kapitel zum Mond (Wasser) noch etwas genauer ein. Es ist genau das Gegenstück zum geraden Aufstängeln: Die Horizontale ist gegenüber der Vertikalen betont. Hier zeigt sich wieder die Polarität von Sonne und Mond. Den Aspekt des Raum-Eroberns lassen wir als „Sache der Marskraft" gelten — und tatsächlich sind Ausläufer meist rot, oder rot angehaucht, selbst bei der mondenhaften Vogelmiere oder „venusischen" Erdbeere ist das so.

Selbstverständlich verbreitet sich das Sonnwendkraut auch durch Samen. Diese sitzen in großer Zahl in den rot-bräunlichen Kapselfrüchten. Der Stängel mit den Früchten ist sehr beständig. Er überdauert auch schneereiche Winter. Ich kann sogar noch im folgenden April einen Hauch vom Duft oder Geschmack in den Kapseln und ggf. Samen, die dann doch meist alle herausgefallen sind, wahrnehmen. Die Kapseln sind dreiteilig. Das ist es, was wir beim Johanniskraut in der Regel übersehen: die Zahl Drei.

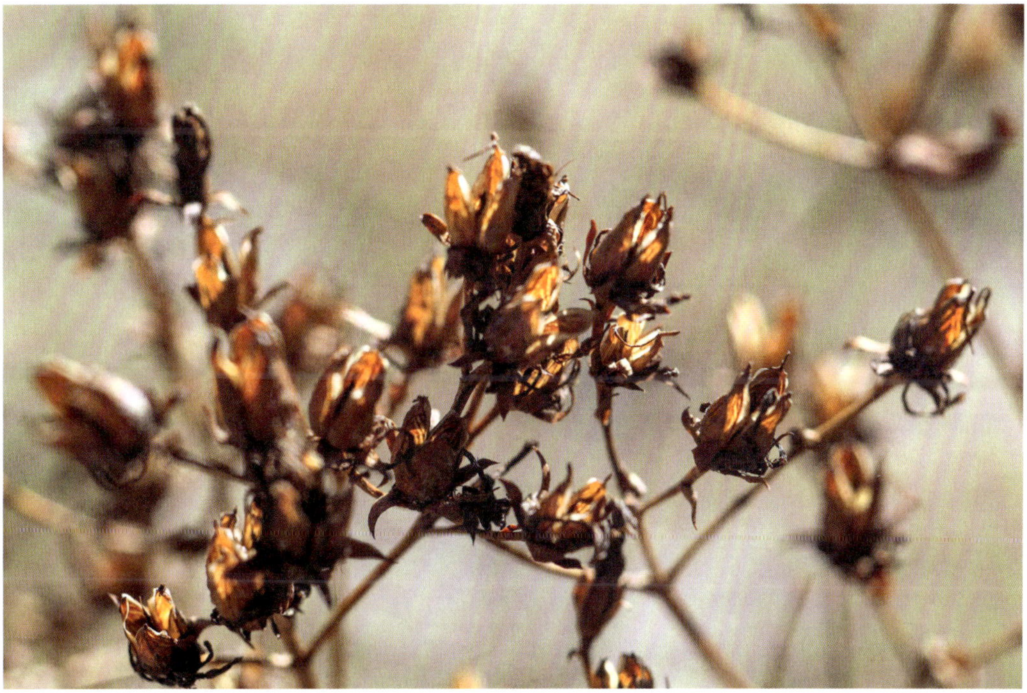

▲ Die Kapselfrüchte des Johanniskrauts sind dreiteilig und enthalten winzige Samen.

Was bedeutet die Zahl Drei über der Zahl Fünf?

In diesem Buch zu den Urkräften versuche ich genau das zu vermitteln: wie die drei grundlegenden Wahrheiten Sal, Merkur und Sulfur und die fünf Elementarkräfte zusammenwirken. Das ist der Hintergrund für die sieben Urkräfte. Drei, fünf und sieben – und schließlich die Zwölf – sind die Zahlen, die das Webwerk der Natur offenbaren.

Daher ist für mich das Erscheinen der Zahl Drei hier etwas ganz Besonderes. Sie steht für das Wahre, das stets als Dreiheit erscheint, z. B. der Schöpfer, das Schöpfen und das Geschöpf. Nimmst du eins weg, verschwinden die beiden anderen. Ohne den Akt des Schöpfens gibt es keinen Schöpfer und kein Geschöpf. Ohne Geschöpf gibt es weder das Schöpfen, noch den Schöpfer. Ist Bewusstsein (Sulfur), so erscheint in Folge das Denkvermögen oder Gemüt (Merkur) – und Materie (Sal) gestaltet sich. So sind Körper, Seele und Geist verbunden und nur gemeinsam zu begreifen. Das Eine, das Alles ist, fließt aus in der Drei. Es berührt mich im Herzen, dass diese göttliche Zahl über den fünf Blüten- und Kelchblättern des Johanniskrauts erscheint.

Auch die Narbe ist dreiteilig. Doch im munteren Durch- und Miteinander der so reich vorkommenden Staubblätter geht diese anmutige Dreiteilung des Kreises leicht unter. Aber welch ein Glück, wenn wir die Narbe erkennen und den zentral gelegenen Fruchtknoten, in dem die Samen zu kleinen schwarzen Pünktchen reifen. Diese schwarzen Samen sind den schwarzen Öldrüsen ähnlich, auch etwa gleich groß, und werden durch Tiere oder Wind aus der dreiteiligen Kapselfrucht geschüttelt.
Die Samen sind übrigens sehr lange keimfähig. Sie ruhen oft viele Jahre im Boden. Wenn aber Bewegung hervorgerufen wird, d.h. der Boden „gestört“ wird, dann ist ihre Zeit gekommen und sie keimen, sprossen und „heilen“ die Landschaftswunde durch ihr heilsames Wesen und Blühen. Du kannst Vergleichbares an Standorten der wundheilenden Schafgarbe finden. Sie wächst gerne an den Rändern von verletztem Boden und treibt ihre Ausläufer hinein, um die Erdwunde zu schließen. Im Gegensatz zur Schafgarbe bricht der Hartheu-Stängel leichter ab, ist nicht so zäh.

DIE FARBEN GRÜN, GELB UND ROT UND IHRE WIRKUNGEN

Jetzt haben wir im Vorübergehen und auch im Stehenbleiben die Gestalt des Johanniskrauts betrachtet. Ich möchte nun noch beispielhaft auf die Farben und Wirkungen dieser Pflanze der Sonnenkraft eingehen. Die lichte Kraft macht uns seelisch und körperlich durchlässig für Licht. Das ist weithin bekannt und braucht keine weitere Ausführung.
Das Dunkel hat keinen Bestand, wo Licht ist. Zünde eine Kerze an und der Raum erhellt sich, das Dunkel wird zurückgedrängt. Ein alter Name des Johanniskrauts ist *fuga daemonium,* Teufelsflucht. Dieses Kraut hat die Kraft, das Dunkle, das Un- oder Unterbewusste zum Verschwinden zu bringen. So versteht sich die traditionelle Anwendung u.a. bei seelischen und körperlichen Traumata. Das Rot-Öl und der Johanniskraut-Harz-Balsam sind für solche äußerlich-schützenden Anwendungen hervorragend geeignet.

Und das Licht leuchtet in der Finsternis, und die Finsternis hat es nicht erfasst.

JOHANNES 1,5

Der Dämon Angst oder Enge flieht und kann nichts weiter ausrichten: „Dies Kind soll unverletzet sein“ (Paul Gerhardt, Nun ruhen alle Wälder, 8. Strophe). Wenn es im November draußen deutlich dunkler wird, gestalten die Kinder gerne Teelichter oder Laternen. Dazu wird das Papier mit Ölen transparent gemacht, sodass das Licht der Kerze durchscheinen kann. Eine schöne Variante ist, das Papier mit dem Rot-Öl aus dem Johanniskraut durchlässig zu machen. In diesem Tun zur Laternenzeit

Der Duft der Heilpflanze …

… ist auch nicht zu verachten: Eine starke Erfahrung war, dass bei mir – nur vom Riechen am getrockneten Kraut – eine beginnende Blasenentzündung unmittelbar abklang. Auch das Einreiben mit dem Rot-Öl oder dem Johanniskraut-Halz-Balsam (siehe Anwendungen Seite 72) im Bereich von Blase und Nieren kann in solchem Fall unterstützen. Dies soll eine Einladung sein, selbst weiter zu forschen.

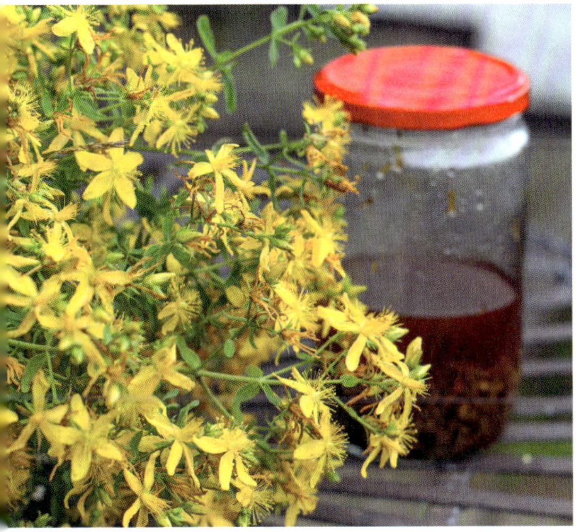

◂ Das Rot-Öl aus dem Johanniskraut ist ein wichtiges Hausmittel.

kann mehr Wesentliches von der Johanniskraut-Wirkung begriffen werden, als ein ganzes Buch darüber zu lesen. Probieren geht über Studieren! Der Farbdreiklang gelb–rot–grün bedeutet für mich Licht. Wo immer ich diese drei Farben sehe, übersetzte ich sie für mich in die Bedeutung Licht. Diese Farb-Übersetzung habe ich vom Sonnenwendkraut gelernt: das helle Grün der Pflanze, das schöne Sonnengelb der Blüten und schließlich das purpurne Rot der verriebenen Blütenknospen.

Die rote Farbe ist eine Farbe der Sonne. Zudem deutet sie auf das Thema Lebenskraft. Unser Blut ist rot. Lebenssaft und Lebenskraft zeigen sich durch rote Farbe an. Das sind die sulfurisch-seelischen Themen: Die Sonne erinnert uns an unser wahres Selbst, an unsere ureigene Essenz und daran, dass wir unser Licht auch offen zeigen dürfen. Fast jeder Mensch, dem ich in meinem Leben begegne, zeigt das Zweit-, Dritt- oder Viertbeste von sich – versteckt jedoch das Allerbeste, und damit das größte Licht. Warum ist das so? Warum haben wir Angst, uns so zu zeigen, wie wir wirklich sind? Tanken wir solare Kräfte auf, fassen uns ein Herz und haben mehr Mut, dann fällt es leichter, dass wir unsere einzigartige und unverwechselbare Kraft zum Wohl des Ganzen einsetzen.

DAS URBILD – DAS, WAS URSPRÜNGLICH BILDET

Im Sulfur drückt sich das Wesenhafte, das Urbild, als die auslösende Ursache aller Dinge aus. Das, was wir mit verschiedenen Begriffen versuchen zu benennen und doch nicht benennen können: Gott, die große Kraft, Allah, der Schöpfer, Re/Ra, Brahma, der Große Geist, Wakan tanka, die Weltseele, das Ein und Alles – dies als beliebig fortsetzbare und unvollkommene Auflistung. In der Hermetik ist das, was ursprünglich bildet, mit Sulfur-Prinzip gemeint: die Flamme, die Sonne, das göttliche Wesen, die Welt der unsterblichen Ideen. Aus diesem Einen fließen die zehntausend Dinge wie „Schall und Rauch“ und verdichten sich als Materie. Ich habe das Johanniskraut bewusst als Beispiel, als Urbild für die Sonnenkräfte gewählt. Denn so rein zeigen sich diese selten in der Pflanzenwelt. Die Pflanzen tragen dank Carl von Linné international verständliche Namen: die sogenannten botanischen Namen. Erfreulicherweise – und erstaunlicherweise – sind viele dieser Namen ziemlich treffend, überraschend treffend sogar. Der Gattungsname *Hypericum* stammt ebenfalls von Linné und geht auf Griechisch *hyper* für „darüber“ und *eikon* „Bild“ zurück. Es heißt, dass die Johanniskräuter „über den Altar, über das Bild“ gehängt wurden. Ich sehe darin außerdem eine weitere Bedeutung. „Über dem Bild“, d. h. das, was über

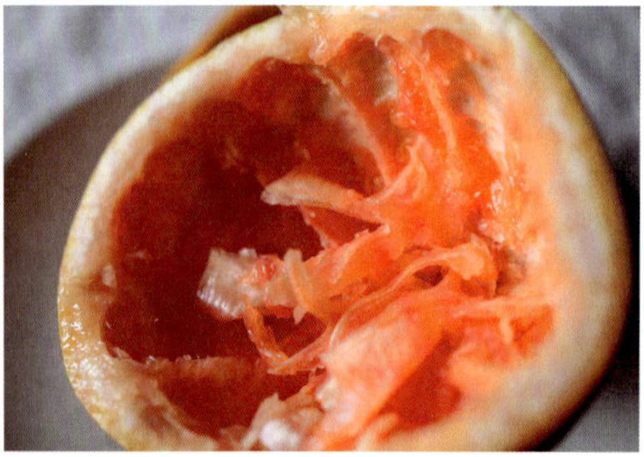

▲ Auch Grapefruit kann die Wirkung von Fremdstoffen (Medikamente) verstärken oder schwächen.

das Bild hinaus, also hinauf, weist. Also etwas, das der Idee/dem Urbild nahe kommt. Das Johanniskraut entspricht auf einmalige Weise dem Urbild der Sonne: Hyper-Icon, über der Ikone, über dem Bild: das Urbild, das geistige Bild. Das, „was ursprünglich bildet“: die Schöpferkraft, das Göttliche, das Sulfur-Prinzip!

Nachdem ich das Wesen von *Hypericum perforatum* benannt habe, möchte ich noch eine sonderbare Wirkung des Johanniskrauts ansprechen: die Fähigkeit, sehr viele Medikamente außer Kraft zu setzen. Beim Schreiben an diesem ausführlichen Bericht zum Johanniskraut ist mir aufgegangen, wie sehr das ins große Bild passt: Der Organismus ist sich selbst treu – sogar mehr, als uns vielleicht lieb ist.

JOHANNISKRAUT IM EINSATZ

Gut belegt ist die Wirksamkeit von Johanniskraut bei leichten bis mittelschweren Depressionen und Angstzuständen (Achtung, keine gleichzeitige Einnahme mit Antidepressiva!). Bitte hole dir in diesem Fall professionelle Unterstützung. Äußerlich ist das Johanniskraut hilfreich zur Behandlung von Wunden und Narben, bei Rheuma, Muskel- und Gelenkschmerzen. Besonders zu den Nerven hat es eine Affinität: nervöses Zittern der Augenlider, nervöse Verspannungen, Nervenschmerzen, leichte Traumata, seelische und körperliche Wunden – das sind alles Zustände, mit denen es umgehen kann. Das Johanniskraut bringt Licht an Stellen, wo Licht vonnöten ist. Fassen wir die Einsatzgebiete kurz zusammen: Johanniskraut ist angezeigt, wenn wir den Bezug zu unserem wahren Selbst verloren oder vergraben haben, wenn Depression, Melancholie, Dunkelheit in der Seele wohnen. Wenn der Seelenfunken in der Schwere des Alltags zu versinken droht, kann das Licht dieser Heilpflanze an das Urlicht der Sonne erinnern wie eine Kerze, die die Dunkelheit mit Licht erfüllt. Auch für das Lebensende kann es hilfreich sein: So ist der Johanniskraut-Harz-Balsam (siehe Seite 72), den ich regelmäßig bereite, von Hand zu Hand gereicht und in die Hände einer Heilpraktikerin geraten, die diesen Balsam u.a. in der Begleitung Sterbender heilsam anwendet.

Das Johanniskraut ist in seinem Wesen der Licht- und Feuerwirkung deutlich balsamisch. Öle, Fette und Harze entsprechen dem sulfurischen, also sonnigen Spektrum: Öle entflammen und brennen, gleich ob sie ätherischer Natur oder zäher wie Oliven- und andere Öle sind (Öllampen, Öllichter, Fackeln). Das Öl als Träger der Sonnenwirkung zu nutzen ist daher „der Natur abgeschaut“. Das kräftigste Rezept, diese balsamische Kraft auf ihr Höchstes zu bringen, ist uns von Paracelsus überliefert. Du findest es unter den sonnigen Anwendungen. Es ist wie eine Erhöhung des schon sehr hilfreichen und guten Rot-Öls. Ich empfehle sehr, den Johanniskraut-Harz-Balsam ins eigene Repertoire aufzunehmen, und bin dankbar, dass ich ihn von Peter Hochmeier lernen durfte und das Know-how an unzählige Menschen nah und fern weitergeben durfte – stets hat es seine Wirkung getan.

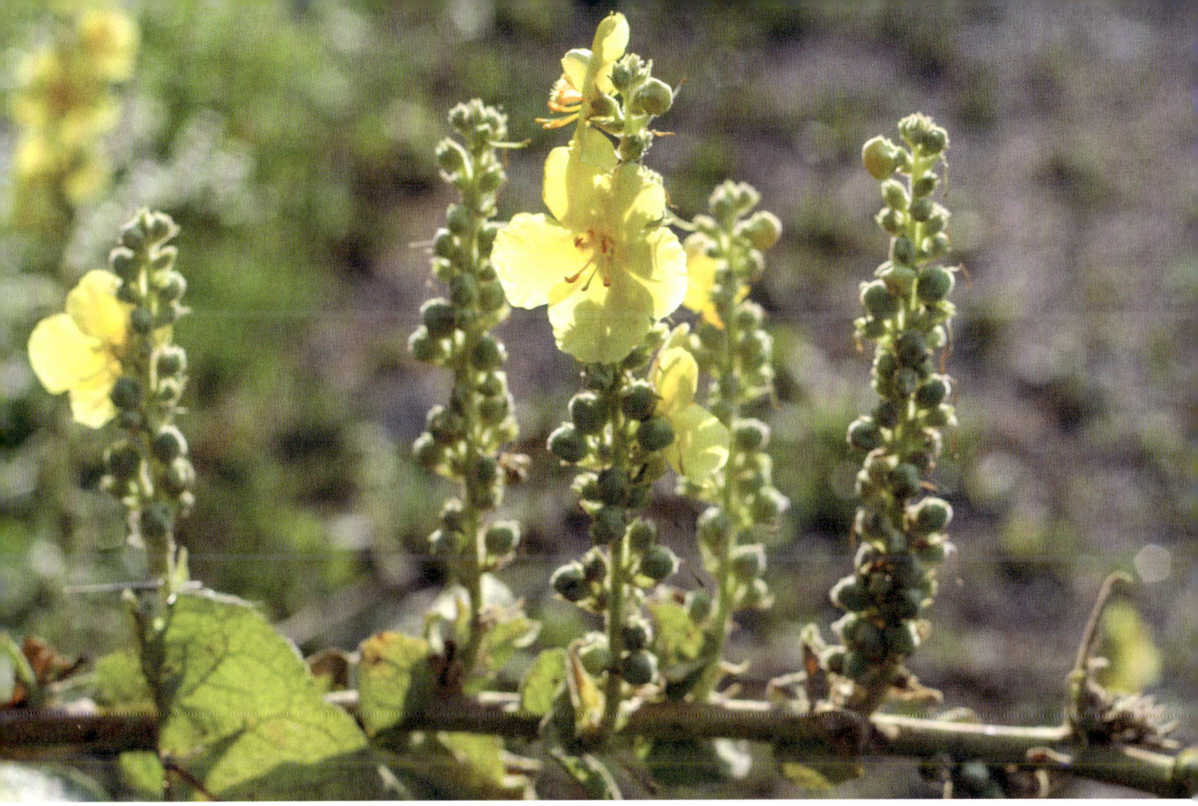

▲ Die kleinen Triebe der umgefallenen Königskerze richten sich neu auf.

DAS WESEN VERBIRGT SICH HINTER DER ERSCHEINUNG

Fassen wir kurz zusammen: Ich habe das Johanniskraut besonders unter dem Aspekt der Jahreshälften charakterisiert. Dieses klare Verortetsein des Johanniskrauts an einem der Wendepunkte – die Sonne befindet sich am nördlichen Wendekreis – zeigt das Echte Johanniskraut meines Erachtens sehr schön an diesen drei Aspekten:

1) an den Blüten, die – und das ist sehr ungewöhnlich – wie Windräder sowohl in die eine als auch die umgekehrte Richtung zu wirbeln scheinen,
2) an dem zweischneidig „geflügelten" Stängel,
3) an den helleren, durchsichtigen Punkten einerseits und den schwarzen, dunklen Öldrüsen andererseits; hier zeigt sich wieder schön das ganze Bild der beiden Jahresqualitäten hell und dunkel, dem Sowohl-als-auch. So kommt eine schöne – eben goldene – Mitte zustande.

Keine Pflanze werde ich in diesem Buch so ausgiebig beschreiben, wie ich es hier getan habe. Ich will damit exemplarisch aufzeigen, dass wir uns erlauben dürfen, genau hinzuschauen – aus Liebe und aus dem Wunsch nach Erkenntnis. So eine detaillierte Beschreibung ist für jedes Pflanzenwesen möglich. Ich möchte hier vor allem anregen, deine Erfahrungen und Betrachtungen zu sammeln und in ein wahres Bild zu fassen: Forschen wir gemeinsam! Die in den weiteren Kapiteln folgenden Einzelbetrachtungen können sich auf die wesentlichen Aspekte beschränken. Jede Auslassung bietet die Chance, eigene Forschungen im Lichte der Natur anzustellen.

Arnika – Erinnerung an das wahre Wesen

Im feurigen Wesen der Arnika drücken sich die Kräfte des Goldes und der Sonne intensiv aus. Das Feuer ist ein wichtiges Sinnbild für das Wahre. Nur das, was nicht vom Feuer verzehrt wird, hat Bestand und ist somit wahr: Das meint die Feuerprobe. Das Feuer ist nach dem Äther die subtilste, „himmlischste" Kraft – äthernah gedeiht auch diese Pflanze, die die Niederungen flieht und ganz oben im Hochgebirge ihre Hochzeit feiert. Dort oben meinen wir das „Ich bin" zu vernehmen: das Wort aus dem brennenden Dornbusch. Die Arnika höre ich genau das sagen: „Ich bin, was ich bin." Wer lebt wirklich so? Die blühende Arnika weist in ihrem Wesen auf diese Möglichkeit hin.

Die Arnika lässt jedem, der ihr zur Blütezeit offen begegnet, das Herz ganz weit werden. Wir nehmen ja die Blüten – in denen sich das Seelische der jeweiligen Pflanze am deutlichsten ausspricht – auch seelisch auf. Da findet Begegnung von Wesen zu Wesen statt: Der Sulfur des Menschen begegnet dem Sulfur der Pflanze. Im Fall der Arnikablüte erleben wir besonders das wohltuend Goldene. Das Gold ist das Metall der Sonne. Die Arnika wächst mit ihren Blüten der Sonne entgegen und entfaltet nicht nur Lichthaftes, sondern besonders auch Wärmehaftes. Ihre „Unterlage" und zeitlichen Vorboten bildet hier bei uns im Schwarzwald der hellgelb blühende Flügel-Ginster *(Genista sagittalis)*. Er ist mit seinen hellgelben Blüten ganz licht.

Die Heilkraft der Arnika

Die Arnika jedoch vermittelt nicht nur intensives Licht, sondern auch feurige Kraft: Arnika-Öl fördert die Durchblutung und wärmt. Arnika ist bei Quetschungen, Verstauchungen und stumpfen Verletzungen ein wunderbares Heilmittel. Sie gehört zu den meistverkauften und beliebtesten Mitteln und ist im Licht des Bewusstseins der Menschen sehr präsent. Heute wird die unter Naturschutz stehende Arnika nur mehr äußerlich als Salbe, Tinktur oder Öl angewendet. In kleiner Dosis regt Arnika innerlich den Kreislauf an — bei höherer Dosis ist jedoch ein Kreislaufkollaps möglich. Als pflanzliches Mittel ist Arnika weithin in Form der potenzierten Globuli bekannt. Arnica montana durchlichtet aber auch das Bewusstsein, kann seelische Verhärtungen auflösen und uns in unseren Herzensthemen stärken.

DAS WAHRE IN UNS FINDEN

Als ich der blühenden Arnika zum ersten Mal begegnete, da liefen bei mir die Tränen. „Es" war alles so klar, so offensichtlich, so ehrlich

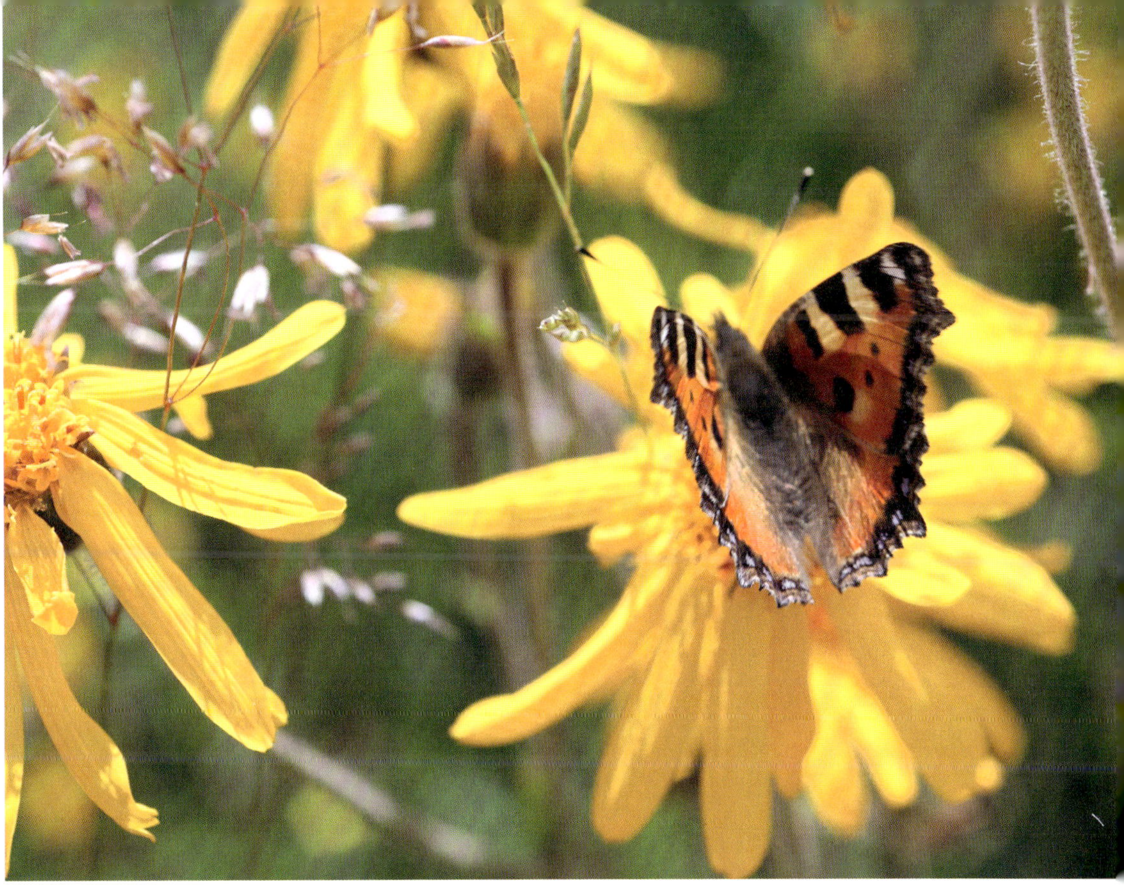

▲ In der Lichtfülle labt sich der Kleine Fuchs am Nektar der goldenen Blüten.

und einfach. Ich kam mir vor wie die Räuberbraut im Film „Das letzte Einhorn“, die in ihrem Inneren das Urbild des Einhorns – trotz widriger äußerer Umstände – bewahrt hatte. Und in der Begegnung mit diesem wahren Wesen trat ihr mit einem Mal alles Verdrehte, Unehrliche, Falsche und Unwahre klar vor Augen: Solche Tränen fließen wie Gold, reinigen die Seele und waschen ab, was nun nicht mehr wesentlich ist. Das Unwahre wurde vom Wahren geschieden. Solche Tränen lösen nicht nur die engen Bande, die das Herz eingeschnürt hatten, sondern erlösen uns wieder zu unserem wahren Sein. Wir erkennen.

Zu den Themen der Sonne gehört es auch, dass es uns in diesem Leben möglich ist, das Wahre in uns selbst zu finden. Die Arnika ist darin eine Meisterpflanze. Wir können durch sie lernen, wie wir in Übereinstimmung mit unserer inneren Sonne leben und wie wir unser Leben nach unserer Wahrheit gestalten können. Sie blühend zu betrachten kann uns lehren, wie wir uns von unserem Herz leiten lassen, unsere wahre Bestimmung erkennen, unseren inneren Ruf – oft als Weckruf – wieder vernehmen können. Diese Zeilen würde ich nicht schreiben, wären mir beim Sitzen mit der Arnika nicht die Tränen gekommen. Es war in meinem Leben Zeit geworden, endlich zu meiner Wahrheit zu stehen und auch beruflich den Weg der Natur mit ganzem Herzen zu gehen – aller äußeren Widrigkeiten und scheinbarer Hindernisse zum Trotz. Der Entschluss, der im Moment der Begegnung mit der Arnika gefallen war, hat mich hierher, zum Schreiben dieses Buches, gebracht. Dafür bin ich sehr dankbar. Die Arnika ist mir weiterhin ein Leitstern und klares Bild dafür, wie ich meine Wahrheit noch schnörkelloser leben kann.

ICH BIN PERFEKT, SO WIE ICH BIN

Die Geste der blühenden Arnika ist so klar und ohne Umschweife: Stängel rauf und blühen! Das ist erfrischend einfach und so ziemlich das Gegenteil von dem, was sensible Menschen von sich empfinden. Das, was wir uns selbst von unseren Unzulänglichkeiten erzählen, „glaubt" uns die Arnika einfach nicht! In ihr lebt das Gold, leben die solaren Kräfte – und diese lassen unsere eingebildeten Unvollkommenheiten und scheinbaren Unfähigkeiten einfach nicht gelten. Hast du einmal ihre Blütenköpfchen gesehen? Sie sind dermaßen strubbelig und „imperfekt".
Gleichzeitig ist die Arnika ganz von der Sonne aufgerichtet und richtet auch etwas in uns auf. So steht uns ihre Botschaft klar vor Augen: „Ich bin perfekt – in all meiner Unvollkommenheit. Ich bin perfekt, gerade so wie ich bin." Das ist das Paradox der Wahrheit. Wahr kann nur das sein, was beide Gegensätze in sich vereint – sowohl das eine als auch das andere. Die „wahre" Wahrheit muss jenseits der Polarität sein. Arnika öffnet den Geist für dieses wah-

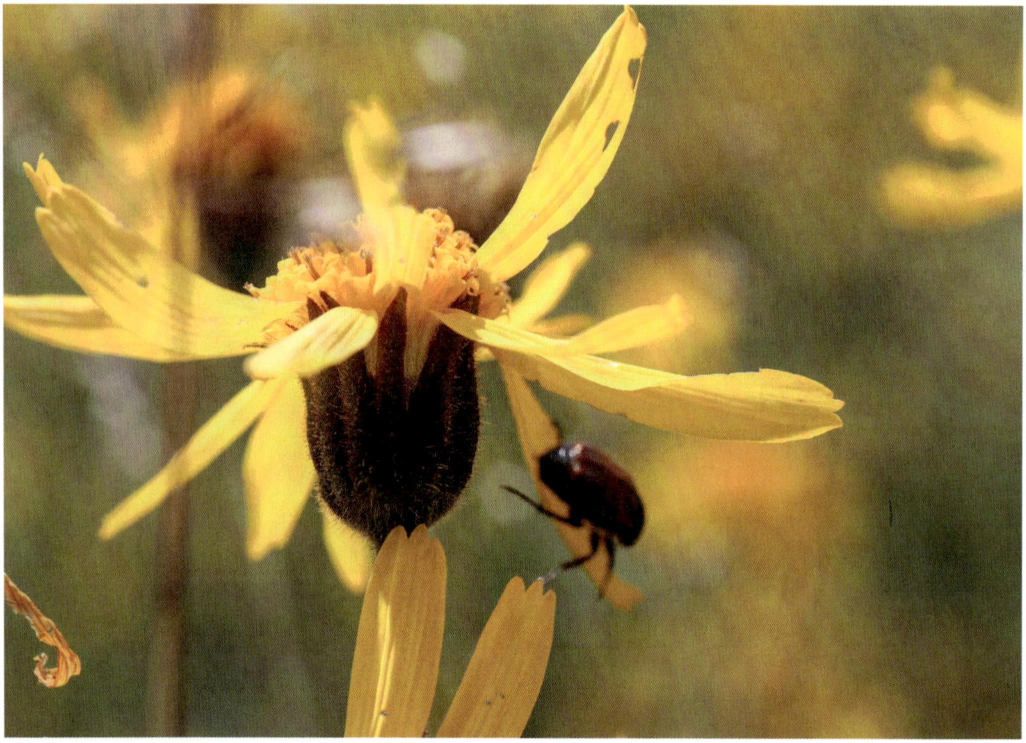

▲ Wie die Sonne ohne Unterschied für alle scheint, lässt auch die Arnika alles goldrichtig gelten.

re, ewige Licht. Sie wächst – nach den Worten Goethes – „an den Stufen von Götterthronen“. Die Arnika liebt es intensiv. Ihr Standort ist wesensgemäß ganz oben am Berg. Sie lebt nicht im Tal, nicht im Bereich der schweren Elementarkräfte Wasser und Erde. Ihre Heimat ist das Höhenlicht und die Höhensonne. Die leichten Elemente Luft und Feuer haben es ihr angetan. Je höher sie wächst, desto aromatischer ist sie auch. Wer jedoch eine intensiv duftende Blüte erwartet, hat sich geirrt. Der Duft ist intensiv, aber nicht stark. Eigentlich ist der Blütenduft kaum merklich – und in der Wirkung superstark. Schwer zu beschreiben, vielleicht so, als wäre ein Drache hinter einem Panzerglas zu hören. Oder im Bild des Löwen gesagt: Seine Kraft liegt im Vermögen, nicht im Verschwenden der Kraft.

Übrigens ist mir Jahre nach dieser ersten Begegnung mit der blühenden Arnika noch etwas aufgefallen: Auch ohne „seelische Beteiligung“ fangen die Augen in der Nähe der blühenden Pflanzen nach kurzer Zeit an, etwas zu brennen und zu tränen. Es scheint, als dünste die blühende Arnika ätherische Öle aus, die für diese feurige Wirkung sorgen. Hier findet die oben ausgeführte, besondere Beziehung der solaren Kraft auf Herz und Auge wieder Bestätigung.

AUS DEM LEBEN DER ARNIKA

Die Arnika flieht den Kalk. Bei uns im Schwarzwald wächst sie auf Granit und liebt besonders wilde Standorte, die frei, weit und sehr licht sind. Zur Blütezeit werden die sonnenzugewandten Bergrücken, ganze Hänge, sonnengelb. Das ist wunderschön anzusehen, auch aus der Ferne. Dabei sind die Standorte – oft Kuhweiden – nicht ganz trocken, sondern immer auch etwas taufrisch. Ihre Blätter liegen im Frühjahr als Rosette flach am Boden, an manchen Plätzen sind sie im feuchten Moos eingebettet. Die Blätter der Arnika sind sehr einfach gestaltet – vielleicht erinnern sie mit ihrer deutlichen Mittelrippe etwas an Wegerichblätter. Der besondere Grünton ihrer Blätter spricht mich immer sehr an: Sie fallen auch durch ihre relative Größe zu den Nachbargewächsen auf. Zu diesen gehören auch verschiedene Gräser und Kräuter wie die Blutwurz, das Habichtskraut, das Heidekraut oder auch die Moos- und Heidelbeere.

Mit dem Aufstängeln zur Jahresmitte erlebe ich, dass sich die sonst grundständigen Blätter auch leicht aufwärts richten. Die Blätter der Arnika sind immer etwas silbrig behaart, was bei den allerjüngsten besonders ins Auge fällt. Zur Blütezeit hin ist auch hier und dort ein roter Blattrand erkennbar. Besonders die drüsenhaarigen Blütenstängel zeigen dann diese Röte. Leicht können wir vor lauter prächtigen Blüten bei der Arnika ein sehr auffälliges Merkmal – den Stängel – übersehen. Er erhebt sich weit der Sonne entgegen. Weiter, als es mein Empfinden für harmonische Gestaltung zulassen würde. Er erinnert mich so an einen Obelisken, die Vertikale mächtig betonend.

Gerade der Blütenstängel ist ein Hauptorgan, in dem sich die Sonnenwirksamkeit, die Feuerkraft, ausdrückt. Im Vergleich zu anderen krautigen Pflanzen, die mehr dem Wasser zugeneigt sind und zartgrüne, saftige Stängel ausbilden, wird der Unterschied sehr deutlich. Der Stängel der Arnika, der sich zu Johanni hin mächtig bildet, ist nahezu blattlos. Auch dadurch fällt er stark auf. Größere oder kleinere Blätter befinden sich oben besonders an jenen Stellen, an denen die zwei Nebenblüten auswachsen. Bei der Arnika, die hier im südlichen Schwarzwald wächst, und der Arnika im Kanton Uri, konnte ich erleben, dass jede Einzelblüte zwei solche „Gesellchen“ hat. Humorvoll ist das anzusehen.

In meinen Augen erhält die mittlere Blüte dadurch eine Hervorhebung: den königlichen Status. So wirkt der König doch am königlichsten, wenn neben ihm zwei Gefolgsmänner oder Untergebene stehen. Entsprechend wachsen aus den Blattachseln, die nach und nach immer weiter nach oben geschoben werden, zwei Nebenstängel mit jeweils einer Blüte. Ist die mittlere Blüte gerade in „Hochzeit", d. h. voll aufgeblüht, so steht sie auch am höchsten. Die Nebenblüten sind dann noch knospend deutlich in der Höhe abgesetzt. Sobald aber die Hauptblüte verblüht ist, überholen die beiden Nebenblüten. In aller Regel ist immer die Blüte, die in voller Blüte steht, der Sonne am nächsten. Ich erinnere mich nicht, jemals eine Ausnahme davon gesehen zu haben.
Wenn wir diese Gestalt ernst nehmen und diesen Webfaden in der Art zu blühen weiterverfolgen, so haben wir im Blütengestus einen zentralen Schlüssel, um im Licht der Natur zu sehen. Dann werden wir das Wesen einer Pflanze tiefer verstehen. Wir werden bewusst wahrnehmen, welche zeitliche Form der Blüte (Blühstadium) bei ihr am Höhepunkt (wörtlich: dem höchsten Punkt) steht und aus dieser Erscheinung auf ihr Wesen schließen. Wie ist es beispielsweise bei der Nachtkerze?

AUCH DIE WURZELN SIND HIER SONNE

Das Rhizom der Arnika liegt ziemlich nahe unter dem Erdboden. Die Feuerkraft erreicht alle Teile der Pflanze: Auch der Wurzelstock und die Wurzeln der Arnika sind aromatisch und enthalten ätherische Öle. Diese sind brennbar und gelten als feurige, also sulfurische, Dinge der Natur. Aus diesem Grund habe ich die Arnika als Beispiel für die solaren Kräfte innerhalb des Pflanzenreichs ausgewählt: Selbst in Bereichen, die eigentlich von Erd- oder Mondkräften dominiert werden – das dunkle Erdreich, der Bereich der tiefen Elementarkräfte Erde und Wasser –, leuchtet und duftet die goldene Arnika. Was sie als Licht- und Feuerbringer für die Erde und den Lebensraum an ihren Standorten leistet, wird uns dadurch vielleicht etwas bewusster. Dieses Durchwärmen der Erde finden wir in der Familie der Korbblütler z. B. auch beim sonnigen Alant oder in der Familie der Doldenblütler bei der Meisterwurz. Zur Blütezeit wird die Arnika bei uns mit Vorliebe und zu bestimmter Tageszeit sehr intensiv vom Kleinen Fuchs besucht. Auch das Tagpfauenauge und manche Käfer lieben die Arnika sehr.

▸ Die mittlere Blüte ist bereits aufgeblüht, die Nebenblüten sind noch im Knospenstadium.

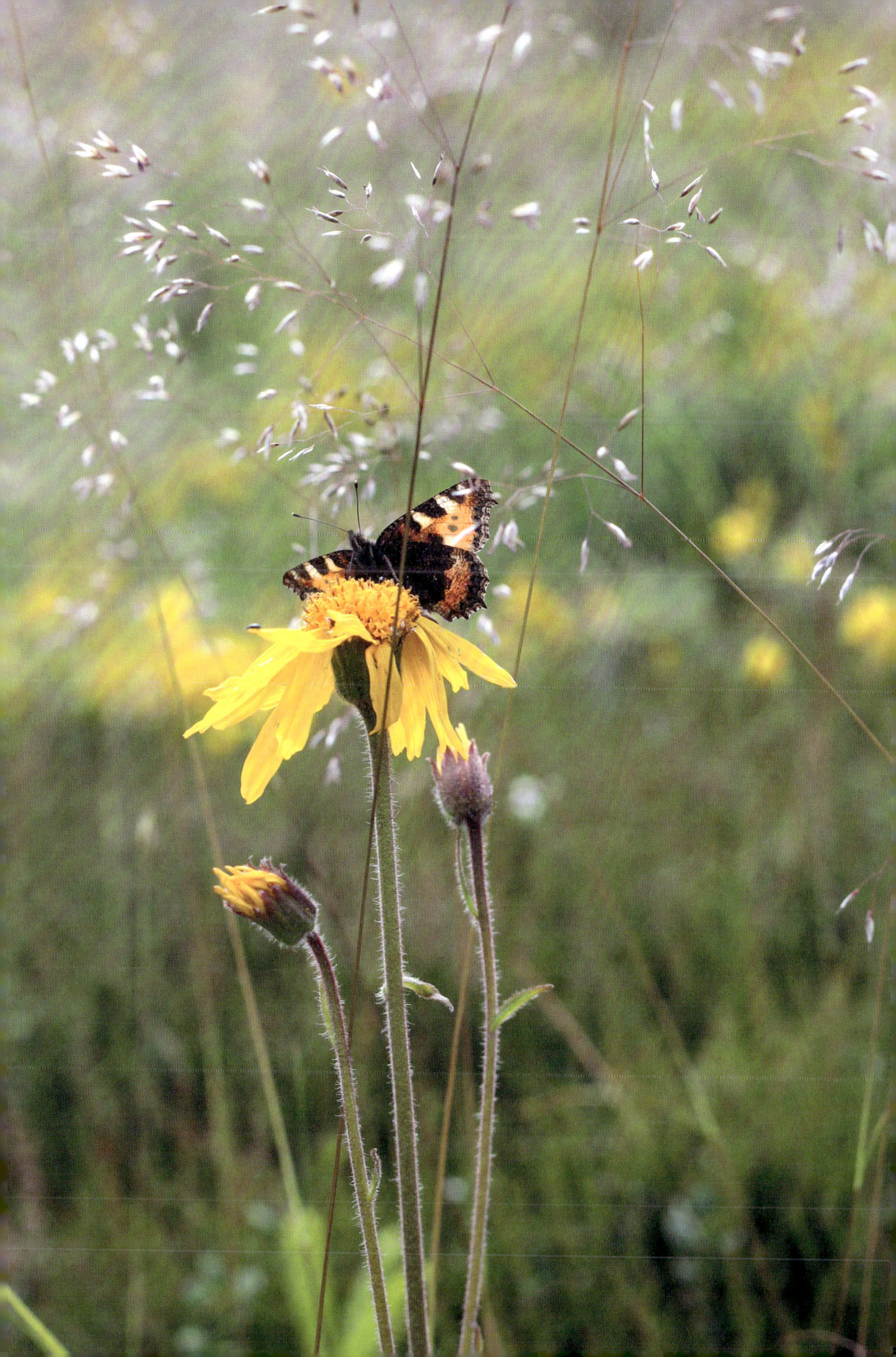

ERLEBTES

DIE WOLFSBLUME

Andere Namen der schönen und kräftigen Heilpflanze sind Bergwohlverleih (manchmal auch Bergwolferley), Blutblume, Wolfsblume, Wolfsauge, Goldblume, Johannisblume und Schreckblume. Das der Wolf in ihr steckt, das verstehe ich auf zweierlei Art: Pflanzen, die in ihrer Gestalt zwischen Rhizom und Stängel einen nahezu rechten Winkel bilden, beschreibt Matthew Wood als richtige „Wolfs- und Wendepflanzen". Wende heißt: Danach ist es nicht mehr so, wie es zuvor war. Die Arnika und das Salomonssiegel zeigen beide in ihrem Habitus diese besondere Geste. Die Arnika ist weithin bekannt dafür, dass sie in Schwebezuständen zu einer entscheidenden Wende beitragen kann.

Mir fällt dabei als Beispiel einer solchen Krise das Erlebnis der Allgäuer Kräuterfrau Adelheid Lingg ein. Sie berichtete mir von einem Schumpen (ein junges Rind), das vom steilen Weg aus auf einen gefährlichen Vorsprung gerutscht war. Weitere Hirten kamen mit starken Schlupfseilen, um das Jungvieh aus der lebensgefährlichen Lage am Steilhang zu retten. Als es endlich geglückt war, das Tier nach oben zu ziehen, lag es da, mehr tot als lebendig. Adelheid rieb dem Schumpen Arnika ums Maul – und das Leben kehrte zurück: Das junge Rind stand auf und konnte wieder mit den anderen weiterziehen. An dieser Begebenheit wird das Wesen der Arnika besonders deutlich: Das ist Sonnenkraft, die Bewusstsein schafft. Der Schock der Seele verfliegt – und das Lebewesen ist wieder bei sich.

Ätherische Öle allgemein zeigen diese solare Kraft. So kann auch der Lebensfunke bei Vögeln, die gegen eine Scheibe geflogen und bewusstlos, aber unverletzt sind, wieder „gezündet" werden. Das habe ich mehrfach erlebt: Die feurigen Öle wurden einfach vor den Schnabel gehalten, worauf die Vögel wach wurden und sich belebten. Wie berührend, wenn sie sich aufrappeln und fliegend die Weite suchen. Auch das ist ein Thema der Sonne: Die Lebenskräfte kehren zurück. Die Öle waren einmal einfach ein Zimt-Öl und ein anderes Mal ein eigenes Aquavit aus 33 Kräutern.

Im Bild des Wolfes (Wolferlei, engl. wolf's bane, etwa „Wolfsbann") in Verbindung mit der Arnika steckt auch das Siegen der Sonne über die wölfischen Kräfte. Einigen nordischen Legenden zufolge verschlingt der Fenriswolf die Sonne. In der alchymistischen Praxis dient dieses „Verschlingen der Sonne durch den grauen Wolf“ dazu, dass die Sonne, das Gold, neu und glänzend wiedergeboren wird. Sie erlebt dadurch eine Reinigung und einen Neuaufgang. Der alte König muss sterben; der neue König wird geboren. Daher lautet der Name von König Arthur: *the once and future king*. Das ist mit dem Ausruf gemeint: „Der König ist tot – lang lebe der König“!“ Die Sonne ist auf diese Weise ewig, möge auch die Arnika als reiner Ausdruck der solaren Kraft ewig hier auf Erden bestehen!

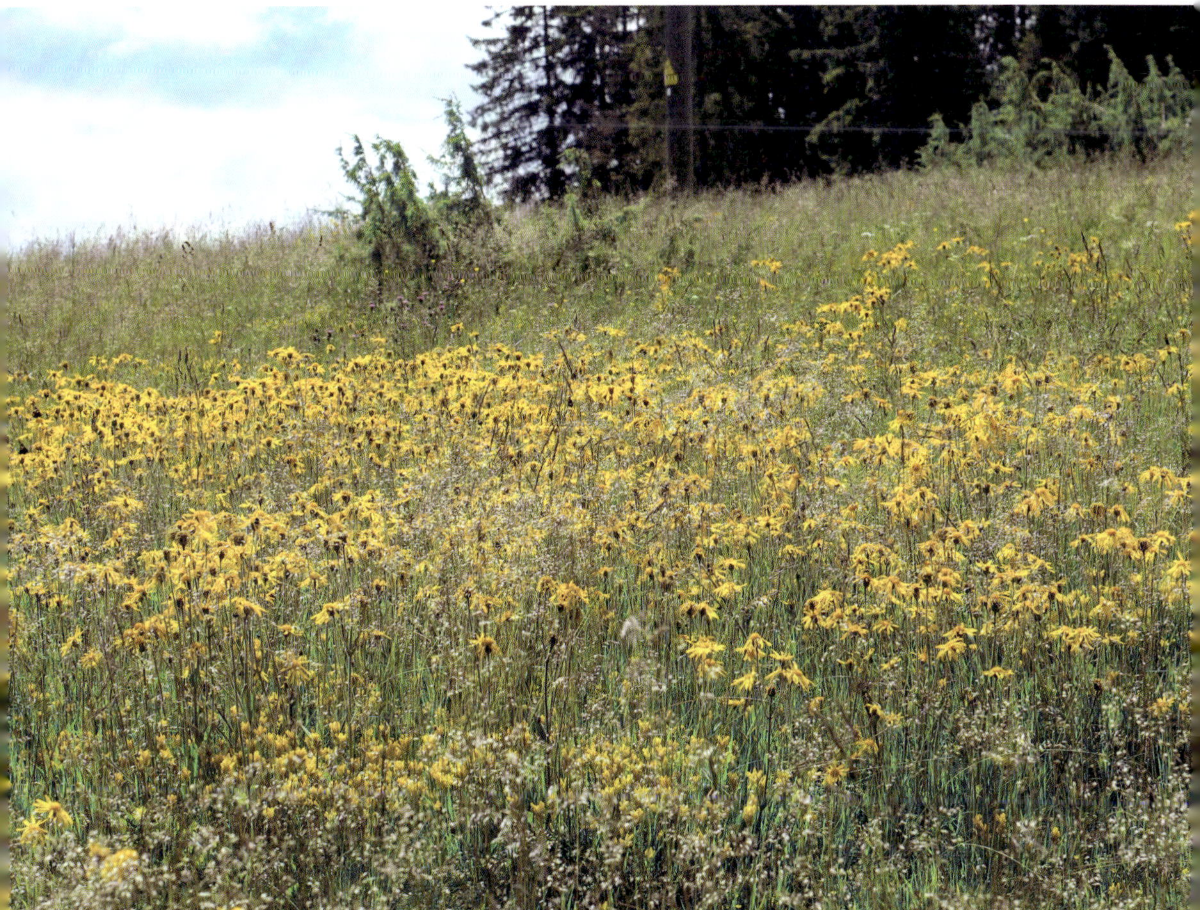

▲ Zur Blütezeit taucht die Arnika die Wiese in warmes Sonnengold und entflammt zu ihrem wahren Wesen.

Weitere Leitmotive im Pflanzenreich

Nach diesen zwei ausführlicheren Betrachtungen der Arnika und des Johanniskrauts ist es nun sehr leicht, einige Leitmotive der Sonnenkraft im Pflanzenreich weiterzuverfolgen. Das Webwerk der Natur ist wunderschön. Es ist wie ein kostbarer, kunstvoll gefertigter Perserteppich, der sich ständig neu und lebendig webt. Wir können einzelne Farbstränge, Muster und Motive sowie ihre Wandlung miterleben. Zu den Pflanzen mit stark ausgeprägter Sonnenkraft – bedenken wir, dass stets alle Urkräfte wirken, wir aber sinnvoll von einzelnen Hauptfäden sprechen können – gehören u. a. Alant, Rosmarin, Safran, Sonnen- und Ringelblume, Weizen, Esche, Königskerze, Schöllkraut und Lorbeer. Im Jahreslauf können wir den Spuren der Sonne vom mondhaften Schneeglöckchen mit seiner noch verborgenen gelben Blütenmitte, den frühen, zartgelben Blüten der Kornelkirsche, über sonnenoffene Huflattich- und Löwenzahnblüten hin zum blühenden Johanniskraut und der Arnikablüte folgen. Die Leitmotive der Sonne zeigen sich gerne in den Farben, insbesondere den Blütenfarben: Hier drückt sich auch das Sulfur-Prinzip aus. Bei Arnika und Weizen fällt zudem das aufrechte Wesen sehr auf, auch Ausdruck der Sonnenkraft. Eine Königskerze, die umgefallen ist und auf dem Erdboden liegt, richtet die Blütenstände wieder ganz nach der Sonne aus. Die Vertikale ist stark betont (vgl. Flügel-Ginster). Das Vertikale bedeutet das solare, männliche Prinzip.

Das typische Farbspektrum der Sonne reicht in den Blütenfarben von Sonnengelb, Goldgelb, Orange hin zu Rot. Andere Farbeinschläge wie Purpur, Rosa oder Weiß, das alle Farben enthält, mischen sich ggf. mit hinein. Die Intensität der Sonne zeigt sich in intensiver Farbkraft. Eine schöne Möglichkeit, das Rot als eine Steigerung von Gelb zu erleben und nebenbei ein Heilmittel anzufertigen, bietet ein ganz einfacher Versuch: die Tinktur aus der Kurkuma-Wurzel, frisch oder getrocknet. Kurkuma ist bekanntlich so stark gelbfärbend, dass sie sogar auf Porzellan haften bleibt. Zerkleinern wir ein kleines frisches Stückchen Kurkuma oder getrocknetes Pulver und übergießen es mit etwas gutem Alkohol, zeigt sich uns augenblicklich ein schönes Goldgelb. Bereits am Tag darauf kann es verblüffen, dass uns ein Rubinrot entgegenleuchtet: Rot also als eine Steigerung von Gelb, d. h. gesteigerte Sonnenkraft. Nach etwa drei Tagen lässt die kleine Lösung im Gegenlicht sogar ein dunkles Rotgold erkennen. Im Ausdruck der Farbe wird so etwas Wesenhaftes der Kurkuma-Wurzel deutlich.

Im Übrigen äußert sich die Intensität der Sonnensignatur keinesfalls in einer erwärmenden oder gar erhitzenden Wirkung der Sonnenpflanzen. Wir finden bei Pflanzen mit starken Sonnensignaturen sogar oft eine eher kühlende Thermik und/oder einen bitteren Geschmack (Johanniskraut, Tausendgüldenkraut). Das feurige Rot von Chili-Früchten dagegen ist mit

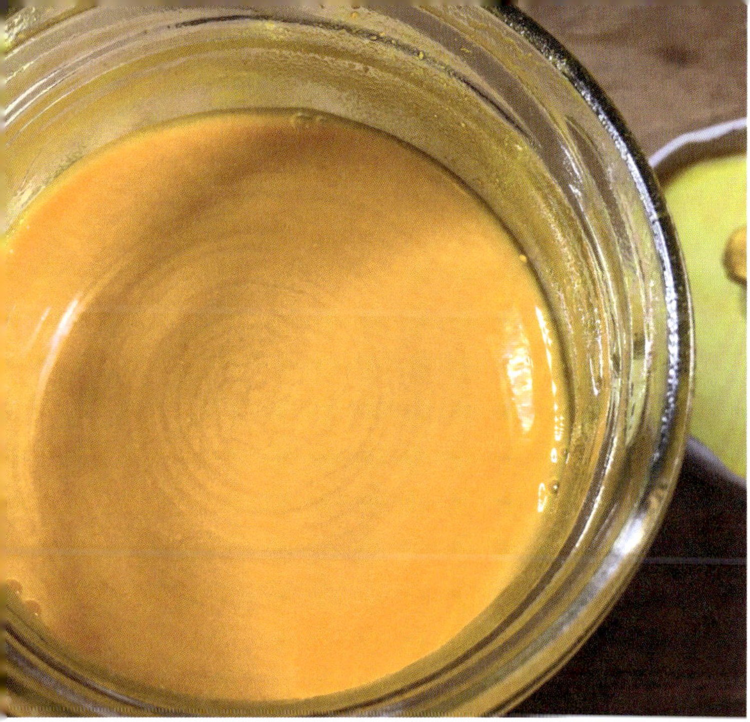

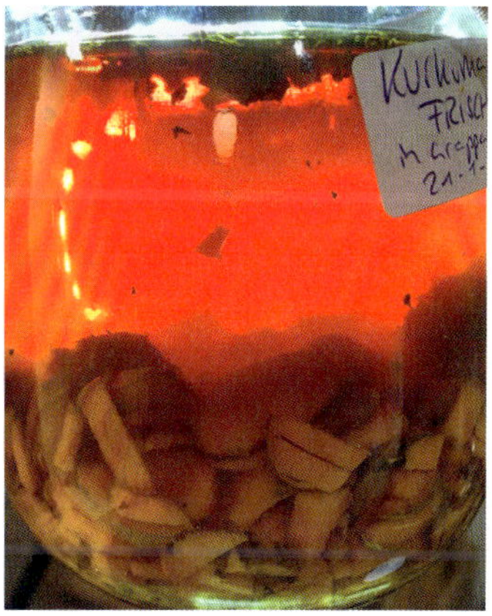

◂ Anhand der Kurkuma-Tinktur lässt sich erleben, wie sich das Gelb zum Rot steigert.

Schärfe im Geschmack gepaart und verweist damit auf die Planetenkraft Mars. Das schöne Rot der Kornelkirsche ist ein echtes Sonnenrot, das von dem gemächlich wachsenden Strauch über einen nahezu einjährigen Zyklus – von den sehr frühen, sehr kleinen zartgelben Blüten im Februar bis in den späten Herbst – angesammelt und angespart wurde. Auch das Rot, das beim Zerdrücken des Johanniskrauts sichtbar wird, ist ein reines Sonnenrot, so wie das Rot der Blutwurz oder das Rot der Eibenarillen.

DIE SONNE AUF ERDEN

Mich spricht es so stark an, dass vom Frühjahr bis zum Sommer und Herbst die Sonne auf die Erde kommt: Die Wiese wird licht! Die Wiese wird gelb – vom Meer der Löwenzahnblüten. Aber auch schon zuvor beginnt dieses Einfärben an lichten Stellen, an Lichtbrücken in der Landschaft. Bei uns um die Ecke ist eine solche Stelle, die das erste Frühlingslicht geschenkt bekommt: Zart und wie zögernd erscheinen im April die Blüten des Frühlings-Fingerkrauts, das sich wie ein Polster an diese steinige Stelle schmiegt. Es schließt sich nahtlos die Zeit der Schlüsselblume an, die ihr gelbes Licht schon höher trägt, mit der Blattrosette aber noch am Boden verhaftet bleibt. Dann folgt der Löwenzahn mit einer großartigen Fülle an Sonnenkraft. Sein alter Name ist Sonnenblume. Wenn das Sonnenjahr auf seinen Höhepunkt zugeht, stängelt der Flügel-Ginster auf. Eine ungewöhnliche Pflanze: Sie scheint aus nichts als

In deinem Herzen wohnt der Arzt, der dich heilt.
Aus Gott geht er hervor, des natürlichen Lichts ist er
und der tiefste Grund aller Arznei ist die Liebe.

PARACELSUS

der Vertikalen zu bestehen. Die Blätter bilden quasi den Stängel – und der Stängel ist ein geflügeltes Blatt. Er blüht zu Johanni in einem sehr lichten Gelb.

Etwas nach seiner Blüte erscheint dann die feurigere Arnika, deren warm-goldgelbe Blüte sich noch höher der Sonne entgegenstreckt. Später blühen dann in unserem Garten die übermannshohen, einjährigen gelben und roten Sonnenblumen, deren ölhaltige Samen noch später im Jahr den Vögeln in Schnee und Eis Wärme schenken. Alles ist so rein und klar, wenn wir die Augen öffnen.

Der Sonne im weiteren Sinne entsprechen auch die Planetenkräfte Mars, Jupiter und Saturn. Saturn verfinstert die Lichtkräfte und erscheint daher oft grau oder schwarz. Jupiter ist wie eine innere Sonne und entfaltet eigene Gesetzmäßigkeiten wie z.B. das Nachreifen der Früchte, selbst wenn sie nicht mit dem lebendigen Organismus der Pflanze verbunden sind. Die Schutzfunktion der Marskraft liegt im Absterben, Vertrocknen und Verbrennen: Die Dornen sind erst im abgestorbenen Zustand hart und stechend, die abwehrstärkende Wirkung von Knoblauch und Chili kommt von der Verbindung der Elementarkräfte Feuer und Luft.

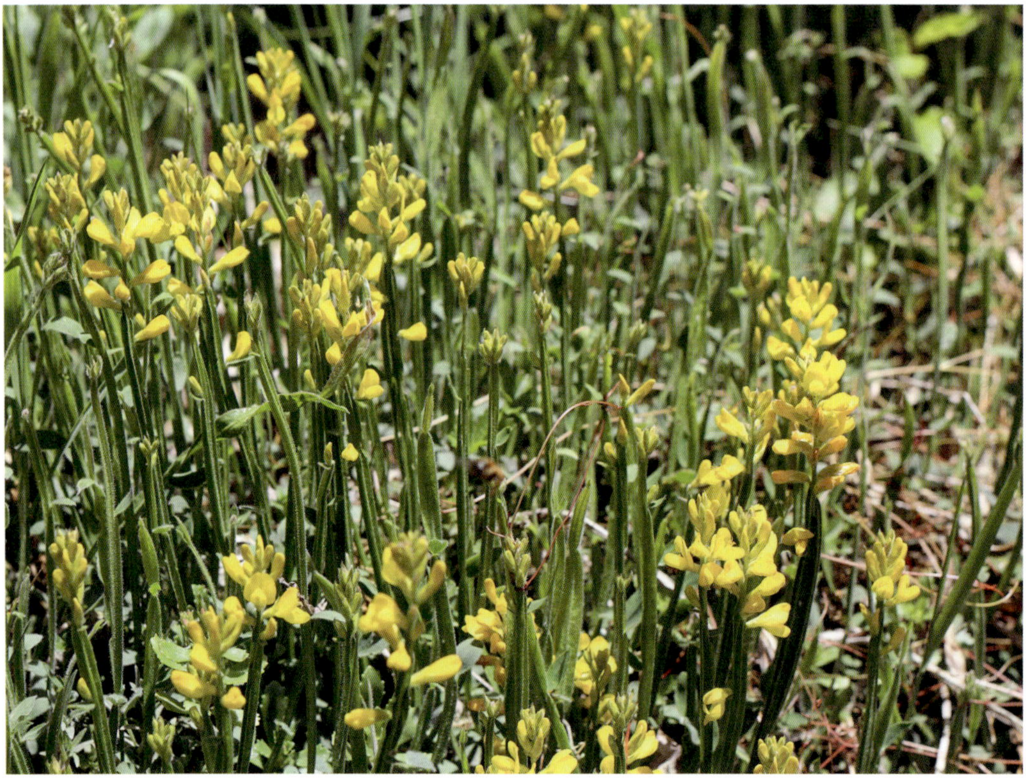

▲ Beim Flügel-Ginster ist die Vertikale extrem betont. Er blüht noch vor der Arnika in lichtem Gelb.

Solare Rezepte und Anwendungen

Jedes dieser Rezepte oder Anwendungen wirkt sich auf Seele, Geist und Körper aus, da alle drei Bereiche stets ein Ganzes ausmachen. Um die Sonnenkräfte im Menschen auf leiblicher Ebene wirksam werden zu lassen, sind besonders zwei Bereiche wichtig: die körperliche Fitness und die Ernährung. Die Fitness lässt sich durch Schwimmen, Radfahren, Laufen, Wandern, Klettern, Yoga, Tanz etc. erhalten oder aufbauen. Es folgen hier nun Anregungen für Küche und Hausapotheke:

MEDITERRANE KRÄUTER FÜR EIN FRÖHLICHES HERZ

Die Sonne geht im Menschen auf, wenn in der Küche reichhaltig und vielfältig von den Heil- und Würzkräutern Gebrauch gemacht wird. Unsere Küchen- und Heilkräuter entstammen zum Großteil dem mediterranen Klima, das von der Sonne stärker als der Norden verwöhnt ist. Die Kräuter sind in der Regel reich an ätherischen Ölen und beleben das Verdauungsfeuer. Dieses ist das zentrale Feuer im Menschen. Wer sich am Kochen und Essen freut und dieses durch Salbei, Lavendel, Thymian, Rosmarin, Oregano, Majoran, etwas Raute, Bohnenkraut, Liebstöckel, Fenchelsamen etc. schmackhaft gestaltet, der wird die Sonne in seinem Leben aufgehen sehen. Wir können auch vereinfachend sagen: Das macht den Menschen glücklich, gesund und schön. Hintergrund der Sonnenwirkung ist, dass die Vielfalt der Geschmäcker – vergleichbar der Buntheit der Farben – mittels der Sonne hervorgebracht werden. Die Sonne enthält das gesamte Spektrum in sich und lockt es hervor. Die Sonne ist „die Eins": Alles ist in ihr enthalten. Das unterscheidet sie von allen anderen Urkräften. Hol dir also das Gold der Kräutervielfalt in die Küche und sorge für ein fröhliches Herz!

DIE SONNE IM ALLTAG

Die Sonne lässt sich auch mit einfachen Mitteln in den Alltag holen: eine sonnige Tischdecke (z. B. mit Färber-Kamille gefärbt), ein sonniges Wort als seelische Aufmunterung, ein warmes und helles Therapielicht, das Singen fröhlicher Lieder, das Aufhängen von Bildern oder Fotos, die Freude und Wonne ausstrahlen, ein Schluck süßen Traubensafts oder intensiven Rotweins, ein selbstgemachtes Aquavit, eine Räucherung mit Alantwurzel, hellem Olibanum und Engelwurz, das Tragen von schönem Goldschmuck oder ein duftender Rosmarin-Tee am Morgen. In einem guten Honig schmeckst du die vielfältige Landschaft, die im Honig steckt, d. h. die solare Vielfalt der Blüten. Besuche einen Imker, wenn du magst, und lerne aus eigener Erfahrung die Vielfalt an Konsistenzen und Farben des Naturprodukts Honig kennen. Gönne dir für dein Zuhause echte Bienenwachskerzen — du riechst, fühlst und siehst den Unterschied.

REZEPT

EINE ART, DEN JOHANNISKRAUT-BALSAM ZU BEREITEN

Es braucht:

- Johanniskraut: das oberes Drittel des blühenden Krauts und/oder nur die Blüten; auch Knospen und die grünen und braunen Früchte mit Samen verwenden!
- gutes Olivenöl
- guten Rotwein
- Harze nach Verfügbarkeit, heimische und exotische, z. B. gut abgelagerte Fichten- und Kiefernharze, Olibanum, Myrrhe, Mastix, Mumijo, Lärchenharz
- einen großen Kochtopf und Rührlöffel
- ein Baumwolltuch und Sieb zum Abseihen
- dunkle Flaschen zum Lagern

Vorgehensweise:

❶ Öl und Rotwein werden im Verhältnis 1:1 in den Topf gegeben (z. B. je 700 ml). Es wird ein kleiner Strauß Johanniskraut (5 bis 7 Kräuter, das obere Drittel) dazugegeben und das Ganze leicht zum Sieden gebracht. Betrachte, welch wundersame Veränderung am Johanniskraut zu beobachten ist.

❷ Nun ist Zeit für die wichtigste Zutat: Das Wasser – besonders vom Rotwein und dem Kraut – wird nun über Stunden und ggf. Tage (immer wieder nebenher köcheln lassen) abgedampft, bis die balsamische Flüssigkeit auf etwa die Hälfte reduziert ist.

Optional: Schön wird der Balsam, wenn wir die festen Bestandteile abfiltern und ein zweites Mal Johanniskraut, Öl und Wein zugeben und erneut ordentlich eindampfen.

❸ Zur Abrundung werden die z. B. im Mörser zerkleinerten Harze zugegeben. Sie lösen sich unter dauerndem Rühren gut auf. Du nimmst ein oder zwei Handvoll. Sehr schön ist, wenn etwas Myrrhe, Olibanum oder Mastix die Komposition vollendet. Aber auch mit rein heimischen Harzen lässt sich ein ganz wunderbarer Balsam erzielen. Du komponierst. Sobald es die Temperatur erlaubt, wird der fertige Johanniskraut-Harz-

Balsam durch ein Sieb und ein Tuch geseiht und dann in geeignete, vorzugsweise dunkle, Flaschen gefüllt. Bei richtiger Zubereitung sowie kühler und dunkler Aufbewahrung, kennt der Balsam kein Verfallsdatum. Die Anwendung erfolgt in der Regel rein äußerlich: bei entzündeten Gelenken, Muskelschmerzen, Knie- und Rückenschmerzen, besonders im Nacken. Er wird vor dem Auftragen in der Hand gewärmt und ist äußerst wohlriechend. Bei Wunden im Mundraum kann er auch im Mund angewendet werden. Er schmeckt aber äußerst bitter.

JOHANNISKRAUT-HARZ-BALSAM – WÄRMEND UND WOHLRIECHEND

Hier teile ich mit dir eine besonders wirkungsvolle Zubereitung, die ich von Peter Hochmeier erlernen durfte: der Balsam aus dem Johanniskraut. Schon das Sammeln und Zubereiten lassen viel Sonne im Herzen aufkommen. Der Balsam aus dem Echten Johanniskraut *(Hypericum perforatum)* ist eine Wohltat zur äußeren Einreibung. Diesen Balsam bereite ich mindestens einmal im Jahr, da er zu vielem nützlich ist. Zu dem weiten Spektrum der Anwendungsbereiche zählen Gelenkschmerzen, Verspannungen, Muskelschmerzen und entzündete Sehnen, aber auch eine trockene, geschürfte Haut profitiert davon. Der Harz-Balsam aus dem Johanniskraut eignet sich für Groß und Klein – Sonnenkraft ist für alle da. Ein richtig zubereiteter Balsam duftet unvergleichlich und kann auch in der letzten Phase des Lebens Trost spenden. Paracelsus nennt dieses Rezept „wie man das Perforatum auf das Höchste bringen kann". Diese Zubereitung ist wirklich eine Erhöhung des an sich schon wunderbaren Rot-Öls. Die balsamische Kraft des Johanniskrauts wird durch dieses Rezept noch weiter erhöht: Ihm werden solare Mittel wie Rotwein und Olivenöl sowie heimische und exotische Harze beigegeben.

Die besondere Variante „Sonniges Gastmahl"

Lade zu einem sonnigen Essen z. B. sieben Menschen ein, die du von Herzen gerne siehst, die sich ggf. untereinander noch gar nicht kennen. Du bist als Gastgeber die Mitte und Sonne für dieses Zusammensein der Vielfalt und freust dich, wenn es schmeckt und wenn ein lebendiger Austausch untereinander entsteht. Zeig dich!
Als Anregung könntest du im Vorfeld das Thema des Zusammenseins nennen und um farbige Kleidung oder einen Beitrag zum Thema bitten. Die aktiven, sonnigen Farben gelb und rot, die sich z. B. als sonnengelbe Tischdecke oder rote Kerzen wiederfinden, können durch wenige passive Farben (ein Sträußchen Lavendel, blau-weiße Teller und Tassen) erfrischt werden.

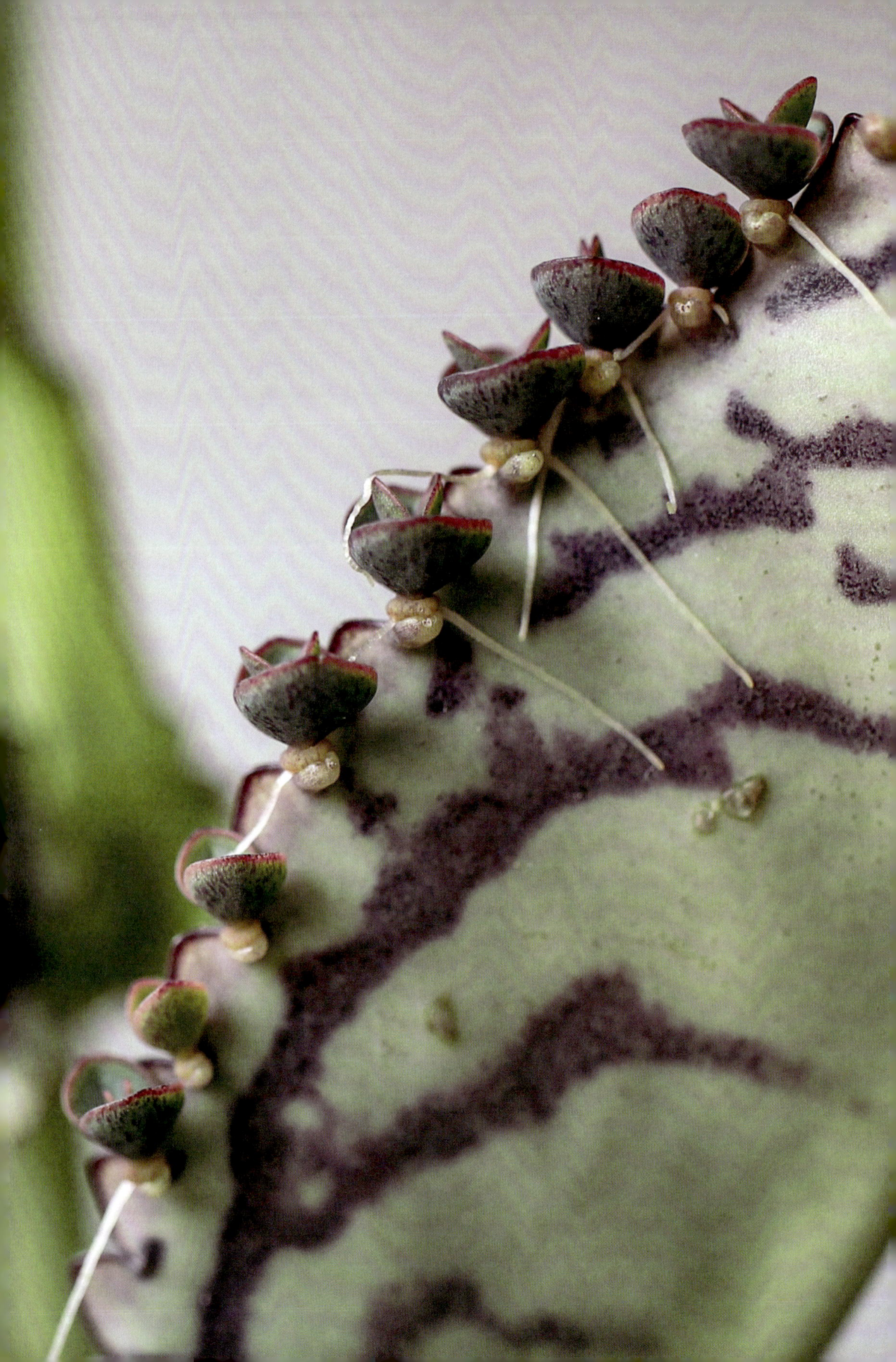

Mond – die Spiegelung des Sonnenfunkens

Die Kräfte des Mondes sind der Urgrund allen Seins. Das Unbewusste regt sich darinnen, noch dämmrig und schlummernd, wie feine dunkle Wurzeln. Durch die Spiegelung des ersten Sonnenfunkens beginnt die Reise ins Werden. Im Verborgenen gedeihen die Kräfte, ist der Kindergarten des Zukünftigen.

Das Wesen des Mondes

Dem Wesen des Mondes entspricht die Zwei. Die erste Kraft, die alles erhält, ist die Sonne. Sobald der Mond als Spiegel dieser ersten Kraft hinzutritt, kommt das Zweite und damit das Zweideutige ins Spiel. Zur ur-heilsamen Kraft der Sonne gesellt sich der Mond, die auf der einen Seite das Gift und auf der anderen die Medizin hervorbringt. Mondpflanzen sind zweideutig: Wir finden sowohl starke Heil- als auch Giftpflanzen unter dem Einfluss des Mondes. Zu diesen Giftpflanzen gehören milchsaftführende Pflanzen wie z.B. die Wolfsmilchgewächse (mit Mars) und die Mohngewächse. Der Schlafmohn zeigt in seinem Wesen und Namen besonders deutlich auf die Wirkung des Mondes hin. Ist der Himmel klar, erleben wir die Wirkung der Sonne im Jahres-, Monats- und Tageslauf als beständig. Ihr Licht wärmt und erhellt die Landschaft, ob schneebedeckt oder sommerlich trocken. Den Mond hingegen erleben wir als schwankend: Um Neumond begegnet er uns nicht. Dann tritt uns allein die Schwärze und Dunkelheit der Nacht entgegen. Um Vollmond herum lässt er uns nicht einschlafen oder weckt uns mit seinem fahlen Licht. Mir ist bewusst, dass das Erleben sehr von den jeweiligen Lebensumständen abhängt. In Städten, in denen sich selbst nachts keine Dunkelheit senkt, fallen diese natürlichen Unterschiede viel weniger ins Gewicht. Dort werden wir durch unsere eigenen Lichter mehr beeinflusst. Die Umwelt, die wir gestalten, wirkt dort stärker auf uns zurück als die natürlichen Rhythmen.

WAS SCHLUMMERT DA?

Ich erlebe etwas vom Wesen des Mondes, wenn ich nachts in Wald und Flur unterwegs bin – und dann der Mond aufgeht. Das Licht des Mondes erreicht mich. Irgendetwas spricht mich an, wenn ich in den Mond schaue, der so voll und rund am Nachthimmel steht. Etwas Unbestimmtes klingt in mir an und wird angerührt. Kühl und nährend wirkt das Mondlicht,

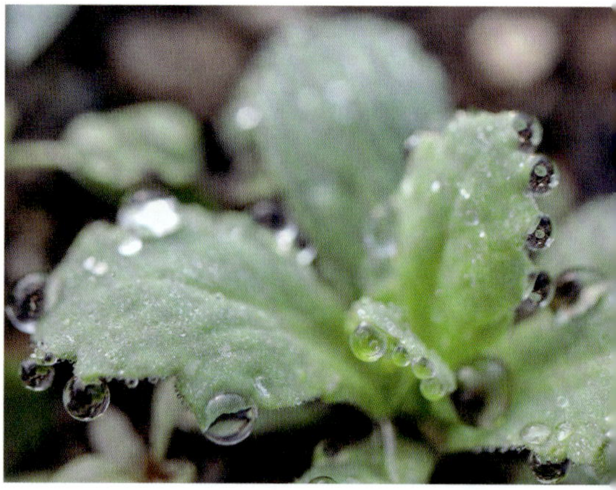

▲ Schlafmohn führt in sich Milchsaft, der schmerzstillend und beruhigend wirkt.

silbrig erleuchtet es die Pflanzen und Baumsäume um mich herum; schemenhaft, undeutlich, träumerisch: Es tritt mir nichts wirklich deutlich zu Bewusstsein. Die Stimmung des Mondes und der Nacht ist anders: ein krasser Gegensatz zum Tageserleben und Tagesbewusstsein, zum klaren Erkennen. Es sind die subtileren Schichten, das Unter- oder Unbewusste, die sich regen.

Zu den Themen des Mondes und der Nacht gehören unter anderem das Träumen und der Traum sowie die Elementarkräfte Luft und Wasser. Alles, was uns anrührt, aber genauso rasch entflieht oder wegfließt. Dem Mond entsprechen auch der lunare Äther und der Klang. Obwohl wir nachts nicht viel sehen können, reagieren wir doch sehr wach auf die vielfältigen Geräusche: das Rascheln im Laub oder das

Das Lied des wandernden Aengus

Ich ging hinaus zum Haselwäldchen,
weil mein Kopf in Flammen stand
und schnitt und schälte eine Rute
und hakte 'ne Beere an einen Strang.
Und als die weißen Motten schwirrten
und mottengleich die Sterne schwanden,
taucht' ich die Beere in den Fluss
und fing 'ne silberne Forelle.

Nachdem ich sie zu Boden gelegt hatte,
ging ich, das Feuer zu entfachen,
aber etwas raschelte am Boden
und jemand rief mich bei meinem Namen:
Sie (die Forelle) war ein schimmerndes Mädchen
mit Apfelblüten in ihrem Haar
und sie rief mich bei meinem Namen und lief
und schwand durch die heller werdende Luft.

Ob ich auch alt bin des Wanderns
durch tiefe und hügelige Lande:
Ich werde herausfinden, wo sie hin ist,
werde ihre Lippen küssen und ihre Hände halten
und durch langes, geschecktes Gras schreiten
und pflücke bis ans Ende der Zeiten
die silbernen Äpfel des Mondes,
die goldenen Äpfel der Sonne.

WILLIAM BUTLER YEATS

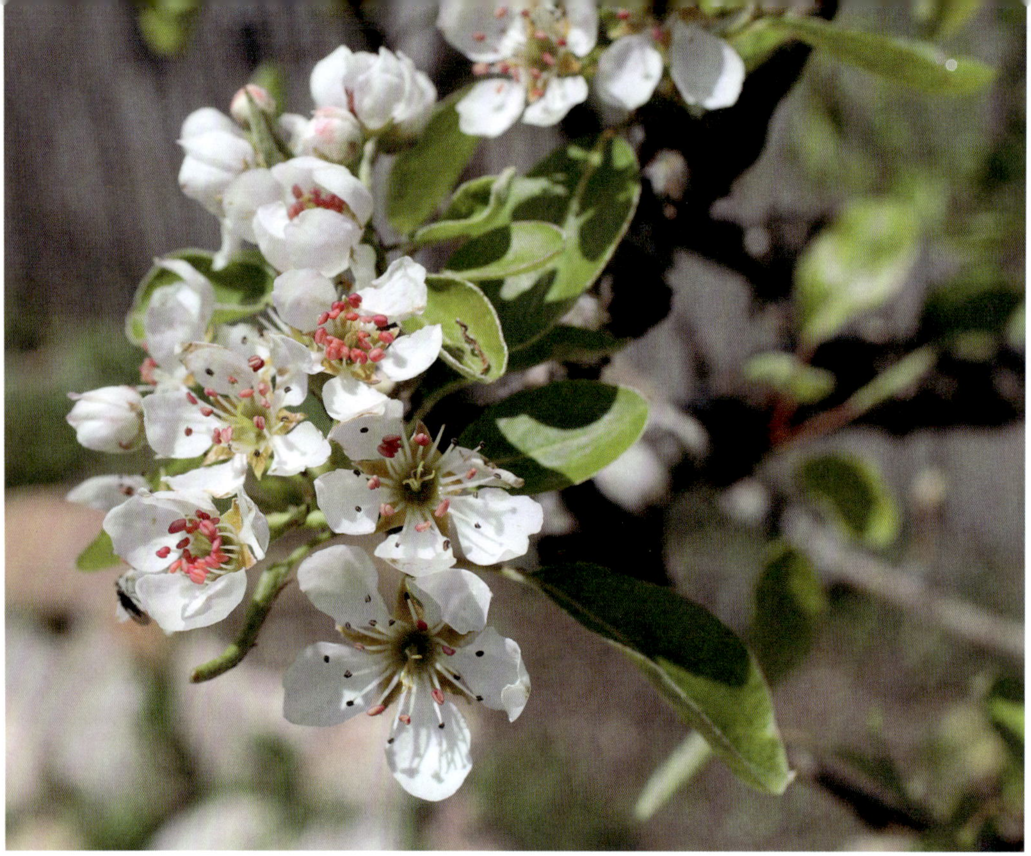

▲ Nicht Apfel-, sondern weiße Birnenblüten sind hier mit roten Staubbeuteln zu sehen.

plötzliche Rufen eines Kauzes. In dem Gedicht „Lied des wandernden Aengus“ von William B. Yeats ist das Spektrum des Mondes sehr schön mit diesen Worten angesprochen: die Hasel, wie weiße Motten, der Fluss, die silberne Forelle, das schimmernde Mädchen, die Apfelblüten im Haar, das Rufen und Verschwinden, das heller werdende Licht und nicht zuletzt die silbernen Äpfel des Mondes. Da dieses Gedicht so wesentlich vom Wirken der beiden Kräfte Sonne und Mond erzählt, füge ich es hier in einer eigenen Übertragung an.

In diesem Gedicht wird das Ineinander-Weben von Sonne und Mond besonders deutlich: Das solare Feuer im Hirn (Urbild, Idee, Intuition) treibt zum Fluss (Wasser). Die Haselgerte erweist sich als Zauberstab (Hasel, Merkur) und Angelrute zugleich. Die Dämmerung („die Sterne schwanden“) als merkurielle, magische Zwischenzeit. Die Beere schließlich befruchtet wie ein Same den Fluss im Morgengrauen und der Fluss „gebiert“ eine silberne Forelle. Ein Feuer, diesmal ein echtes, physisches Feuer (Marskraft), wird entfacht, ein Rascheln (Klang, Merkur) – die Forelle hat sich verwandelt: Sie erscheint nun als ein schimmerndes Mädchen mit Apfelblüten im Haar (Venuskraft): Der Same ist gekeimt, gewachsen und treibt nun Blüten. Ihre Stimme ist zu hören, der Klang meines Namens – und schon ist sie entschwunden (Merkur schimmert und ist flüchtig). Die Blüten sind nach Jahren oder Jahrzehnten des Umherwanderns (Merkur) zu Früchten herangereift: Sonne und Gold als Ausdruck des solaren Sulfur-Prinzips; Mond und Silber als das lunare Merkur-Prinzip.

Das Merkur-Prinzip

Das Merkur-Prinzip kann als weiße Lilie gedacht und als das lunare Spektrum verstanden werden. Mit Sulfur haben wir das solare Spektrum bezeichnet, das in diesem Bild die rote Rose darstellt. Während Sonne, Sulfur oder rote Rose dem Feuerprozess des Werdens entspricht, steht Mond, Merkur oder weiße Lilie für den Wasserprozess des Vergehens. Ein schönes Wort für das Auflösen ist das Ent-Werden. Das zentrale Thema des wandernden Aengus ist dieses Hin und Her zwischen Werden und Vergehen, zwischen Feuer und Wasser: ein wahrhaft merkurielles Thema.

Ohne hier in die Tiefe zu gehen: Polarität bedeutet stetige Wandlung. Es gibt kein Stillstehen, alles ist voll Licht und zugleich voll Nacht. Die endlose Vielfalt bezeichnet das Wachsen und Vergehen, das Erhellen der Dunkelheit und das Verschwinden des Lichts. Der absolute Standpunkt ist nicht auffindbar. Das Nada brahma, alles fließt, kommt uns hier in den Sinn. Das harmonische Fließen ist das, was wir paradoxerweise am ehesten als ruhend wahrnehmen können – wie ein Gebirgsbach aus weiter Ferne.

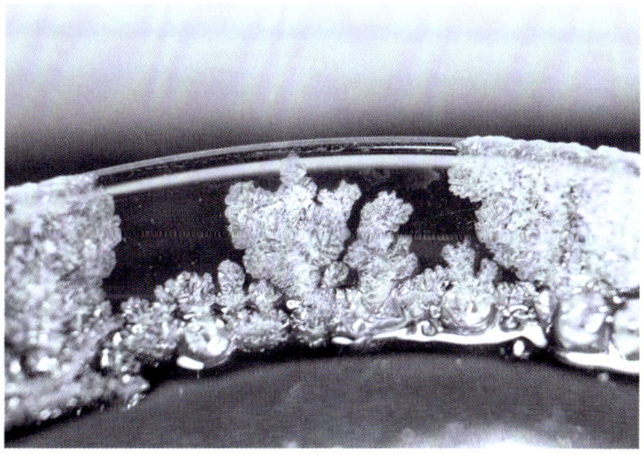

▲ Zwischen Wasser und Luft entstehen lebendige Formen aus flüchtigem Salz.

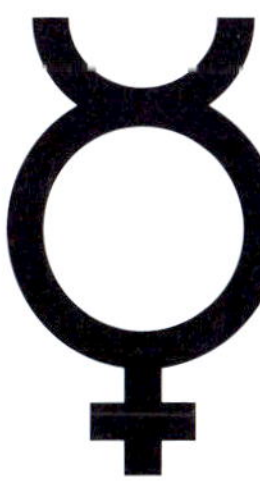

Das Bildzeichen (Symbol) für das Merkur-Prinzip ist besonders. Es setzt sich aus drei Elementen zusammen: der Krümmung, dem Kreis und dem Kreuz. Merkur erscheint auf jeder Ebene – als eines der drei Prinzipien, als Naturkraft des Luftig-Wässrigen und als eine der sieben Planetenkräfte. Nur sein Symbol zeigt alle drei Formen. Alle übrigen sind aus maximal zwei Formen zusammengesetzt, z. B. Venus und Mars aus Kreis und Kreuz (bei Mars zum Pfeil umgewandelt). Die Bildzeichen von Jupiter und Saturn bestehen aus Krümmung und Kreuz, ihnen fehlt der Kreis. Der Kreis, der das „Ein & Alles“ bedeutet, befindet sich im Merkur-Symbol mittig. Alles ist ursprünglich, „eigentlich“, geistiger Natur. Lediglich die Schwingungsebene lässt Materie als solche erscheinen. Merkur ist der Naturgeist. Damit steht er vermittelnd zwischen dem Oben und Unten, Seelischem und Materiellem, im Geist verbindend, ausgleichend, balancierend, das Obere und Untere jeweils spiegelnd.

Im Leben und in der Praxis erweist sich das Merkurielle als das Aufnehmende, das Erduldende: Wir sprechen vom Erdbeer-*Joghurt*, Minz-*Tee* und der Arnika-*Tinktur*. Dem Merkuriellen entspricht in diesem Beispiel der Joghurt (Mond), der von der Süße und Farbe der Erdbeere (Sonne) eingefärbt wird. Im zweiten Beispiel macht das heiße Wasser noch keinen Tee. Erst die Wahl des Teekrauts (Sulfur) entscheidet, wie das Wasser eingefärbt und folgerichtig der Tee benannt wird. Das Entsprechende findet beim Anfertigen von Tinkturen statt. Das Medium (Merkur/Mond) ist hierbei ein Alkohol-Wasser-Gemisch, eine Flüssigkeit, die bereit ist, sich einfärben zu lassen. Erst die Hinzugabe von Arnikablüten, Johanniskraut oder Blutwurz bestimmt das Ganze. Wir benennen das „Ding“ also jeweils nach dem Sulfurischen, dem sich Einprägenden und Bestimmenden. Es ist kaum begreiflich, wie bedeutsam das ist, dass etwas einen Spiegel, ein Gegenüber, bekommt: Einem Ersten begegnet ein Zweites. Durch dieses Spiegeln fließen aus dem einen Ursprung der mannigfaltigen Natur die „zehntausend Dinge“, die uns so wundersam berühren.

SPIEGEL DER SONNE

Ein Spiegel ist eine glatte, reflektierende Fläche. Jeden Monat zu Vollmond stehen sich Sonne und Mond gegenüber, der Mond ist dann ein vollkommener Spiegel der Sonne. Spiegelungen erleben wir auch an Wasseroberflächen, z. B. spiegelt ein stiller See das Ufer, die Bäume und den Himmel. Wasser spiegelt. Gleichwie das Feuer das Element der Sonne ist, so ist das Wasser das Element des Mondes. Das Betrachten des Mondes, wenn er voll und rund am Nachthimmel steht, kann oberflächlich oder tiefgreifend geschehen. Manchmal setze ich mich dem Mondlicht aus und lasse es einwirken. Ich spüre, etwas erreicht mich bis in die tiefsten Schichten des Bewusstseins: eine Erinnerung an Naturverbindung, Regeneration und Ganzsein. Lass einmal das Mondlicht durch die Fenster der Seele, deine Augen, herein. Vielleicht scheint dir der Mond auch als Spiegel deiner Seele und spricht subtile Gewebsschichten in dir an. Das Mondlicht hat entscheidenden Einfluss auf die Naturrhythmen und reguliert im Tierreich die Zyklen der Sexualität. Ein bekanntes Beispiel ist der Paolo-Wurm der Südsee. Die Fortpflanzungsgewebe gelten im hermetischen Verständnis von alters her als Gewebe des Mondes.

In der Verhaltensforschung gilt das Erkennen des eigenen Spiegelbildes als ein Zeichen für Intelligenz und Abstraktionsvermögen. Kleinkinder müssen für diese Fähigkeit Entwicklungsstufen durchlaufen, während die meisten Tiere nicht in der Lage sind, die Bildinformation eines Spiegels auf sich selbst zu beziehen. Der Spiegel ist auch hier zweideutig: Einerseits gilt er als Zeichen der Eitelkeit, andererseits symbolisiert er die Selbsterkenntnis sowie Klugheit und Wahrheit. Im Märchen „Schneewittchen“ von den Brüdern Grimm hält sich die böse Schwiegermutter immer wieder den Spiegel vor, der ihr auf die Frage „Wer ist die Schönste im ganzen Land?“ wahrheitsgemäß antwortet. Die beiden Seiten des Mondes werden in den Figuren der Schwiegermutter – böse, wütend, eifersüchtig, rachsüchtig, grausam – und Schneewittchen – herzensgut, demütig, rücksichtsvoll, mitfühlend, liebreich – anschaulich. Die Kraft des Mondes kann töten und heilen. In der Entstehung von Mozarts „Zauberflöte“ zeigt sich die doppelte Seite der Königin der Nacht. Zunächst als positive Mutterrolle angelegt, verwandelt sie sich in eine rachsüchtige Mörderin. Auch dort begegnet uns die Doppelseite des Mondes.

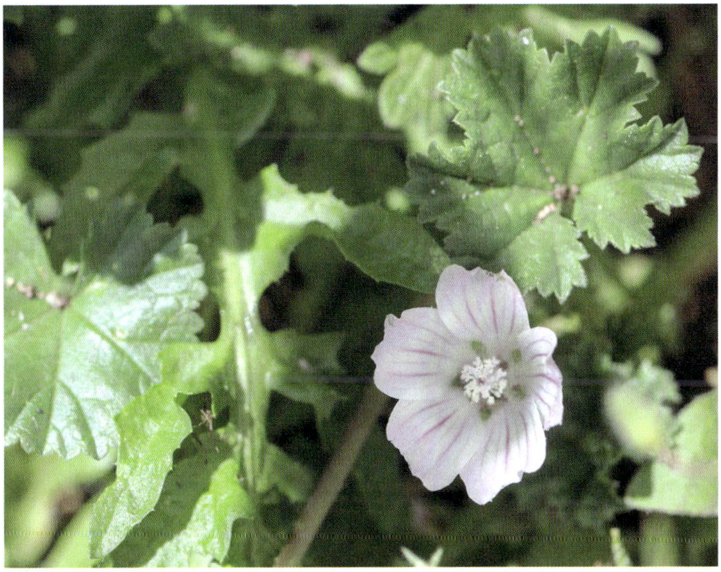

◂ Die Weg-Malve neigt sich unter den Malven dem Mondspektrum zu, wenngleich die rosa Blütentöne auch von Venuskräften zeugen.

In antiken Kulturen stand der Spiegel als Abbild der Seele einer Person, in dem – je nach mythologischer Vorstellung – die Seele auch eingefangen und festgehalten werden konnte. Dieser Glaube hielt und hält sich in Bezug auf die Fotografie hartnäckig, wobei dem Silbernitrat für die Fotografie eine Schlüsselposition zufällt. Auch hier gibt es eine wesenhafte Beziehung von Mond, Spiegel, Silber, Dunkelkammer, Fotografie und Gedächtnis. Wenden wir es um, so können wir im Spiegel begegnen, was wir schattenhaft vorstellen und was tatsächlich ist. Schein und Sein begegnen sich im Spiegel. Ein vollkommener Spiegel gibt alle Bilder in unveränderter Weise wider. Ist nicht auch das Herz ein Spiegel, in dem sich die Wahrnehmungen, das Innen und Außen, spiegeln? Daher ist es Herzensbildung, diesen Spiegel frei von Staub und Unrat zu halten, sodass er wahrheitsgemäß aufnehmen und reflektieren kann. Im Märchen „Schneewittchen" sehen wir, wie verschiedenartig Spiegel spiegeln: Der Jäger mit dem unschuldigen Herzen, der Schneewittchen töten soll, sieht ihre Reinheit und Unschuld und lässt sie laufen. Die tugendsamen Zwerge, die die Schönheit und Tugend von Schneewittchen unmittelbar erkennen und sie mit Freuden bei sich aufnehmen. Die böse Königin, deren eiferndes, neidisches Herz Reinheit nicht ertragen kann und sie forthaben, ja zerstören will. Jeder Spiegel gibt sauber Auskunft darüber, wie das jeweilige Gemüt, die Natur des Denkens und Fühlens, wirklich ist. Das Silber und andere mondenhafte Dinge gelten in den Traditionen als die höchsten Herzmittel, nicht als Aktiva wie das Gold, sondern zur Pflege des inneren Geist-Spiegels. Der Mond als Spiegel der Sonne heißt zudem: Das Hirn als Reflexionsorgan spiegelt die innere Sonne, das heißt das Herz.

Der wichtigste Weg ist der vom Herz zum Hirn und wieder zurück.

PARACELSUS

NEUES ENTSTEHT – HIRN UND FORTPFLANZUNG

Die Kraft des Mondes zeigt sich in besonderer Weise in der Kraft der Regeneration. Darin äußert sich das Vermögen, Substanz zu bilden, und das oft im Übermaß, in der Überfülle. Im Besonderen äußert sich darin aber das Vermögen, die Substanz neu zu bilden. Im Tierreich ist noch bei manchen Arten die Fähigkeit erhalten, dass Glieder, Arme, Beine, Finger und Zehen nachwachsen – noch, weil es eine ursprüngliche Fähigkeit ist. Bei den Pflanzen ist die vegetative Vermehrung eine so wesentliche Möglichkeit: Abgetrennte Blätter, Stängel oder Zweige können sich im Wasser oder in feuchter Erde wieder neu bewurzeln. Beim Bewurzeln im Wasser lässt sich eine schleimige Ansammlung, das Kallusgewebe, beobachten. Und an der Bereitschaft und Fähigkeit, solche Kalli zu bilden, zeigt sich der Bezug der jeweiligen Pflanze zur Mondkraft. Das Brutblatt, die Weide und der Beinwell haben beispielsweise einen starken Bezug, während die Koniferen (Nadelbäume) dieser Regenerationsfähigkeit weitgehend verlustig gegangen sind.

Neues entsteht gerne aus einer schleimigen Ursuppe. Das Mondenhafte hat einen intensiven Bezug zu den Schleimen. Schleim ist eine Vermischung der Elementarkräfte Erde und Wasser zu einer zähflüssigen Substanz. Die Ursubstanz Sperma hat schleimig-mondenhaften Charakter und trägt zudem die Signatur der Überfülle. Aus der Verbindung mit der weiblichen Eizelle kann physisch Neues entstehen. Auch das menschliche Gehirn zeigt diese bei-

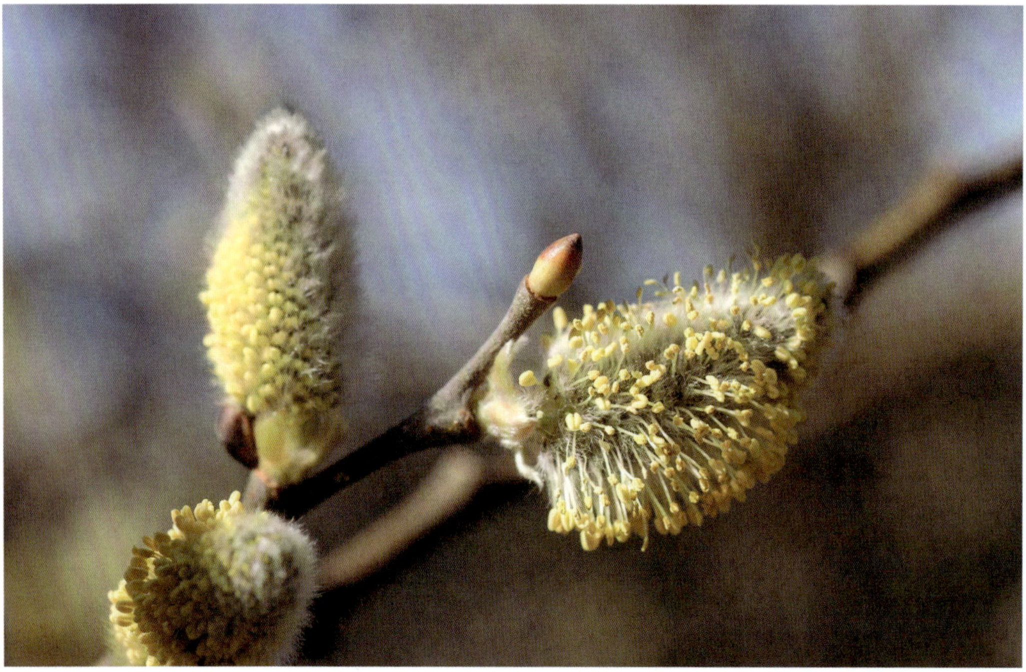

▲ Aus dem Mondenhaften treten hier bei der Weide die sonnengelben Staubbeutel hervor.

den Züge: die Überfülle an Nervenzellen sowie die weiß-gräuliche, schleimig-weiche Substanz. Auch hier entsteht Neues, aber vorrangig im Geistigen.
Der reife, weibliche Körper einer Mutter kann im oberen Brustbereich in unmittelbarer Herzensnähe vermittels Milchdrüsen Milch bilden. Auch hier findet sich die Signatur von Überfülle und weißer, flüssiger Substanz wieder. Was entsteht hier neu? Ich sehe es so: Neben der körperlich-nährenden Funktion wird das Kind vor allem seelisch genährt. Es entsteht eine seelische Beziehung.

Der Begriff Substanz

Das Wort Substanz (von lat. substantia) verweist auf das, was darunter besteht. Dasjenige, das unter den hervortretenden Eigenschaften solarer Natur besteht, im Sinne von Beschaffenheit, Sache, Stoff, Speise und Vermögen.

DAS MEER UND SILBER

Zu den weiteren Webfäden dieser Urkraft, die hier mit Mond bezeichnet ist, gehören ganz eng das Meer und das Silber. Beide sind auch mit den Themen des Spiegelns und der Fruchtbarkeit verbunden. Der Mond ist für die Fruchtbarkeitsrhythmen vieler Tiere zuständig. Auch bei uns Menschen ist das so: Der Zyklus der Frau liegt weltweit bei ca. 29 Tagen, das entspricht ziemlich genau dem Mondrhythmus. Im Meer spiegelt sich die auf- und untergehende Sonne. Das Meer ist außerdem Spiegel unserer Sehnsüchte und Gefühle. Die Elementarkraft Wasser bringt uns auch im Inneren in Bewegung und lässt fließen. Das Meer nährt uns wie eine Mutter. Es ist für uns Menschen seit jeher eine schier unermessliche Nahrungsquelle mit einer Überfülle an Fisch, Muscheln, Wasserschnecken, Tintenfischen, Garnelen, Krabben, Langusten, Hummer und Algen – alles Nahrungsmittel, die besonders für die Gehirnentwicklung wichtig sind. Alles Leben entstammt dem Meer. Und so schenkt das Meer in den Küstengebieten den Menschen nach wie vor ihre Lebensmittel. Das Meer ist wie eine große Mutter, die unzählige Lebewesen gebiert, beherbergt und nährt. Das macht auch die Muttermilch, sie nährt, stärkt und baut auf. So findet Substanzbildung statt.
Substanzbildung geschieht in der Regel unter Ausschluss des Tagesbewusstseins, im Verborgenen und Dunklen, eben darunter. Wie ein keimender Same die Wurzeln in die dunkle, feuchte Erde entfaltet, sich den Zugang zu Mineralien und Wasser erschließt, so sind die Prozesse des Mondes Voraussetzung für Wachstum. So wächst das Kind im Mutterleib. Das neue Leben entsteht in einer Wassersphäre – dem Fruchtwasser. Dieser schwebende Zustand ist erstaunlicherweise auch für unser Gehirn essenziell: Es wird durch das Gehirnwasser im knöchernen Schädel (Saturn) in mondenhafter Schwebe gehalten. Ein übermäßiges Wirken der Schwerkraft wird so verhindert. Mondenhafte Substanzen befinden und bilden sich oft im Inneren einer harten Schale, beispielsweise das zunächst schleimige und dann festere Fruchtfleisch einer Kokosnuss oder das Flechtwerk der wässrig-schleimigen Wurzeln in der mineralischen Erde. Die Formen dieser mondenhaften Dinge nähern sich oft der einer Kugel an: der Euter der Kuh, der runde Wurzelballen, die schleimige Zwiebel, die Kokosnuss oder der Schwangerschaftsbauch.
Nun möchte ich noch in wenigen Zügen das Sil-

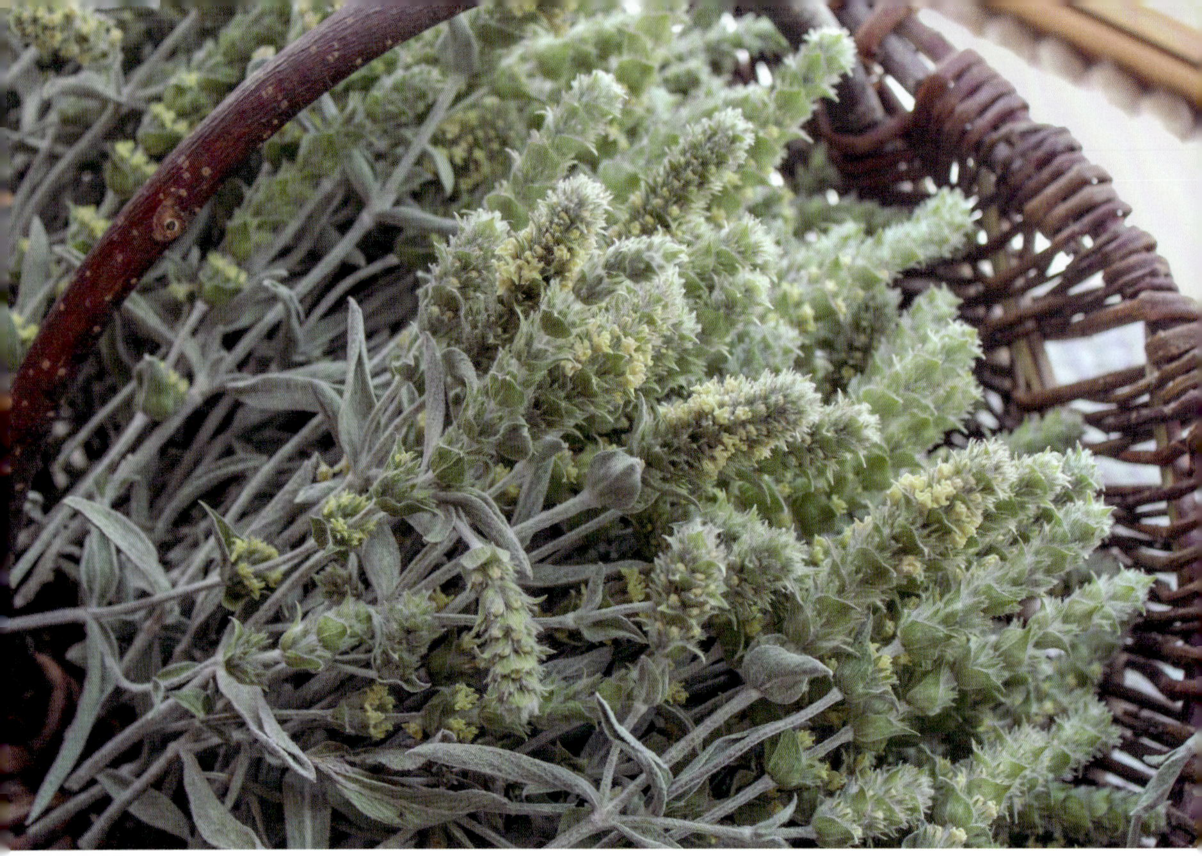

▴ Erst zur Blüte ergreift den samtig weichen Bergtee ein milder sulfurischer Impuls, der blassgelbe Blüten treibt.

ber als das Metall des Mondes betrachten. Silber erinnert, wenn es gediegen, d. h. rein, vorkommt, an organische Formen: Locken, Federn oder Moose. Silber zeigt eine überragende Leitfähigkeit für Elektrizität und Wärme und fühlt sich deshalb kühl an, es leitet die Handwärme rasch ab. Umgekehrt fühlt sich das schlecht leitende Blei warm an. Das Metall des Mondes hat eine innige Beziehung zum Klang: Silberglöckchen klingen besonders fein und hell. Die Aussprache der ersten Silbe des Wortes Silber „Si-" erzeugt einen kühlen Luftstrom. Es ist ein stimmloses „S" im Vergleich zum „So-" der Sonne. Die Polarität von Hitze und Kühle, von Tag und Nacht, zeigt sich auch in den Namen des legendären Paares aus dem Mahabharata: Sita ist die Frau Ramas (von „ram", dem Widder, dem feurigen Rammbock).

Im Lateinischen ist Silber *argentum* von der Wortbedeutung „weiß". Interessanterweise finden wir im Deutschen das ähnliche Wort: Argument. Seine Ursprungsbedeutung geht auf das, „was der Erhellung dient" oder „sich im hellen Lichte zeigt" zurück.

Das Gehirn gilt seit dem Mittelalter als Silberorgan. Erstaunlicherweise ermöglichte das Silber im 19. und 20. Jahrhundert die Erforschung des Gehirns. Camillo Golgi gelang Ende des 19. Jahrhunderts eine Anfärbung der Nervenzellen mit Hilfe von Silbernitrat. Dass Nervenzellen nicht miteinander verschmelzen, machte dann Santiago Ramón y Cajal mit ebendieser auf Silber basierenden Färbemethode deutlich. So kam das bislang rätselhaft Verborgene ans Licht. Auch die Geschichte der Fotografie ist ohne das Silber, in diesem Fall das lichtemp-

EINBLICKE

DIE BEDEUTUNG DER M-WORTE

In meinen Klang-Forschungen bin ich auf eine interessante Häufung von M-Worten in Bezug auf diesen Mondzusammenhang gestoßen. Die Worte scheinen einen inneren Bezug zueinander zu haben:
Mond — Mutter — Meer — Muschel — Mukti (Perle) — Milch

Im Zusammenhang Meer und Muschel steht wesentlich auch die Perle. Die Perle gilt in der Naturkunde als höchster Ausdruck der Mondenkraft. Daher lohnt es sich, dem Wort Perle in anderen Sprachen nachzugehen:

- Margarita/r (Albanisch, Griechisch, Armenisch, Georgisch)
- Marvorid (Tadschikisch)
- Moti (Hindi, Nepali usw.)
- Mukta / Maukti (Sanskrit)

Interessant ist auch, dass die Qualität von Weichheit oft mit dem Klang „m" ausgedrückt wird und damit ein innerer Zusammenhang zu der Urkraft Mond besteht. Beispiele dafür sind z. B. mollig, mürbe, matschig. So verwundert es schon nicht mehr, wenn die besonders mondhaften Pflanzen Mistel, Malve und Mohn alle mit dem Laut M beginnen. Weitere Bezüge führen uns u. a. ins Moor oder zum Bezug der Mutter zu Masse und Maß (lat. *metrum*, lat. *mensis* (Monat) oder lat. *mens/mentis* (für den aufnehmenden Geist). Nimmt uns das Meer auf, so wird das im Litauischen mit *maudytis* (für baden) ausgedrückt.

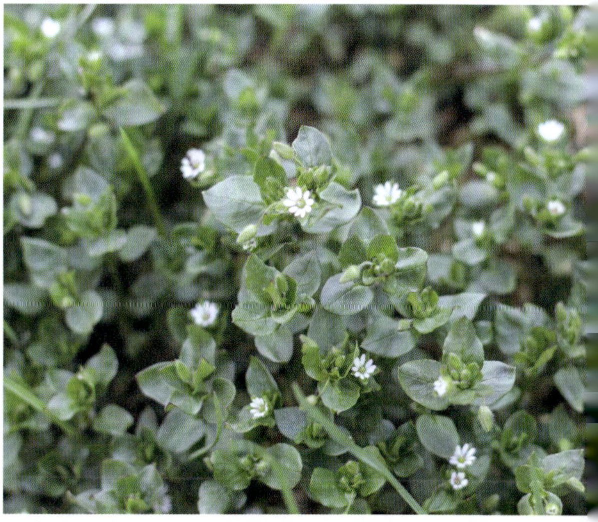

▸ Die Überfülle an Samen, die weißen Blüten und die Schleimigkeit zeichnen die Vogel-Miere als typisches Mondgewächs aus.

findliche Silberchlorid, undenkbar. Der Zusammenhang des reflektierenden Silbers zum Gedächtnis – Foto als Gedächtnis – ist hier ebenfalls bemerkenswert.

DAS SYMBOL DES MONDES

Im Symbol des Mondes drückt sich die Zweiheit und Polarität deutlich aus: Deutlich sind die zwei Spitzen der Sichel zu erkennen. Sie erinnern uns an die helle und dunkle Seite des Mondes, das Wechseln der Phasen zwischen Neumond und Vollmond und die wechselnden Gezeiten Ebbe und Flut. Damit ist der Mond ein anschauliches Bild für allgemeine Zyklen der Natur, insbesondere den weiblichen Zyklus.

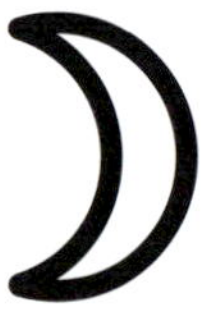

Der Mond ist einerseits Himmelskörper und andererseits zur Erde zugehörig. Auch hierin zeigt sich wieder seine doppelte Natur. Er wirkt ohne Erdhaftung, ohne die Erde stofflich zu berühren, alleine durch sein Licht und seine Masse. So entstehen Rhythmen im Fortpflanzungs- und Wachstumsgeschehen. Der physische Mond bewegt auf der Erde das Wasser – Ebbe und Flut. Dieses Hin und Her erinnert an das Zu- und Abnehmen des Mondes. Die magnetische Anziehungskraft des Mondes auf die Wassermassen der Erde verursacht im Meer eine Art Wasserberg. Dieser wandert – die Erde dreht sich täglich – und bedeutet dann in Küstennähe „Flut". Wandert er weiter, so fließt das Wasser an den Küsten ab – das ist dann die Ebbe. Bei Neumond und Vollmond ist die Flut besonders hoch, weil Sonne, Mond und Erde in einer Linie stehen: Die Kräfte der Himmelskörper addieren sich.

Es ist zudem spannend darüber nachzusinnen, ob und wie der Mond mit der Erde ein gemeinsames Wesen bildet. Als Geist hat Merkur keinen Ort außer den, der zur irdischen Sphäre gehört, aber nicht mit irdischer Substanz verbunden ist. Das erinnert etwas an das Schweben der Mistel zwischen Himmel und Erde, des Gehirns im Schädelwasser und des Embryos im Fruchtwasser. Das feine Weben des Mondes ist nicht von irdischer Art. Solche subtil-schönen und feinen Dinge, die einfach „nicht von dieser Welt" sind, werden in einigen Märchen, zum Beispiel in „Die drei Federn" der Brüder Grimm, vor unser inneres Auge gestellt. In einigen hermetischen Schulen gilt der Mond als das Gemüt der Erde (nach Peter Hochmeier, „Steine"). Lunare Dinge wie die Mistel, die Perle oder das Silber wirken im Menschen auf die subtilsten Schichten des Herzkörpers. Dieser gilt als Sitz des Gemüts bzw. des Geistes. Der Seelenfunke als Quintessenz des Herzens ist jedoch solarer Natur.

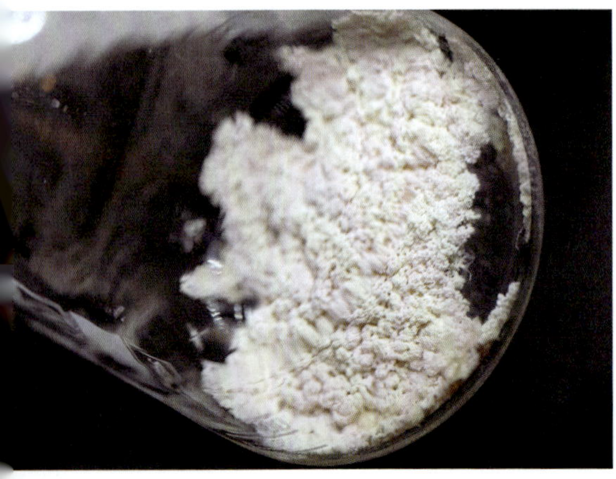

◂ Die Perle ist in der Heilkunst der Traditionen hoch geschätzt und erinnert in der Präparation an Meerschaum oder Korallen.

Die Mondkräfte im Pflanzenreich

Nun werden wir konkret und betrachten einzelne Leitmotive des Mondes im Pflanzenreich. Dazu möchte ich mit einer Vielfalt an Beispielen zum eigenen forschenden Betrachten anregen. Der Haupteinflussbereich des Mondes auf Ebene der Pflanze ist alles Wässrige, insbesondere der unterirdische Bereich der Wurzeln. Dem linear-strahlenden Stängel als Hauptorgan der Sonnenkräfte entgegengesetzt, finden wir als Wirkung der Mondenkräfte einen sich rundenden Wurzelballen – weiße, schleimige Wurzeln oder Pflanzen, die noch stark im Wässrigen zuhause sind und weitgehend auf Erde verzichten können (Wasserpflanzen). Die Kugelform einer Kaktee ist auch ein Bild dieser wässrigen Kraft. Für „erdbewohnende Mondpflanzen" hat sich mir über die Jahre ein flacher, bodennaher Wuchs als Hinweis auf starke Mondenkräfte gezeigt. Ein solcher Wuchs heißt, dass kein Stängel feurig hinausstrebt und keine Pfahlwurzel tief ins Erdreich eindringt. Die Blätter so dicht an der Grenzfläche von Himmel und Erde halten die Feuchtigkeit, beschatten das Erdreich und verhindern so ein weiteres Austrocknen derselben.

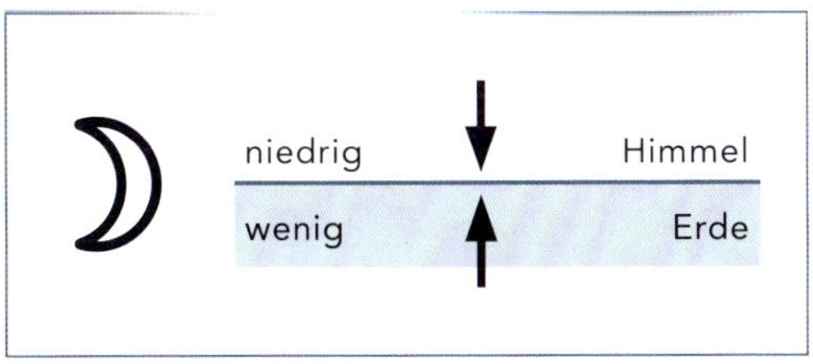

Ein bemerkenswertes Beispiel für einen solchen erdnahen Wuchs ist das Habichtskraut *(Hieracium spec.)*. Die erdzugewandte Blattseite der Pflanze ist silbrig-weiß, die langen Trichome (Blatthaare) auf der Oberseite der Blätter fangen den Morgentau als sphärische Mondkugeln zwischen Himmel und Erde schwebend ein.

An der Stelle, an denen die Trichome aus dem Blatt austreten, sind warzige Erhebungen zu sehen. Auch das habe ich immer wieder als deutliches Zeichen einer Pflanze mit auffälligen Mondkräften gefunden (Muskateller-Salbei, Karde, Jiaogulan). Das Habichtskraut bildet auf felsigem Grund solche flachen Teppiche, an der Grenzfläche von Himmel und Erde. Es führt – wie zur Bestätigung der richtigen Betrachtungsweise – sogar etwas Milchsaft, was nicht immer leicht zu sehen und auch nicht sehr bekannt ist. Probiere es aus: So kannst du nach dem Pflücken einer Blüte bei näherem Hinsehen durchaus erkennen, dass eine kleine Menge Milchsaft austritt.

SILBRIGE SCHÖNHEIT AUF STEINIGEM GRUND

Auch der Griechische Bergtee *(Sideritis scardica)* liebt es, auf steinigem Gelände in die Horizontale zu wachsen. Unverkennbar sind

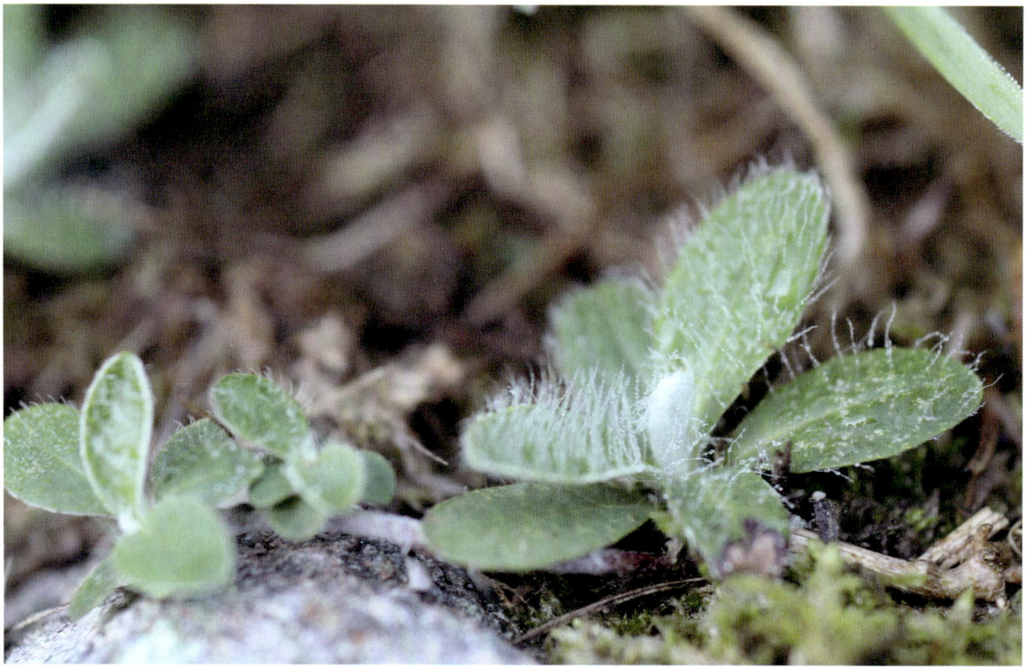

▲ Das Wesen des Habichtskrauts wird besonders am frühen Morgen offenbar.

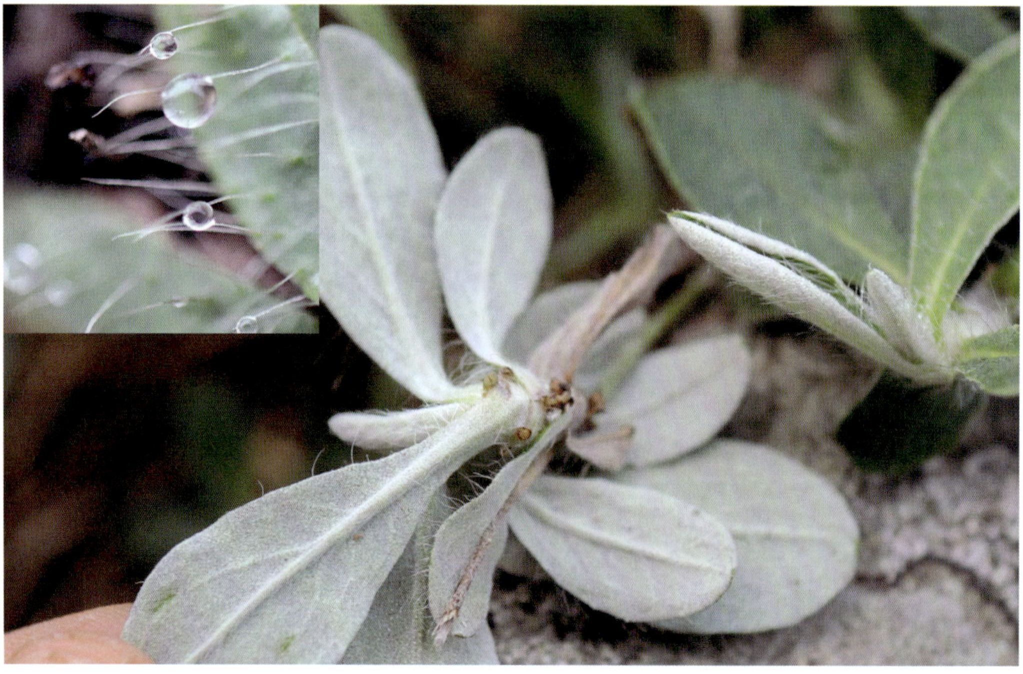

▼ Die Unterseite des Habichtskrauts ist auffallend weiß.

auch hier die starken wolligen Haare, die einen silbrig-mondenhaften Glanz zeigen und das Wasser in sphärischer Form „anziehen". Blühend zeigen beide Pflanzen ihre solare Natur, indem die Blütenstängel gerade hinauf streben und gelbe Blüten entfalten. Beim Bergtee wandelt sich die Form der Blätter vom Runden hin zum spitz Strahlenden. In beiden Fällen ist deutlich zu erkennen, dass es kein solares oder goldenes Gelb ist, sondern ein von der Mondkraft gebleichtes, blasses Gelb. Auch bei der Königskerze und vielen anderen Pflanzen mit gemischten Kräften ist dies deutlich zu erkennen, wenn wir beginnen, einmal bewusst darauf zu achten. Überhaupt wirken die Sonnen- und Mondenkräfte immer zusammen. Die Frage ist nur, in welcher Zusammensetzung, in welchem Pflanzenorgan und zu welcher Zeit welche der beiden Kräfte vordergründig ist. Die Erde flieht der Griechische Bergtee wie die Mistel. Daran wird die Idee des Mondes, das In-der-Schwebe-Bleiben, deutlich. Der Bergtee steht mit seinem silbrigen Wesen gerne auf steinigem Grund.

EINDEUTIG ZWIELICHTIG

Ein weiteres Leitmotiv des Mondes ist das Vorhandensein von Milchsaft. Viele Latticharten, der Löwenzahn und insbesondere die Wolfsmilchgewächse kommen mir hier in den Sinn. Zu Recht werden der weiße Saft und der Mond mit Giftigkeit in Verbindung gebracht. Die Sonne bringt das Gute, Vertrauenserweckende, Eindeutige hervor; der Mond dagegen ist zwielichtig, doppeldeutig und unsicher. So ist es gut, von der Heilkraft des vielgestaltigen Löwenzahns zu wissen. Besonders die hohlen, etwas Milchsaft führenden Stängel genieße ich sehr. Es ist eine wahre Kur, im Mai täglich sieben Stängel zu essen. Mit dem Mond verhält es sich ebenso: Der Anschein kann trügen. Der Milchsaft der Wolfsmilchgewächse allerdings ist ziemlich ätzend und scharf und gilt als giftig. Es ist ratsam, den Kontakt mit den Augen und Schleimhäuten zu vermeiden. Dies wirft die Frage auf: Wo genau liegt die Grenze von Gift und Heilmittel? Antworten darauf gibt uns das Salomonssiegel.

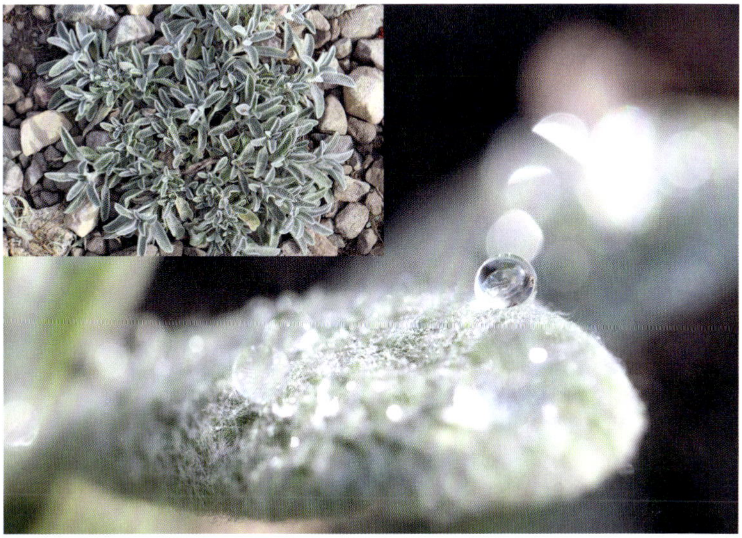

▸ Wasserperlen scheinen auf den Blättern des horizontal wachsenden Bergtees zu schweben.

Salomonssiegel – die weiße Schlange

Sonne und Mond bilden die große Polarität. So könnte der Gegensatz zwischen dem Salomonssiegel und dem Johanniskraut, das ich als Beispiel für die solaren Kräfte im Sonnen-Kapitel beschreibe, kaum größer sein. So offensichtlich das Johanniskraut in voller Sonne wächst und sich gerne zeigt, so verborgen ist diese schöne und giftige Waldpflanze, das Salomonssiegel. Selten wagt es sich auf die freieren Flächen oder an Wegsäume, unter Hecken oder an den Waldesrand. Und in diesem Gegensatz zeigt sich bereits die große Polarität von Sonne und Mond angelegt und ausgesprochen: das Bekannte und Offensichtliche als solare Kraft einerseits und das eher Unbekannte oder Verborgene als typische Mondenkraft andererseits.

Als eine typische Pflanze für die Mondkraft käme eigentlich eine Wasserpflanze sehr gelegen. Die solaren Kräfte entsprechen dem Feuer und der Trockenheit, während die lunaren Kräfte im Wässrigen vorherrschen. Die Seerose oder Wasserlinsen sind gute Beispiele für die Urkraft Mond. Das Un- oder Unterbewusste, das Gemüthafte, steht mit diesem Bereich in wesenhafter Beziehung. In den drei Prinzipien ausgedrückt, ist hier das Merkur-Prinzip dominierend. Bei den solaren Pflanzen Johanniskraut und Arnika dagegen stehen das Sulfur-Prinzip und das Bewusstsein an erster Stelle. Im Märchen und auch sonst im Leben symbolisiert der Wald die unbewussten, verborgeneren oder verbotenen Bereiche. Es sind vor allem die Waldgewächse, von denen wenig gesprochen wird: Wer spricht schon von der Einbeere, dem Bingelkraut oder dem Salomonssiegel?

So tat ich mir zunächst etwas schwer, das Salomonssiegel als Mondpflanze zu wählen. Diese von mir geschätzte Gift- und Heilpflanze lässt sich besonders klar unter den beiden Aspekten Mond- und Saturnkraft besprechen und stellt damit den Gegenpol zur solaren Kraft dar. Ihr fehlt gewissermaßen das Gold. Aber das nur scheinbar. Mit dem Profil von Mond-Saturn-Kraft ist das Salomonssiegel eine klassische Knochenheilpflanze wie der Beinwell. Sie hat aber noch viel mehr zu bieten, wie wir im Folgenden entdecken werden. Die Mondkraft übernimmt nicht gerne die Führung, sie spiegelt das, was gedacht wird. Mit dieser Bemerkung tauchen wir nun tief ein:

Je mehr ich weiß,
desto größer das Geheimnis.

CHRISTOPH POLLAK

GIFT UND NICHTGIFT

Das Salomonssiegel *(Polygonatum multiflorum)* ist eine wenig beachtete Pflanze aus der Familie der Liliengewächse. Es scheint in ihrem Wesen zu liegen, nicht die großen Scheinwer-

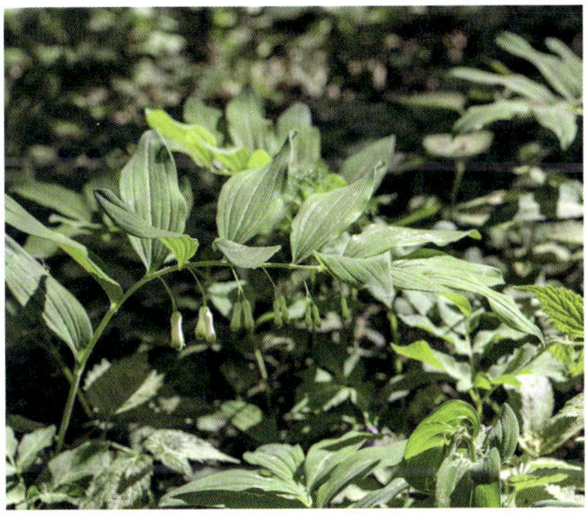

▲ Die Vielblütige Weißwurz verbirgt sich im Wald an wundersamen Stellen.

fer auf sich zu richten: Sie wächst auf Lichtungen und Waldrändern, oft an Orten, die eine sehr schöne Ausstrahlung haben und an denen wir uns wohlfühlen können.

Ein anderer volkstümlich beschreibender Name der Pflanze ist Weißwurz. Die Weißwurz wird in der mir bekannten deutschsprachigen Literatur grundsätzlich als giftig gelistet. Das greift einen wichtigen Aspekt auf: Die Beeren der Weißwurz sind stark, die Blätter schwach giftig. Diese oberirdischen Pflanzenteile können Erbrechen, Durchfall und Schwindel verursachen. Gift also im Bereich der solaren Einwirkung und ein Pflanzenwesen, dem wir mit viel Respekt begegnen sollten. Anders aber das unterirdische Rhizom, der Wurzelstock: Dieser wächst langsam, ein Knoten im Jahr, und gleicht einer weißen Schlange, die knapp unter dem Erdboden kriecht. Aus einer mündlichen Mitteilung habe ich erfahren, dass die getrocknete, stärkehaltige Wurzel des Salomonssiegels als winterliches Grundnahrungsmittel bei der nordamerikanischen Bevölkerung Verwendung findet.

Ich esse seit einigen Jahren gelegentlich und in kleinen Mengen von den ungiftigen Rhizomen. Die Weißwurz-Arten *(Polygonatum odoratum, P. multiflorum, P. verticillatum)* sind mit dem Maiglöckchen – und damit mit einem hochgiftigen Vertreter der Liliengewächse – verwandt. Bei den Salomonssiegeln ist somit jeder Pflanzenteil giftig bis sehr giftig – mit Ausnahme des weißen, unterirdischen Rhizoms. Hundewelpen habe ich schon ohne Schaden und mit

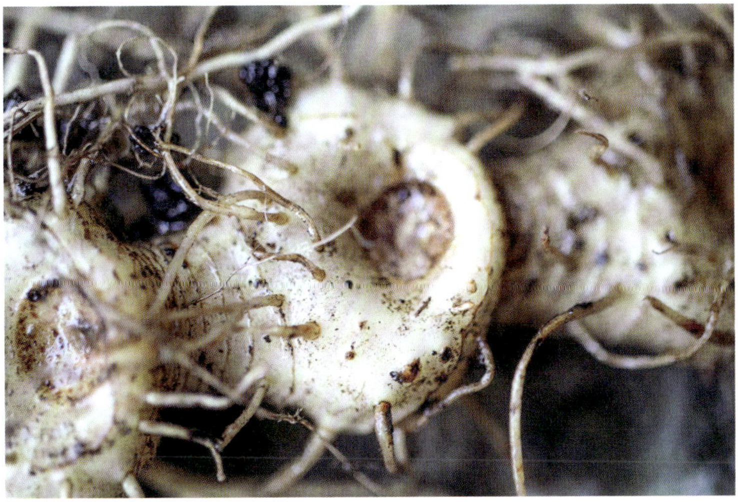

◂ Das langsam wachsende Rhizom der Vielblütigen Weißwurz zeigt die jährlichen Abnarbungsstellen der Blütensprosse.

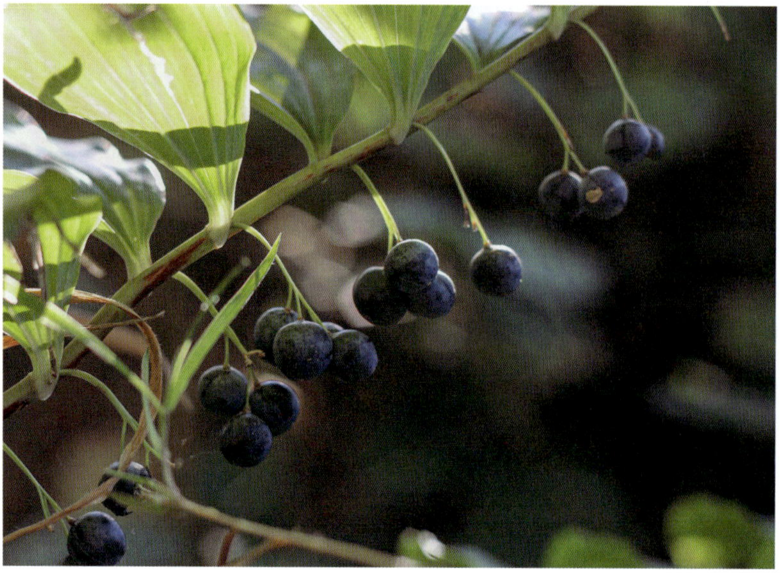

► Die giftigen Beeren sind dunkelblau bis schwarz und gräulich bereift.

Genuss das Rhizom samt Blättern fressen sehen. Die Pflanze lädt aber nicht ein, gegessen und gegraben zu werden.

Der Name „Siegel des Salomon" leitet sich von der kreisförmigen Narbe ab, die der alte Stängel nach einem Jahreswachstum hinterlässt. Da sie jedes Jahr einen neuen Spross hervorbringt, kann das Alter ganz leicht anhand dieser Narben bestimmt werden. Der Wurzelstock erinnert im rhythmischen Aufbau etwas an eine Wirbelsäule, da sich Knoten an Knoten reihen. Der botanische Name *Polygonatum* meint auch genau das: viele Knoten. Da begegnet uns ein Thema des Saturns, der Bezug zum Knochigen, dem langsamen Wachstum, dem Verborgenen. Bei uns im Schwarzwald findet sich am häufigsten die Vielblütige Weißwurz, aber auch die viel unscheinbarere Quirl-Weißwurz *(Polygonatum verticillatum)* begegnet mir, aber vereinzelter und in nicht so großen Beständen. Die Duftende Weißwurz *(P. odoratum)* habe ich in Slowenien angetroffen. In diesen Ausführungen beziehe ich mich ausschließlich auf die Vielblütige Weißwurz *(P. multiflorum)*.

Das Salomonssiegel bildet schöne, große, ziemlich feste grüne Blätter. Der rhythmische Aufbau des Blatts erinnert mich – wie auch das Rhizom – an das Bild einer Wirbelsäule. Die Blattunterseite ist etwas grau bereift. Die weißen Blüten mit grünlichem Abschluss erscheinen im Mai und blühen auch noch im Juni. Als Liliengewächs zeigen die Blüten den für diese Familie typischen Aufbau: zwei mal drei Blütenblätter. Das ergibt ein Sechseck, ein Hexagramm. Das obere Dreieck, mit der Spitze nach oben, und das untere Dreieck, das nach unten zeigt, wirken ineinander. Dieses sehr alte Symbol ziert auch den Davidstern oder das Symbol des Herzchakras, des mittleren der sieben. Die giftigen Beeren sind zunächst grün und färben sich allmählich bläulich-schwarz. Das Offensichtliche ist hier giftig.

Anders aber das Verborgene. Wie im Märchen „Die weiße Schlange" isst der König stets nur im Geheimen von der köstlichen weißen

Schlange. So ist auch hier das Heilmittel gut verborgen: Der weiße Wurzelstock schmeckt mehr oder weniger süßlich, ist sehr schleimig und erzeugt einen leicht kribbeligen Eindruck auf der Zunge. Zunächst fällt die Konsistenz des festen, weißen Rhizoms auf: Es knackt beim Abbeißen. Seminarteilnehmer äußern häufig die geschmackliche Nähe zu Kokos oder Topinambur. Eine leichte Schärfe mit Kresse- oder Wiesenschaumkraut-Aroma ist vorhanden. Auch bitzelt es leicht auf der Zunge, wie es einige vielleicht vom Ananas-Genuss her kennen. Die Wirkung des Rhizoms ist nährend und kühlend.

Umsichtig sammeln – oder besser nicht!

Das Alter einer Pflanze ist anhand der Knoten leicht zu bestimmen. Der Wurzelstock liegt nicht sehr tief und ist mit den Fingern leicht zu ertasten. Ich empfehle, sich das Salomonssiegel nach Möglichkeit in den Garten zu holen. Dort kannst du das Rhizom mit Sorgfalt freilegen und, wenn es sein muss, etwa eine Handbreit vom Austrieb entfernt wenige Glieder abbrechen. Der Großteil bleibt immer in der Erde. Nur das Rhizom des Salomonssiegels ist in Maßen essbar. Du solltest dich auch fragen, was du der Pflanze geben kannst. Kannst du sie verbreiten, aussäen oder teilen? Kannst du eine Pflanze in die Obhut nehmen und ans Haus, in den Garten unter Sträucher pflanzen?

ZEICHEN VON MOND UND SATURN

Nachdem wir unsere Reise zu den sieben Kräften mit der Sonne begonnen haben, erscheint hier mit dem Zweiten – hermetisch als Mond bezeichneten Prinzips – bereits die Dreiheit. Das ist ganz natürlich, denn in der Natur ergibt sich aus Eins und Eins stets die Drei. Mit dem Salomonssiegel kommen die zwei Schwellenkräfte Mond und Saturn ins Spiel, die Dreiheit von Sonne, Mond und Saturn wird rund. Sonne, Mond und Saturn – das kann hermetisch als Ausdruck der drei philosophischen Prinzipien Sulfur, Merkur und Sal begriffen werden. Eine andere Art der Betrachtung ist diese: Die große Polarität von Sonne und Mond oder von Feuer und Wasser wird von einem weiteren Standort aus wahrgenommen. So tritt bereits das Dritte in Erscheinung, das ist die Erde. Wir können also statt Sonne, Mond und Saturn auch sagen: Sonne, Mond und Erde.

Gemeinsam mit der Sonne bilden der Mond und der Saturn oder die Erde die große Dreiheit. Beide sind Schwellenhüter: Der Mond befindet sich an der Schwelle ins Leben, Saturn als Sensenmann und Schnitter an der Schwelle des Todes. Mit der Sonne in der Mitte ergibt sich damit eine Schwingungskurve, die Beginn, Höhepunkt und Niedergang von Tages-, Monats-, Jahres- und anderen Rhythmen bedeuten kann. Die Geburt, das Neuentstehen, ist Sache des Mondes. Das Vertrocknen und Verhärten ist Ausdruck saturnaler (Erd-)Kraft. Mit dem Begriff „Saturn" verstehen wir demnach alle Kräfte, die unsere Knochen und Zähne bilden. Diese überdauern uns leiblich noch viele Jahre, wenn auch das Leben schon geschwunden ist. Es ist verständlich, dass das hohe Alter mit der Saturnkraft in Verbindung gebracht wird. Die Glieder werden steifer, unbeweglicher. Der graue Saturn formt und kristallisiert bis hin zur Erstarrung. Der Ackerschachtelhalm zeigt

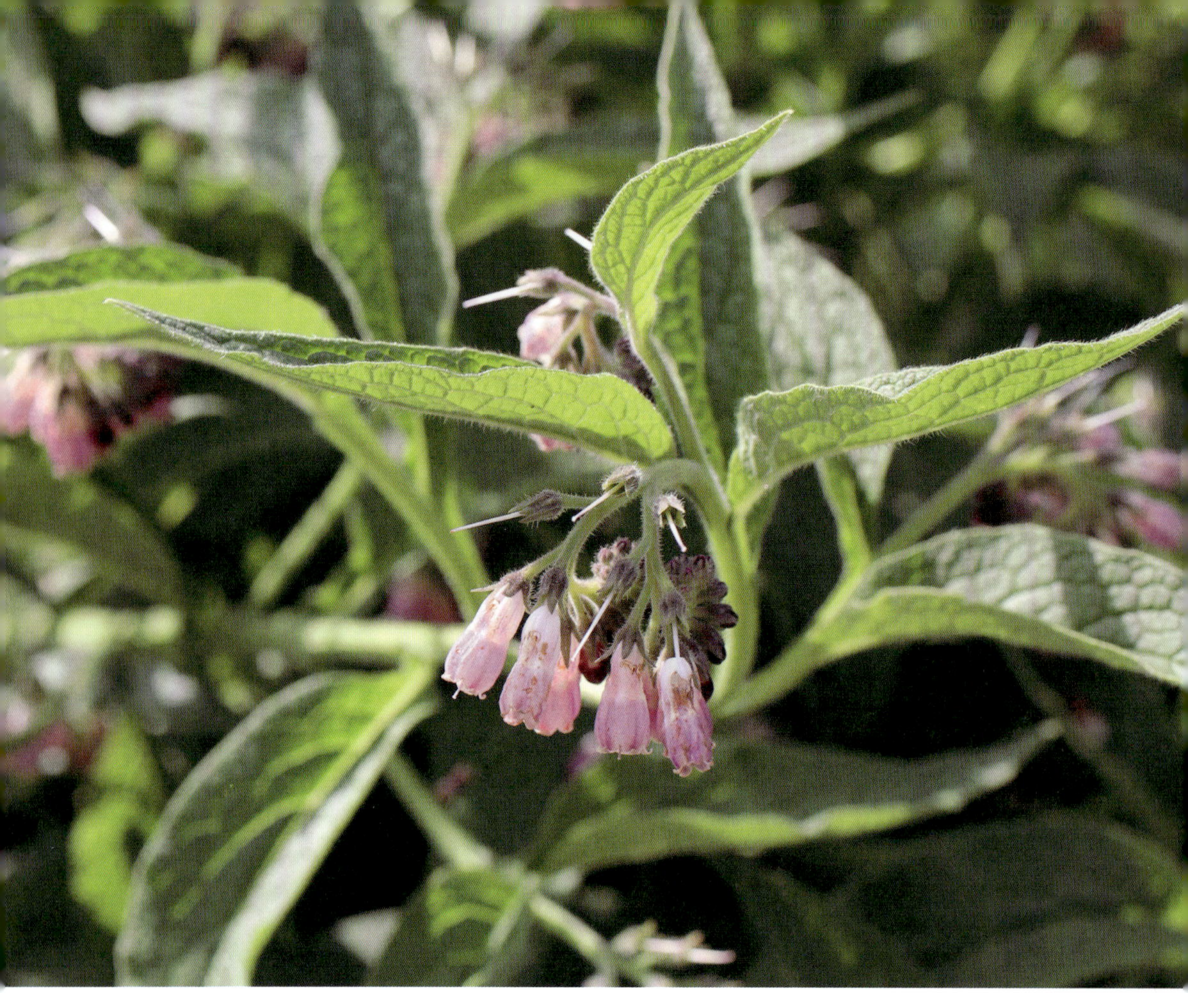

▴ Der Beinwell ist ein typisches Raublattgewächs: Das raue Äußere verbirgt eine zarte Schleimigkeit; besonders die Wurzel ist intensiv schleimig.

u. a. von dieser Wirkung. Doch dazu im Kapitel mehr, das den Saturnkräften gewidmet ist.

Der Mond ist weiß und schleimig. Die Ursäfte Sperma und Muttermilch, die mit dem Beginn des Lebens tief verbunden sind, entstammen seinem Wirkbereich. La Luna ist ungeformt und offen für gestaltende Einflüsse des Sonnenfunkens. Das Salomonssiegel zeigt mit den weißen glockenartigen Blüten, den schleimigweißen Wurzeln und der kühlenden Wirkung seine Mondnatur. Auf Saturn weisen die knotigen Glieder des Wurzelstocks, die gräuliche Blattunterseite, die ausgeformte, feste Blattstruktur und die deutliche Wirkung auf Knochen und Gelenke. Die Weißwurz gilt in den Traditionellen Chinesischen Medizinsystemen als Yin-Tonikum. Sie nährt Nerven, Haut und Schleimhäute und regt die Produktion von Sexualhormonen an. Angezeigt ist sie bei trockenen (Saturn-) und entzündeten (Mars-)Zuständen. Neue Balance kann bei solchem Ausbrennen zudem auch ausreichend Schlaf und Ruhe schaffen oder ein Aufenthalt im Wald. Schlaf und Ruhe – diese beiden sind ebenfalls „heilsamer Mond“. Es ist äußerst lohnend, sich in die aktuellen wissenschaftlichen Studien zu *Polygonatum sibirica* und anderen Arten zu vertiefen. Hier ist unser Fokus aber ein anderer.

Regeneration

Zu den ganz wesentlichen Themen des Mondes im Pflanzenreich zählt die Regeneration, die Fähigkeit der Neubildung, des erneuten Auswachsens aus einem Gewebestück. Manche Pflanzen treiben immer und immer wieder aus den Wurzeln oder Wurzelstückchen aus, andere hingegen kommen nicht wieder. Ein bemerkenswertes Beispiel dafür ist der Beinwell *(Symphytum officinalis)*: Auch kleinste Wurzelstückchen treiben immer wieder neu aus. Als Heilpflanze vermittelt er ebendiese Kraft: Das Zellwachstum wird enorm gefördert – so stark, dass besonders bei Kindern ein Überwallen der Wunden Narben hinterlassen kann und

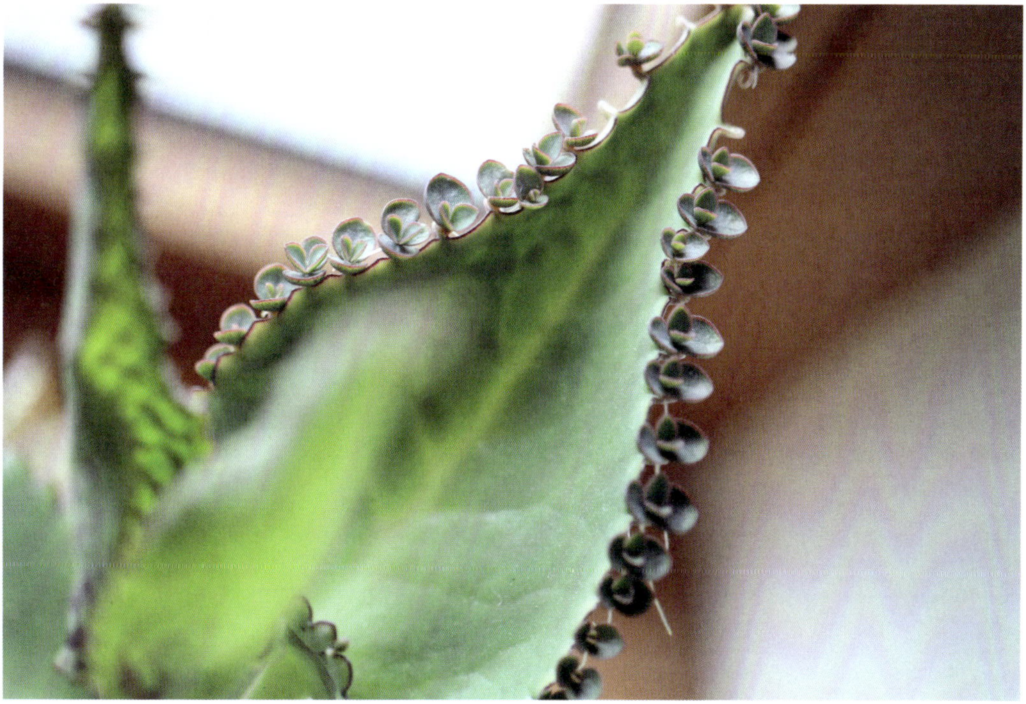

▲ Das Brutblatt bildet ganze „Kindergärten", indem sich in den unzähligen Blattkerben Brutknospen ausbilden.

hier Vorsicht geboten ist. Im Beinwell drückt sich somit unbändige Vitalkraft (Lebenskraft, Merkur) aus, stofflich ist das u. a. durch das Allantoin vermittelt.

Für seine enorme Regenerationskraft und Vitalität ist auch der Löwenzahn (*Taraxacum* spec.) weithin bekannt. Die schöne Pflanze Jupiters zeigt als Hauptsignaturen die Kräfte von Sonne und Mond. Jupiter thront quasi als Göttervater noch oberhalb oder zeitlich vor dem Auftreten der ersten Urpolarität und zeigt daher die Gegenwart beider Kräfte an. Mit Leichtigkeit regeneriert sich der Löwenzahn aus der Wurzel.

Eine bei unseren Kindern sehr beliebte Pflanze ist das Brutblatt: Kleine Pflänzchen entwickeln sich am hübsch gestalteten Blattrand – einfach so, möchte man sagen. Diese Pflanze, auch Keimzumpe *(Bryophyllum daigremontianum)* genannt, zeigt die Kraft der vegetativen Erneuerung ganz besonders: Sie findet sinnigerweise in der Frauenheilkunde bei Kinderwunsch und Schwangerschaft Einsatz. Die außergewöhnliche Fruchtbarkeit der Pflanze, das Übermaß an Kinderreichtum sowie die große Wässrigkeit lassen den Bezug zur Urkraft Mond sehr deutlich werden. Selbst unter einigen Bäumen lebt noch die Fähigkeit, sich aus einem abgeschnittenen Ast zu bewurzeln. Die Weidenarten sind darin wahre Meister!

Reflexion

- Welche Pflanzen stellen wir ins Wasser?
- Welche Pflanzen stellen wir lieber als Trockenstrauß in die Vase?

War das ein Erlebnis, als ich eines Tages in der Grundschule den Vasendienst zu versehen hatte: Der Strauß ließ sich nicht aus der Glasvase nehmen. Der Strauß von damals, das waren dünne Weidenäste, die uns die Lehrerin als Frühlingsschmuck ins Klassenzimmer gebracht hatte. Die Vase war nun durch und durch mit größeren und feineren Wurzeln und Würzelchen ausgefüllt. Was tun? Ich erinnere mich, mit wie viel Mühe und Erstaunen ich die bewurzelten Weidenzweige einzeln herausnahm und dann heimlich an einer Ecke draußen vor den Fenstern eingrub.

Die Fähigkeit zum Bewurzeln ist bei Bäumen (obersonnige Kräfte) schon viel weniger zu erwarten, als bei krautigen Pflanzen (untersonnige Kräfte). Sie lässt Rückschlüsse auf die Art zu, wie dieses Pflanzenwesen mit dem Wasser – und damit dem Mond – umgeht. Ein verwandtes Phänomen ist vom Umtopfen oder Umpflanzen bekannt: Einige Pflanzen sind von einem solchen Umzug völlig unbeeindruckt. Andere wiederum lieben dieses Umsetzen überhaupt nicht. Darunter ist der Ysop ein Extrem: Sofort lässt er Blätter und Stängel schlaff herabhängen, als „würde er seines Lebens nicht mehr froh". Auch die Königskerzen und der Muskateller-Salbei wollen am Liebsten in Ruhe gelassen werden und dort zu majestätischer Größe heranwachsen, wo sie gekeimt sind. Viele andere Pflanzen, wie z. B. die Färberkamille, dagegen scheinen ganz ohne Wasser leben zu können. Es wundert nicht, dass sie als besonders gute Schnittblumen gelten.

Wer mit diesen Fragen innehält, kann wahrnehmen, was das über das jeweilige Pflanzenwesen und seine spezifischen Kräfte in Bezug zu Sonne und Wasser aussagt. Ein Trockenstrauß von Lavendel und Färber-Kamille ist wunderbar. Der Löwenzahn hingegen gibt keine gute Schnittpflanze ab. Als Jupitergewächs hat er zu viel „Mondiges" in sich.

SUBSTANZBILDUNG – KALLUSBILDUNG

Die alte Bildersprache, deren wir uns hier mit den Planetenkräften bedienen, lässt uns auch für die aktuelle Wissenschaft nicht im Stich. Ein gutes Beispiel ist die Kallusbildung. Als Kallus wird in der Botanik ein Komplex undifferenzierter, totipotenter Zellen bezeichnet, der sich aus einem lebendigen Gewebestück oder einer Zelle entwickelt. Dieses braucht Mineralsalze, Zucker und pflanzliche Hormone zu seiner Entwicklung. Diese Hormone kommen natürlicherweise z. B. im Kokoswasser vor (Merkur-Mond).

Beim Kallus kommt es zudem häufig zur Ausbildung polyploider Zellen, d. h. sie beherbergen ein Vielfaches der Chromosomensätze. Die Undifferenziertheit des Kallus und der damit verbundene Alles-kann-noch-werden-Zustand sind uns in der Einleitung zur hermetischen Naturkunde als *prima materia* begegnet. Interessant ist nun, dass Kräuter eine höhere Bereitschaft zur Änderung der Chromosomenzahl zeigen als Bäume. Am allerwenigsten trifft dies auf Koniferen zu (Saturn). Der Wissensstand und die Ergebnisse aktueller Forschung lassen sich also mühelos mit den uralten Bildern „übersetzen". In beiden Welten zu Hause zu sein, möchte ich von Herzen anregen.

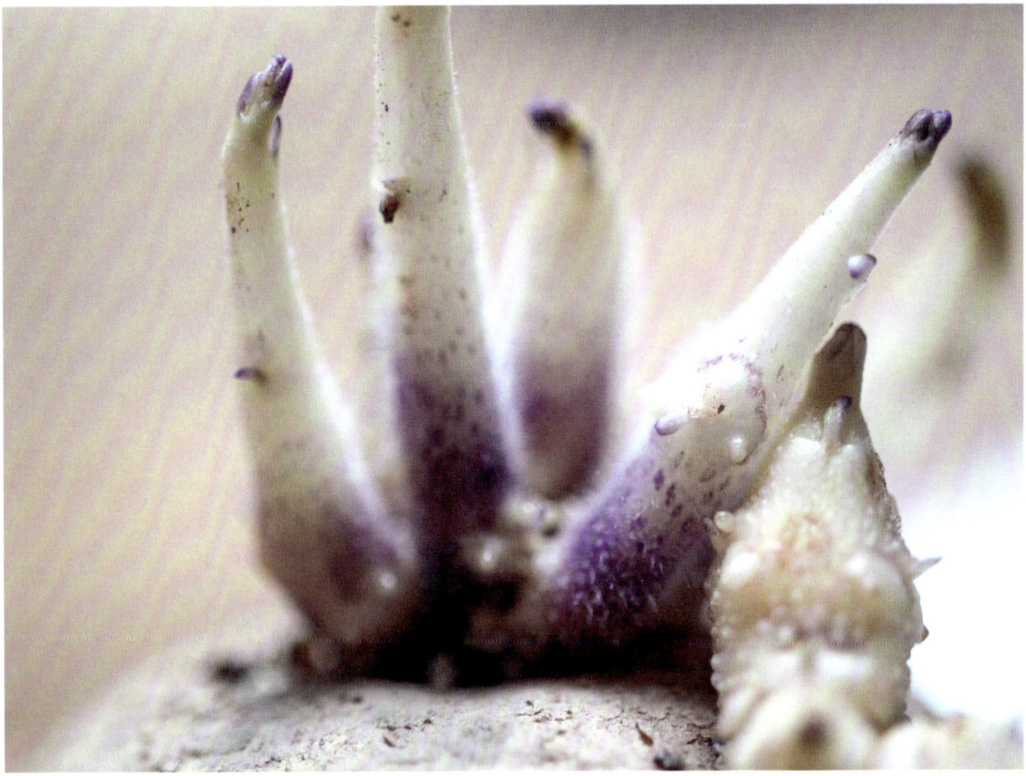

▲ Im Dunkeln lebt bereits die Substanz, die, vom Licht ergriffen, sich ausformt, ordnet und grünt.

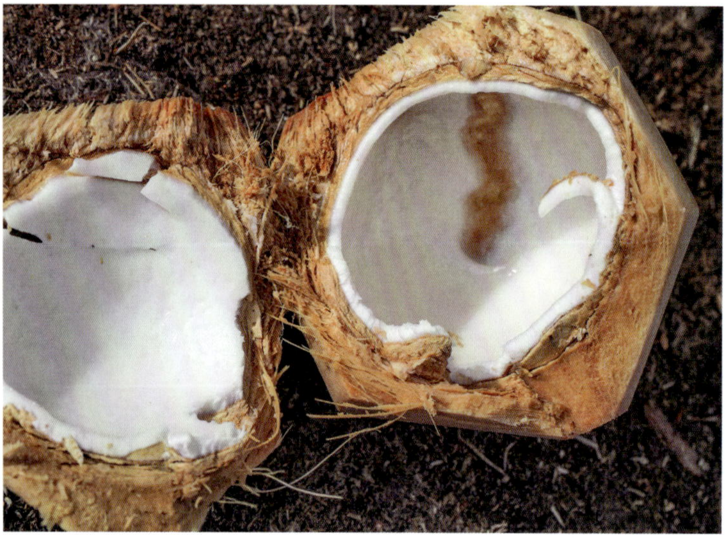

◂ Das Wasser aus der Kokosnuss enthält pflanzliche Hormone, die das Wachstum von Pflanzenablegern fördern.

Auch eine Stammzelle gilt als noch undifferenzierte Zelle, die gerade durch ihre Undifferenziertheit noch das Vermögen hat, sich als verschiedene Zelltypen oder Gewebe zu manifestieren. Hierbei zeigt sich wiederum das wesentlich Mondenhafte. Konkret und anschaulich ist das bei der Kartoffel, die im dunklen Keller mit weißen, langen Trieben ausgeilt: Blattansätze sind nur rudimentär vorhanden (siehe die typischen Mondfarben violett und weiß auf S.97). Erst die gestaltenden Kräfte der Sonne formen diese und lassen sie ergrünen.

EIBISCH, DIE MALVEN UND DER MOND

Neben den offensichtlichen Zusammenhängen zeigen sich beim Sein in der Natur manchmal verblüffende Tatsachen. Zunächst aber das Offensichtliche: Der Eibisch *(Althea officinalis)* zeugt durch und durch von Mondenkräften: Die Wurzeln sind weiß und schleimig. Diese lunare Qualität ist auch an den silbernen, behaarten Blättern, den weißen Blüten und der sanften Erscheinung der ganzen Pflanze zu bemerken. Ein hartes Herz und ein harter Geist kann hier die Lektion der Sanftheit lernen. Der Mond nährt wie die Milch; nährt, stillt und lässt geruhsam schlafen. Im Schlaf wachsen wir, heißt es. Der Eibisch gehört zur Familie der *Malvaceae*. Das Wort Malve geht auf das Griechische *malake* für weich zurück. Viele Teekräuter, die wir in der Küche verwenden, wirken ausleitend und auch austrocknend. Daher sind Pflanzen wie die Malven oder die Süßholzwurzel so kostbar: Sie vermitteln auch Mondkraft, befeuchten, kühlen und lindern.
Bei den Zubereitungen von sogenannten Schleimstoff-Drogen ist naturgemäß das kalte Wasser die richtige Wahl. Der Eibisch wird nicht so gut als Tinktur in Alkohol ausgezogen, das entspricht seinem Wesen nicht. Im Februar konnte ich einige abgestorbene Stängel betrachten: Sie sind innen hohl. Das ist ein Hinweis auf die Wirksamkeit der untersonnigen Planeten, insbesondere Mond und Merkur; das Gegenbild ist ein zäher, fester und verholzender Mars-Stängel. Es hatte in der Nacht

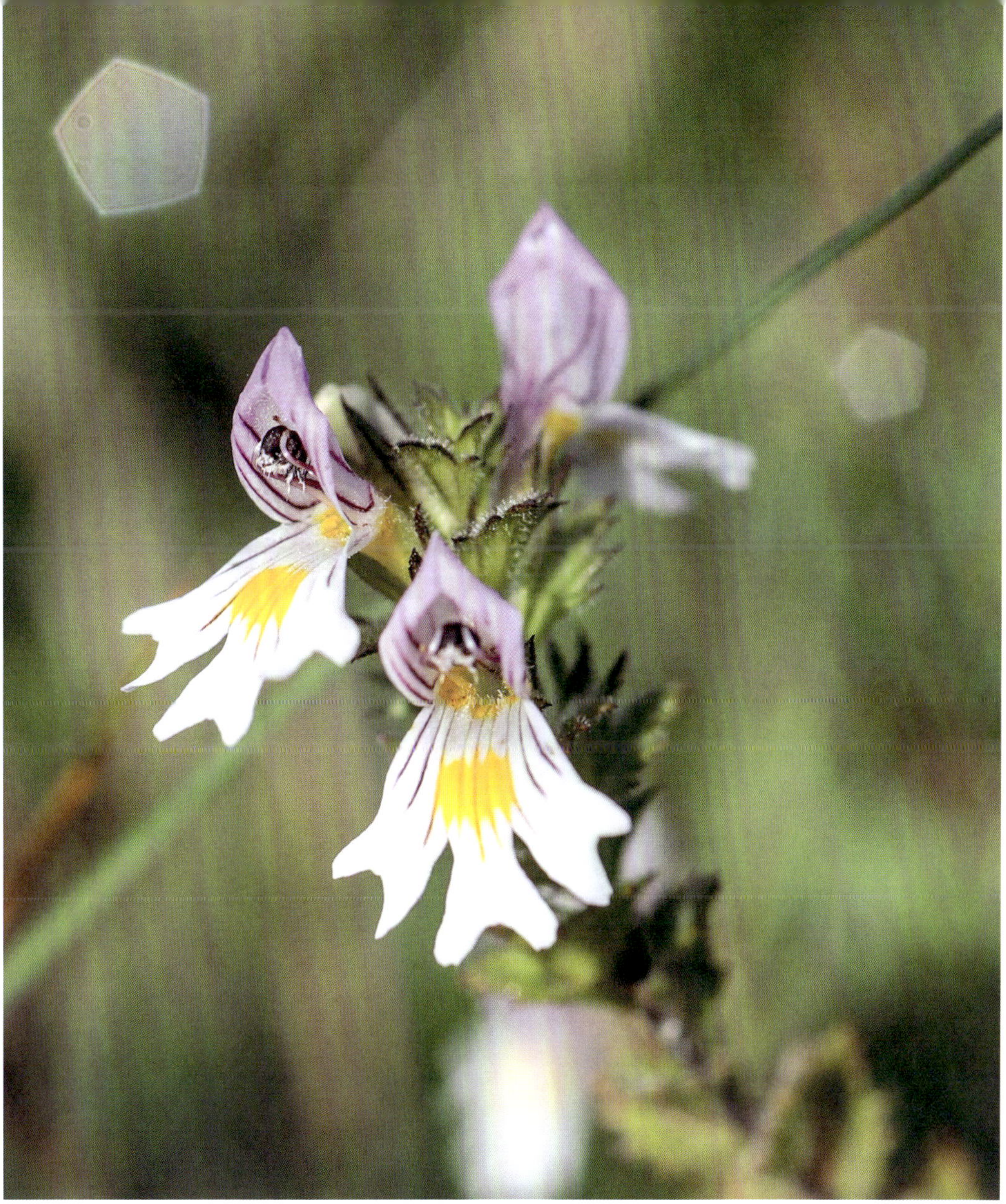

▲ Die faszinierende Blüte des Augentrosts zeigt „Sonne" und „Mond".

geregnet und erstaunlich: Die trockenen, abgestorbenen braunen Stängel waren außen total glitschig und schleimig. Sie hatten die Feuchtigkeit der Nacht bewahrt.

Zum Abschluss dieses Kapitels noch eine kleine Aufgabe für dich: Betrachte die Blüte des Augentrosts *(Euphrasia officinalis)*. Welche Wirkungen von Sonne und Mond erkennst du in der Blüte? Bemerke dazu den Zusammenhang der farbigen Gestaltung und die Tendenz zur Hohlraumbildung bzw. Öffnung zum Licht. Im Sonnenkapitel habe ich die Augen in Bezug zur Sonnenkraft besprochen. Die Alten aber wussten es noch präziser. Da heißt es von den Augen: ein Auge Sonne, ein Auge Mond.

Lunare Rezepte und Anwendungen

Die Mondkraft kann besonders bei Übermaß der feurigen Kräfte von Sonne und Mars hilfreich sein. Dabei ist es gleich, ob es sich um körperliche oder seelisch-geistige Aspekte handelt. Bei einseitigem Übermaß an Aktivität (Feuer) können wir in eine Spirale von Stress und Überlastung geraten. Eine wichtige Medizin ist ein gesunder Schlaf.

DIE HEILSAME KRAFT DES SCHLAFS

In unserem Kulturkreis scheint es, als gäbe es nur die sonnige Seite: das Aktivsein, Arbeiten, Erschaffen und Leisten. Tätigsein ist wichtig und gut. Es ist aber lediglich eine Seite der Ganzheit. Die solare Seite der Aktivität bringt Wärme, Feuer und Farben hervor. Das Faule, das Sich-zurück-Ziehen, die Dunkelheit und Nacht als lunare Seite ist aber ebenso bedeutsam. Bleib also einmal aus vollem Herzen einen ganzen Tag lang im Bett. Die Fähigkeit zum Untätigsein, zu Muße und Langsamkeit ist wichtig. Schlafen hält – wie gutes, bekömmliches Essen – Körper, Seele und Geist zusammen. Für Menschen, die viel im Kopf sind, ist es besonders wichtig, dass sie sich immer wieder bewusst der Erde, der Schwerkraft und dem Schlaf überlassen. Auch ein kurzes Intervall am Tag (ca. 20 Minuten) ist dabei nicht zu unterschätzen. Gönne dir diese kleinen und wichtigen Kraftquellen zwischendurch. Sag bewusst Ja zu Schlaf und Regeneration – es ist das Mondprinzip, das eine wirklich gesunde Balance von Tätigsein und Ausruhen ermöglicht.

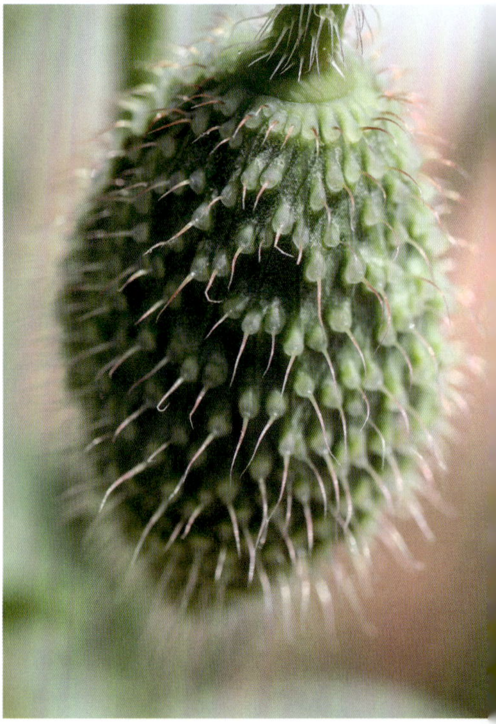

▲ Die Mohnknospe sieht aus, als würde sie noch schlafen. Sie überlässt sich vertrauensvoll dem Wirken der Schwere.

REZEPT

MONDNEKTAR ZUR STÄRKUNG DER NERVEN

Dieser Mondnektar nährt die subtilen Gewebe und vermehrt die Lebensessenz. Im Ayurveda ist er auch als *pancha amrita,* d. h. fünffacher Nektar, bekannt. Diese köstliche Zubereitung wirkt verlässlich: Wenn sie dir gut schmeckt, dann brauchst du sie auch. Wenn sie dir nicht schmeckt, dann ist es nichts für dich. Vielleicht aber ist es für jemanden in deiner Nähe, einen Freund, eine Nachbarin, die im Stress oder völlig ausgetrocknet sind. Drei Fünftel dieses Nektars stammen von der Mondkuh. Achte dabei auf höchste Qualität der Zutaten. Ein Fünftel kommt vom Sonnentier Biene und ein weiteres Fünftel ist sonnige Süße vom Zuckerrohr. Diese Mischung ist besonders, denn das Mischen von Ghee und Honig (oder Milch und Joghurt) wird auf diese Weise im Ayurveda sonst nicht empfohlen. Nun aber zu diesem Ausnahmerezept:

Was du für den Nektar brauchst:

- Ghee (das ist geklärte Sauerrahmbutter), kannst du leicht selbst herstellen
- guten Joghurt
- gute Milch
- guten Honig
- etwas braunen Zucker

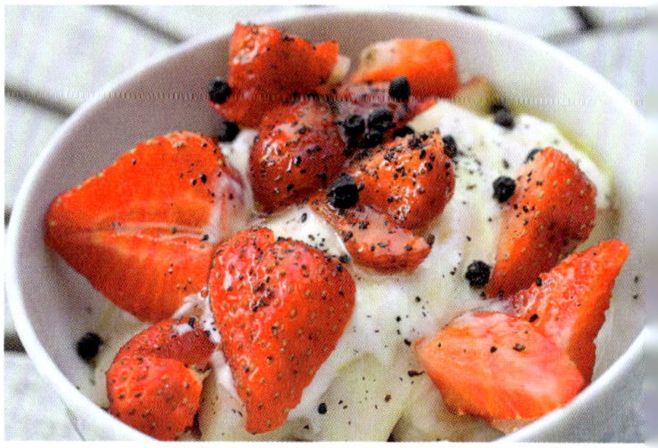

▲ Ein kleines Dessert mit frischen Erdbeeren und Mondnektar.

Diese fünf Zutaten werden zu etwa gleichen Teilen oder nach Geschmack gemischt. Ich nehme gerne etwas weniger Honig und braunen Zucker im Verhältnis zu Ghee, Joghurt und Milch. Die Milch kann auch vorher leicht aufgekocht werden, um bekömmlicher zu sein, sollte dann aber zum Vermischen nur handwarm sein.

Freie Varianten:

Mit Mango, Joghurt und geschmolzenem Ghee, etwas Schwefel-Salz (oder Vulkan-Salz, schwarzes Salz) und ggf. etwas braunem Zucker. Den mondenhaften Dingen (Joghurt etc.) fehlt nur das Salz und die Süße. Anstelle der Mango kannst du heimische Wald-Erdbeeren oder Erdbeeren nehmen. In diesem Fall lautet die Variante so: Erdbeeren, Joghurt, schwarzer Pfeffer, Leinöl und etwas Agaven-Dicksaft.

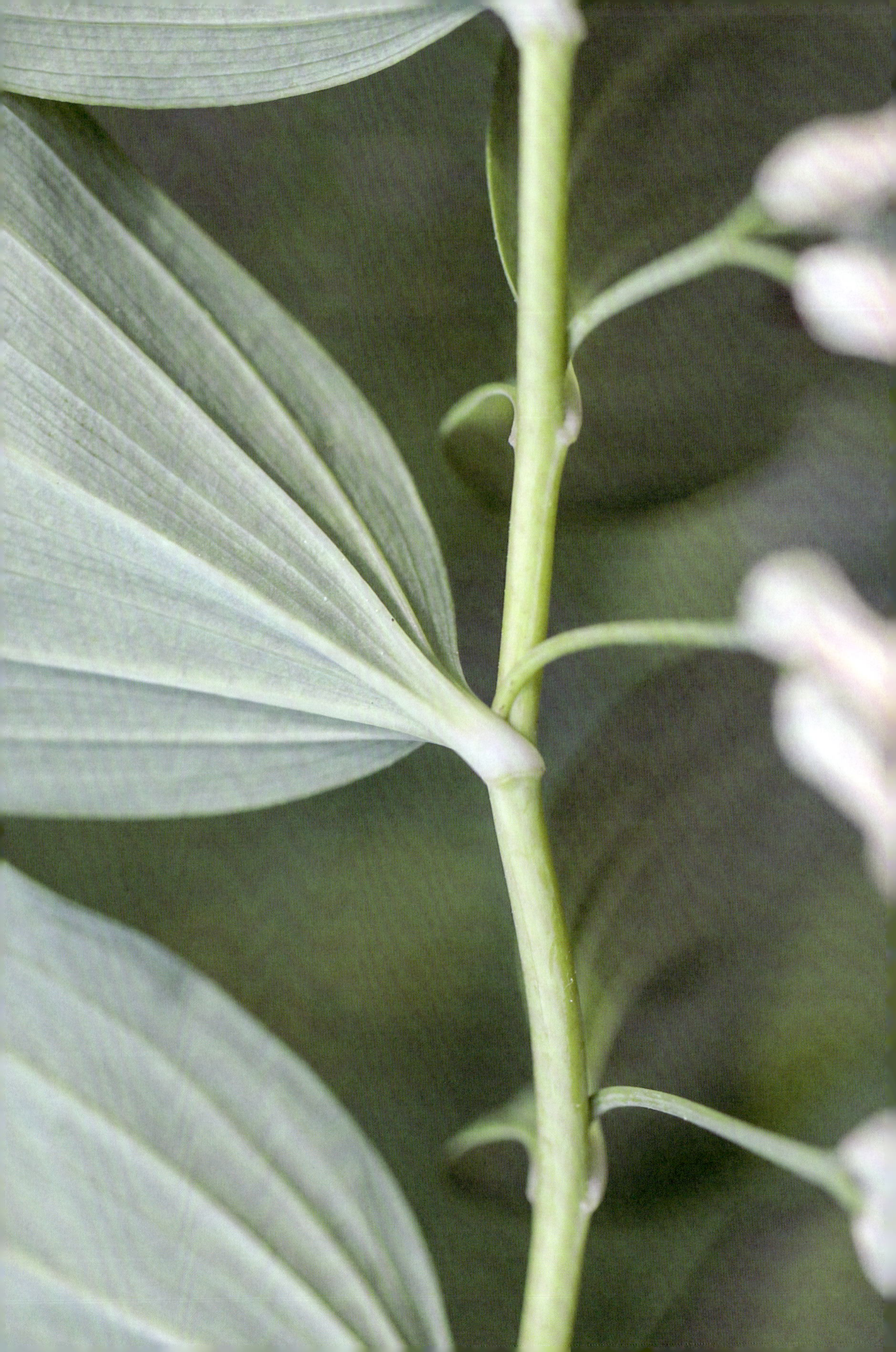

Saturn – nur keine Angst

Saturn ist janusköpfig einerseits das ätherische Himmelblau „ganz weit draußen" und andererseits die konkrete, dichte Materie unter unseren Füßen. Mit dem Erdaspekt des Saturns droht der ätherische Sonnenfunken in der Dichte zu erstarren. Von hier aus geht es nicht mehr linear weiter, ab hier kann nur noch Wandlung geschehen – und das Wunder!

Das Wesen von Saturn

Saturnkraft hemmt. Der Sonnenfunke hat sich in die Materie verloren. Im Kräfteweben der Natur ist die Idee zu ihrer Verwirklichung und damit zu einem ersten Abschluss gekommen. Die Feuerkraft Sulfur hat verbrannt und verdichtet: Uns bleibt nun ein schweres Metall, ein harter Zweig, würfeliges Salz, ein kleiner, schwarzer Same und dergleichen. Diese Saturnkraft ist tief in der Materie erfahrbar. Ihre Eigenschaft kann als dicht, schwer und trocken beschrieben werden. In der alchymistischen Tradition wird dies mit dem Ausdruck Sal bezeichnet. Es sind letztlich Kristallisations- und Verhärtungstendenzen, die z. B. durch die Kraft

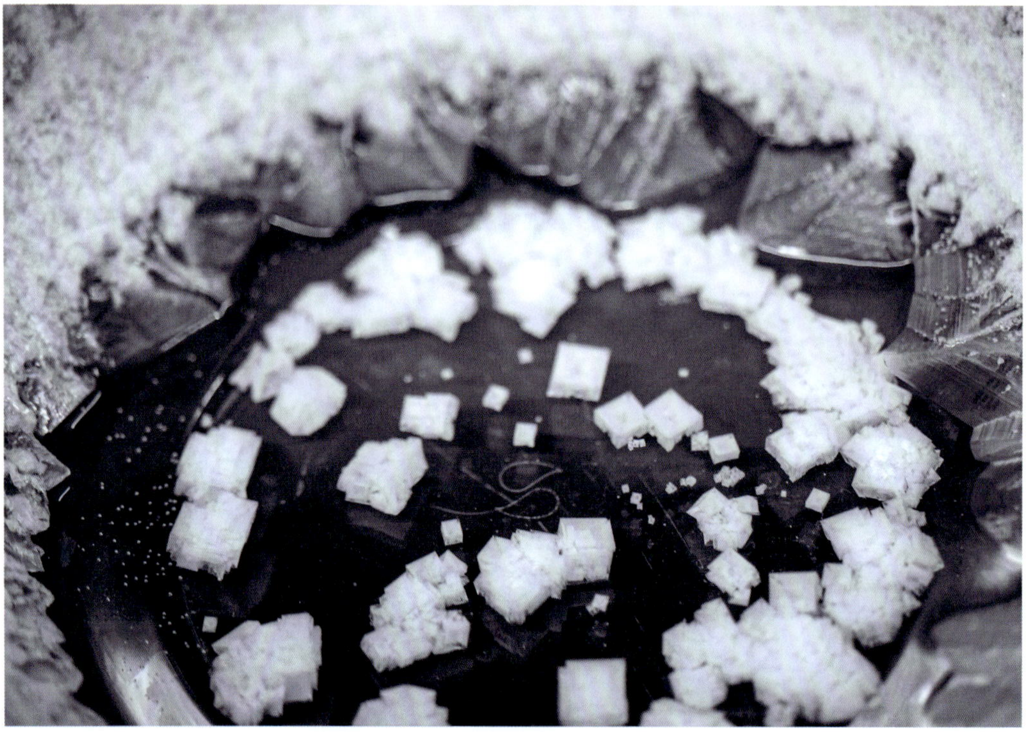

▲ Salz kristallisiert am Boden würfelförmig aus.

des wärmenden Feuers aus einer salzigen Lauge trockene Salzkristalle entstehen lassen. Die Natur kommt aber nirgends an einen kompletten Totpunkt. Sterbeprozesse sind im Wesentlichen Prozesse der Essenzbildung. Immer dreht sich das Rad der Lebendigkeit weiter, wirken Kräfte in die eine und andere Richtung: Das Totholz im Wald wird nach und nach von Pilzen aller Art zersetzt. Das vormals harte Holz wird weich, luftig und modrig – und dient nun selbst als Grundlage für neues Leben.

In diesem Bild wird deutlich, dass es mit dem Ankommen des Feuers in der äußersten Verdichtung nicht endet. Hier sind wir mit den tiefsten Themen, Ängsten und Hoffnungen der Menschheit konfrontiert: dem Umgang mit und der Angst vor der eigenen Sterblichkeit.

Im obigen Bild der Zersetzung eines Baumstammes wird rasch deutlich, dass die Erde Neues gebiert. Nach dem Gesetz der Polarität zieht das sehr Trockene die luftige Feuchte an. Die tote, dürre, trockene Wüste, ein Bild für Saturn, erhält Regen aus den Wolken, ein Bild für den Mond, und beginnt zu grünen und zu blühen, wobei Venus- bzw. Merkurkraft geboren wird.

Im Bereich der Mineralien und Metalle zeigt sich dieses Kräftespiel darin, dass Silber, das Mondmetall, gerne mit Blei (Saturn) vergesellschaftet vorkommt. Blei ist das Element mit der höchsten Massen- und Ordnungszahl, das noch stabil ist. Wo Saturn die Materie so sehr in seinem Griff hat, dass Erstarrung unvermeidlich scheint, sorgt die Natur dafür, dass es weitergehen kann: Uran, das fast doppelt so schwer ist wie Blei, ist radioaktiv. Uran, das auch dichter ist als Blei, trägt in sich den Keim der Auflösung. Die Radioaktivität bewirkt einen Zersetzungsprozess. Auf diese Weise gibt es keinen endgültigen Friedhof der Natur: Alles bleibt im Fluss, alles ist im lebendigen Wandel begriffen.

DAS SAL-PRINZIP

Das Sal erscheint im Rad der Natur an jener Stelle, an der sich das Sulfurische mit dem merkuriellen Spektrum verbindet. In anderen Worten: Da wo sich die individuelle Seele mit dem Geistigen verbindet, entsteht ein Körper. Das ist insbesondere am Beispiel des Zinnobers interessant. Zinnober ist chemisch betrachtet Quecksilber (Merkur-Prinzip) und Schwefel (Sulfur-Prinzip) vereinigt. Quecksilber ist bei Zimmertemperatur flüssig und Schwefel ist brennbar. In der Verbindung jedoch entsteht als Sal-Prinzip ein festes und hartes Mineral, das Zinnober. Das Sal-Prinzip entspricht dem Erdhaften. Es ist uns als Festigkeit aller Dinge sehr vertraut. Und gleichsam steckt gerade in ihm das vielleicht größte Geheimnis: das Bedürfnis nach Durchlichtung und „Freiheit". Im spagyrischen Aufbereiten der Asche zu transparenten Pflanzensalzen kommt dieses Durchlichtetwerden sehr schön zum Ausdruck.

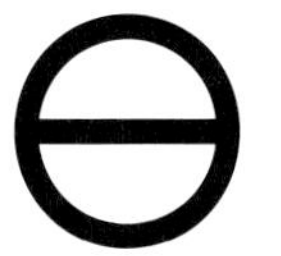

Das Bildzeichen für das Sal-Prinzip ist ein Kreis, der von einer waagrechten Linie unterbrochen ist. Der Kreis symbolisiert das Ein und Alles. Hier ist er aber getrennt. Es findet eine Art Hemmung statt: Der Leib schenkt uns die Erfahrung von Getrenntsein. Wir sind gewissermaßen aus der Einheit herausgefallen – oder es fühlt sich so an. Freie Assoziationen sind: das Fixe, der Körper, der Leib. Die Basis für die Begegnung der Polarität. Das Salhafte eines Dings ist gewissermaßen die Basis. Die Erde bietet den Grund, auf dem sich etwas ereignen kann.

Das Erdelement

Die Kraft, die als Erde bezeichnet wird, ist die dichteste und dunkelste Erscheinung der fünffältigen Natur. Es geht also beim Erdelement nicht um das, was wir erlebnismäßig als duftende, feuchte Erde kennen. Als eine wesentliche Naturkraft beginnt sie da, wo das Feuerelement zu Ende gekommen ist. Anstelle von Wärme und Strahlung zeigt sich nun im Erdelement Dichte und Kälte. Je weiter die anderen Elementarkräfte zurücktreten, desto stärker tritt das Erdelement in Erscheinung: Das bewegliche Wasser verliert an Wärme, büßt damit seine Beweglichkeit ein und erstarrt schließlich zu Eis.

Der Winter ist ein rechter Mann, kernfest und auf die Dauer. Sein Fleisch fühlt sich wie Eisen an und kennt nicht süß, noch sauer. ...

MATTHIAS CLAUDIUS

Es wird deutlich: Hier kommen wir unter den Einflussbereich des harten, kalten und trockenen Saturns. Äther- und Luftelement sind leicht. Dichte und Schwere dagegen sind Ausdruck des Erdelements. Die Dichte lässt uns spüren, dass etwas da ist. Sie gibt uns Halt und stützt alles Ranken, Wachsen und Bewegen, z. B. durch das Knochenskelett. Die Knochen sind als stark mineralisierte Substanz am Dauerhaftesten. Auch das zeigt den Saturn, den Herrn der Zeit, an. Knochen in der Wüste sind Zeichen dafür, dass da Lebendiges war. In der Natur kommt nie etwas endgültig zu Ende: Es ist ein immerwährendes Kreisen.

Dazu müssen wir etwas tiefer blicken: Die Arm- und Beinknochen sind innen hohl. Sie sind in ihrem Inneren von Knochenmark erfüllt, das Blutzellen bildet. Im Harten erscheint das Lebendige. Daher ist das Erdelement einerseits Tod und Erstarrung des lebendig-feurigen Geschehens und auf der anderen Seite Grundlage für eine neue Lebendigkeit und Entfaltung. Mit Saturn treten wir an eine Schwelle. Hier ist nur noch Wandlung möglich, kein Fortschreiten mehr. Gerade im „Nicht-mehr-Auskönnen", im Steckenbleiben und der tiefsten Schwärze der Nacht ist der Drang nach Licht und Veränderung am stärksten. Das Feuer trocknet und bringt aus feuchtem Holz trockene, kalte Asche hervor. Das Wasser befeuchtet die Erde, verbindet sich und löst, erweicht und macht die Erde fruchtbar. Das Gras sprießt hervor und grünt. Die Wüste wird lebendig.

WIE DAS GROSSE AUF ERDEN GESCHIEHT

Ein Mineralsalz, das trockengeglüht ist, zieht Feuchtigkeit an. Mars als feurige Kraft kann sich nur im Erdelement mit Venus verbinden.

MÄRCHEN

DIE GESCHICHTE EINER SEHNSUCHT

Es waren einmal ein Feuer und ein Wasser in der weiten Welt, die hatten gar große Sehnsucht nacheinander. Doch stets, wenn sie versuchten zueinanderzukommen, war es, als ob sich die Sonne verdüstere und sie nur weiter voneinander kamen und sich nicht begegnen konnten. Und sie waren trostlos und voller Angst.

Da geschah es eines hellen Morgens, dass dem Feuer träumte, es könne seine Geliebte erkennen an einem Ort, der fern war von hier, und es selbst wäre ein lichter Sonnenfunke. Ohne auch nur einen Blick zurück, trat der Sonnenfunken seinen Weg an, hinab zur Erde.

☉ → ♂

Zur gleichen Zeit aber war dem Wasser, der schönen, morgenklaren Perle, die Sehnsucht so schwer geworden, dass sie es nicht länger ertragen konnte – und sie ergab sich der Schwere und ließ sich als Tropfen zur Erde fallen. Wer kann es glauben und davon singen. Wie groß war da die Freude!

Als sie auf die trockene Erde gefallen war, spürte sie sofort die Gegenwart ihres Geliebten. Ja, es war ihr Hahn, nach dem es sie so verlangt hatte. Und auch seine Bangigkeit wich und das Herz sprang ihm vor Freude, als er sie fühlte. Hatte er nicht eben noch vermeint, sterben zu müssen, so eng und schmerzlich war ihm alles vorgekommen, in diesem strengen, schwarzen Kerker, in dem er saß. Und doch: Jetzt war sie da und wie anders war alles!

So erkannten sie sich und feierten Hochzeit. Und die Sonne schien freundlich auf sie herab und auch der Mond trat hinzu und freute sich mit ihnen. Und alles um sie herum wurde grün und war das grünende, blühende Leben selbst.

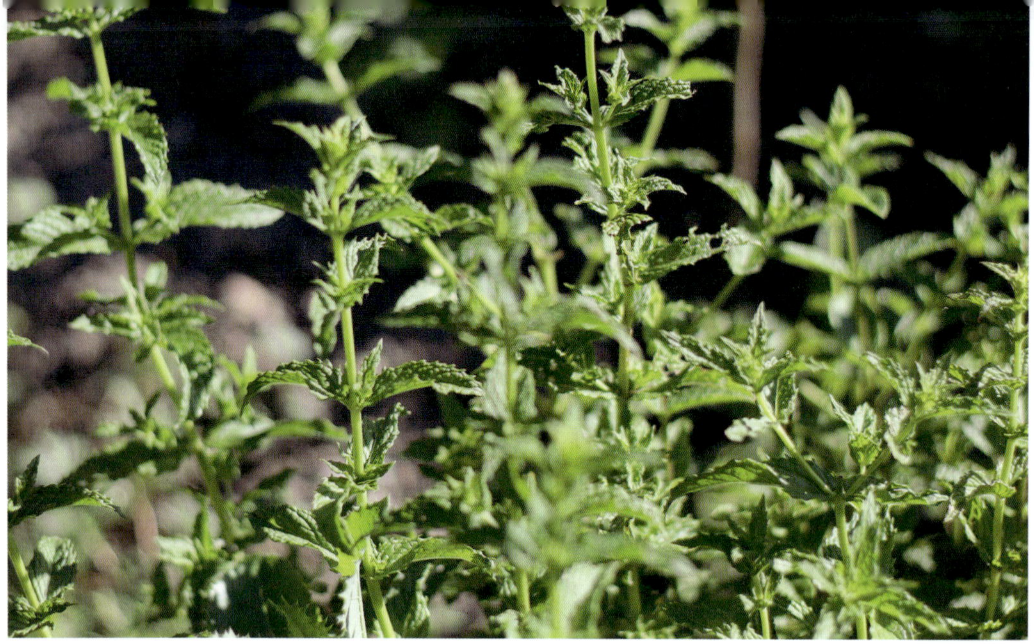

▲ Ein frisches Grün – wie hier bei der Minze – kann belebend und ausgleichend wirken.

Die Erde bzw. das Erdelement bildet eine Basis für die Begegnung der Polaritäten. Die hohe Polarität Sonne und Mond kann so (als Mars und Venus) zueinander finden. Das Feuer, das trocknet und fixiert, wohnt der Erde, z. B. dem Salz, inne. Dieses innere Feuer will sich mit Venus verbinden bzw. Venus (Wasser) wird von ihm angezogen. Daher verbindet sich Venus zunächst mit der Erde. Nun steht der Begegnung nichts mehr im Wege. Diese hermetische Tatsache habe ich in ein kleines Märchen verwandelt, um mehr zum Gemüt und den inneren Bildern zu sprechen (siehe Seite 107).

SATURN – DER SCHWELLENHÜTER

Als Planet ist Saturn der entfernteste mit bloßem Auge sichtbare Planet. Damit ist er gewissermaßen an der Schwelle zwischen dem Sichtbaren und dem Unsichtbaren. Er schaut janusköpfig nach innen hin zur Erde und nach draußen in die Weiten des Kosmos. Es heißt z. B. bei Jakob Böhme „Saturn fasst´s als erstes“. Er ist im Schnittpunkt der Acht zwischen Mikro- und Makrokosmos und gibt Acht darauf, was da hereinkommt. Die Acht ist eine Schlaufe oben und eine Schlaufe unten – und ein Nadelöhr, durch das etwas hindurch muss. Auf alten Bildern sieht man Saturn als „Herr der Zeit“ mit einer Sanduhr in Form der Acht dargestellt. Erst in späteren Jahrhunderten wird die Sichel zu seinem Attribut. Er ist ursprünglich der Schnitter und der Sensenmann, der die Ernte einbringt. Er verweist auf das kosmische Gesetz, dass wir ernten, was wir säen. Die Verbindung mit dem Knochenmann/Tod und damit ggf. karmische Betrachtungen sind aus diesem Bild hervorgegangen.

Etymologisch klingen im Namen Sat-Urn zwei Silben an. Die Silbe „Sat“ ist besonders interessant. Im Sanskrit bezeichnen die Worte *sattva, satya* das Wahre und absolut Wirkliche. *Sat* kann einfach als das Sein an sich verstanden werden. Im Lateinischen bedeutet es genug und wir kennen es im Wort saturiert, also gesättigt. Der zweite Wortbestandteil erinnert an Zeitbegriffe wie di-urnal und Noct-urne.

Die Pflanzen Saturns

Das Wirken Saturns im Pflanzenreich zeigt sich als eine Art Dunkelheit, Dichte, Starre, Trockenheit oder Härte. Unter den Pflanzen Saturns fallen besonders die starken Giftpflanzen auf. Diese sind so starke Wesenheiten, dass sie unsere Seele aus dem Leib bugsieren können. Darum ist eine große Achtsamkeit im Umgang mit ihnen wichtig. An den unwegsamsten Stellen wachsen sie; unzugänglich und in extremen Lagen, auf kargen, trockenen und steinigen Böden. Deutlich vor Augen sind mir einige „unmögliche" Standorte des Blauen Eisenhuts *(Aconitum napellus)* hier im Schwarzwald. Als dauerhaften Ausdruck nimmt eine Pflanze mit intensivem Saturncharakter auch Baumgestalt an. Insbesondere die Nadelbäume sind mit ihrem kargen, immergrünen Wesen ein Hinweis auf saturnische Kräfte.

ERDHAFT WERDEN UND EWIG GRÜNEN

Nadelbäume sind innen wärmehaft und dadurch besonders an kalte Regionen angepasst: Das zeigt sich in der Harzbildung und anhand der ätherischen Öle in den Nadeln. Dadurch sind sie in unseren Breiten, mit Ausnahme der Lärche, immergrün.
Die meisten Kräuter, wie auch das Laub der Laubbäume, sind dagegen nicht vor der Winterkälte geschützt. Ausnahmen tragen ledrig-harte Blätter wie z. B. die Stechpalme, der Efeu oder die Christrose oder sind „innerlich feurig" wie der Rosmarin. Das Dauergrün der Tannen weist außerdem darauf hin, dass das ewige Feuer nicht gänzlich verlöscht: Saturn zeigt in diesem Bild, dass das innere Leben Bestand hat, auch in karger, lebensfeindlicher Umgebung, und dass selbst im Mittwinter die Würde des Lebendigen nicht vergeht (Immergrün, Efeu, Wacholder). Die Verwendung von saturnalen Pflanzen (wie z. B. Christrose, Eibe, Zypresse) auf Friedhöfen bekommt dadurch eine tiefere Bedeutung.

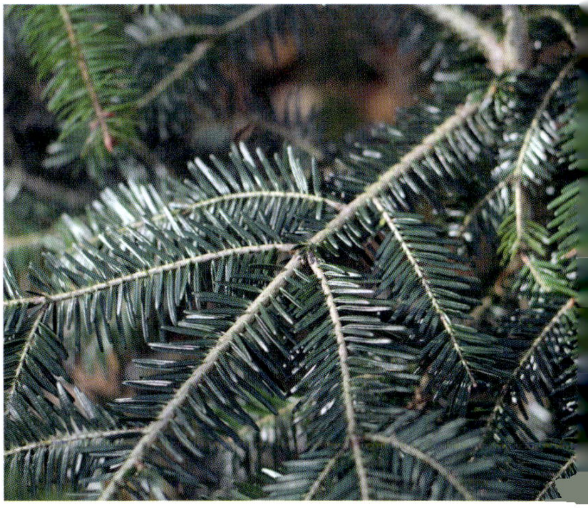

▸ Der Tannenzweig erscheint dunkel – innen aber ist er ganz feurig.

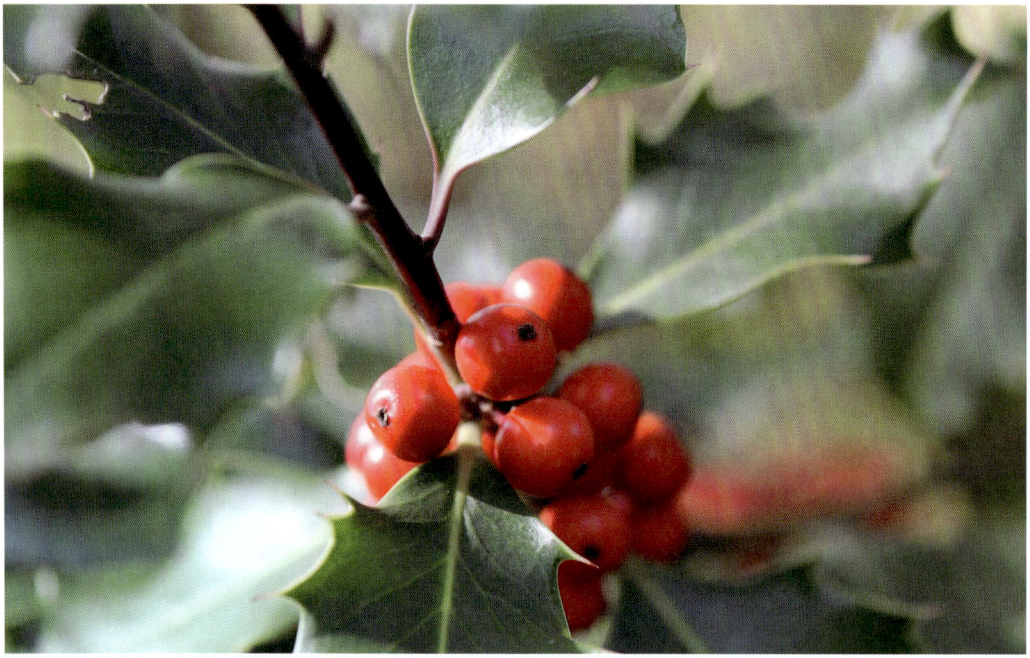

▲ Die Stechpalme hat leuchtend rote Früchte.

Die Sonne verlöscht niemals ganz, selbst wenn Saturn- und Mondkraft vorherrschen. Wenn die Pflanze stirbt, findet eine Essenzbildung statt. Das freundliche Grün weicht, Blätter und Stängel werden dürr und farblos. Im Bereich von Licht und Wärme bilden sich die Samen aus. Der Tod und das Sterben führen zu Wesentlichem. Die Samen können besonders in trockener Erde und in Kälte sehr lange ausharren. Der sulfurische Prozess, der mit der Knospe und dem Blühen begonnen hat, findet im Samen seinen Abschluss. Zugleich wird durch die Begrenzung im Erdhaften eine Sehnsucht nach dem Grenzenlosen erweckt. Die Erde sehnt sich danach, durchlichtet zu werden. Das erlebe z. B. ich beim Anblick der leuchtend-roten Eibenarillen, den roten Stechpalmenfrüchten oder den kräftigen Sonnenfarben der spätherbstlichen Buche.

TYPISCHE HINWEISE AUF SATURNKRÄFTE

Saturnpflanzen zeigen insgesamt oft eine gewisse Strenge und Reduziertheit. Sie wirken düster, ernst oder erhaben. Im Bereich von Stängel und Blatt fällt das besonders ins Auge. Beispiele dafür sind die Schachtelhalme oder die Nadelbäume. Einige Pflanzen wachsen bodennah wie das Immergrün, andere gedrungen wie die Kiefern und der Wacholder. Einige immergrüne Laubbäume grenzen sich stark mit festen Blättern ab oder wachsen spärlich und langsam wie einige Kakteen. Bei der Eibe finden wir ein starkes Verholzen, ein Holz ohne Harz.

Die Blüten von Pflanzen mit starkem Saturneinschlag sind häufig dem Sulfur-Pol gerade entgegengesetzt. Einen melancholischen Eindruck macht uns der bittere Wermut mit seinen reduziert wirkenden, hängenden Blütenköpfchen.

Im Extremfall sind es eher gedeckte Farben, d.h. Blüten mit grauen, schwarzen oder gelbbraunen Elementen wie beim Bilsenkraut. Aber auch ein tiefes oder helles Blau, insbesondere in Verbindung mit einem tiefen Schlund, findet sich in den Bergen und manchmal an unzugänglichen, besonderen Orten. Die Früchte sind oft klein und fest mit schwarzen oder blauschwarzen Samen (Efeu, Wacholder). Die Beeren des Wacholders reifen langsam. Die Früchte des Holunders brauchen noch die Sonne des Kochtopfs, um dem Menschen genehm zu sein. Giftige Beeren finden sich z.B. bei der Tollkirsche, der Einbeere und den Weißwurzen.

Die Wurzel an sich entspricht schon Saturn (und Mond). Sie befindet sich jenseits der Schwelle des Tagesbewusstseins (der Sonne) tief in der Erde. Interessanterweise ist meist das Graben von Wurzeln mit viel Regelwerk (Saturn) versehen: Du sollst diese und jene Wurzel, dann und dann, auf diese und jene Weise sammeln. Darin zeigt sich schon etwas vom strengen Saturn. Das Wurzelgraben ist auch radikal: Für einige Pflanzenindividuen bedeutet das den Tod, beispielsweise für die Engelwurz. Die über der Erde – im Taghellen – liegenden, z.B. mediterranen Kräuter der Sonne, dürfen dagegen nach Lust und Laune gesammelt und beerntet werden. Ein spannender und sprechender Gegensatz!

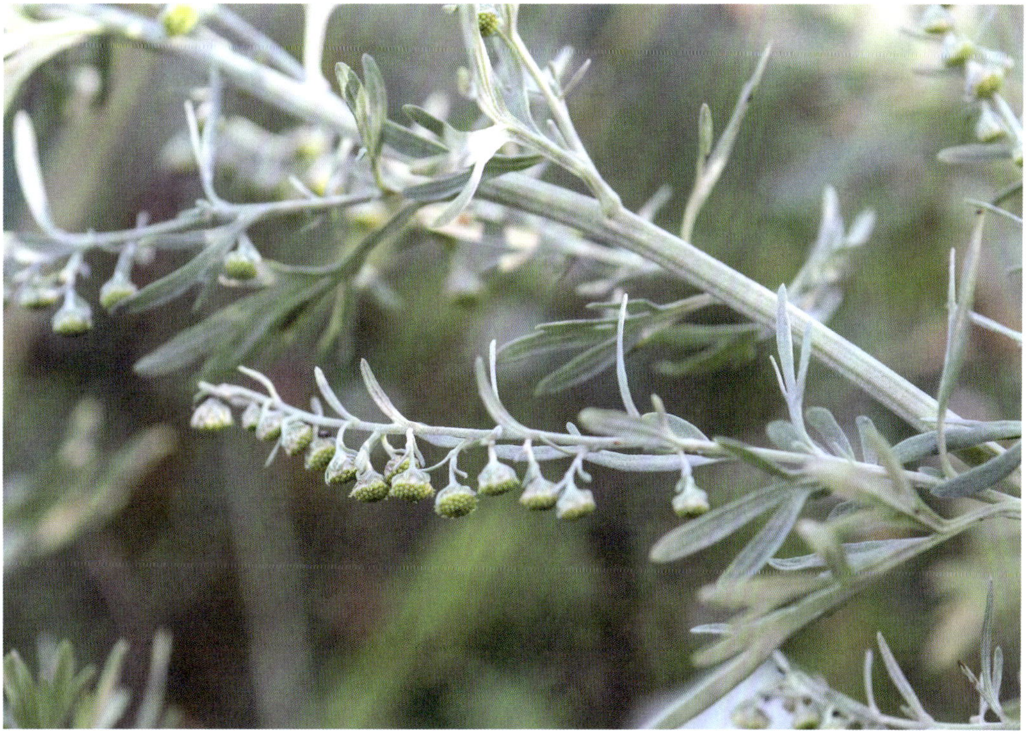

▲ Der Wermut lässt seine Blütenköpfchen hängen.

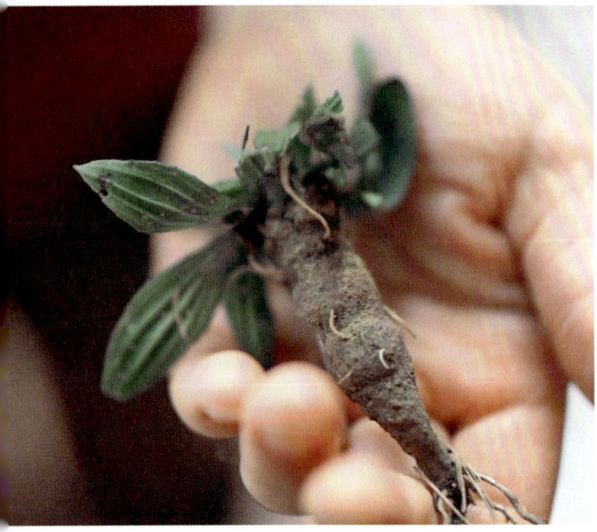

▴ Die Wurzeln der Wegeriche finden trotz ihrer starken Heilkräfte kaum Beachtung.

artige Blatt ist milder und feuchter in der Wirkung. Die Wurzeln jedoch sind wie trockene Erde. Sie werden hart wie Stein und sind stark zusammenziehend. Saturn hemmt.

Zu den Pflanzen des Saturns gehören auch der Olivenbaum und der Erdrauch *(Fumaria officinalis)*. Tiefer im Saturn stehen die Giftpflanzen wie z. B. die Eibe. Die Eibe öffnet sich insbesondere der Wintersonne. Ungewöhnlich ist ihre sehr große Schattenverträglichkeit. Ältere Exemplare strahlen eine große Ruhe und Gelassenheit aus und wirken nicht feindlich, aber verschwiegen. Die blau blühende Wegwarte wächst sparrig verzweigt. Hier setzt die Verästelung schon ganz unten an. Das Himmelblau ihrer Blüten ist wie „nicht von dieser Welt". Der Natternkopf blüht von unten her auf. Verblüht ist die ganze Pflanze grau, stechend und voller Samen.

EINZELPFLANZEN DES SATURNS – STARK REDUZIERT

Was mich immer wieder erstaunt ist, wie ganz gewöhnliche Dinge in unseren Köpfen quasi tabu sind. So ist zwar jedem klar, dass jede höhere Pflanze Wurzeln hat – und doch wird in der Heilpflanzenkunde gerade beim Wegerich dieses Pflanzenorgan gerne übergangen. Die Wegeriche haben vielfältige und höchst geschätzte Heilwirkungen, galten neben dem Beifuß und anderen zu Recht als die mächtigsten Pflanzen. Die Wurzeln haben es wirklich in sich! Ich verstehe das Übersehen der Wurzeln als Ausdruck einer (Denk-)Hemmung – hier begegnet uns quasi wieder Saturn. Die Wegeriche, als Könige des Weges, gehören insgesamt klar zur Merkurthematik. Das grüne, zungen-

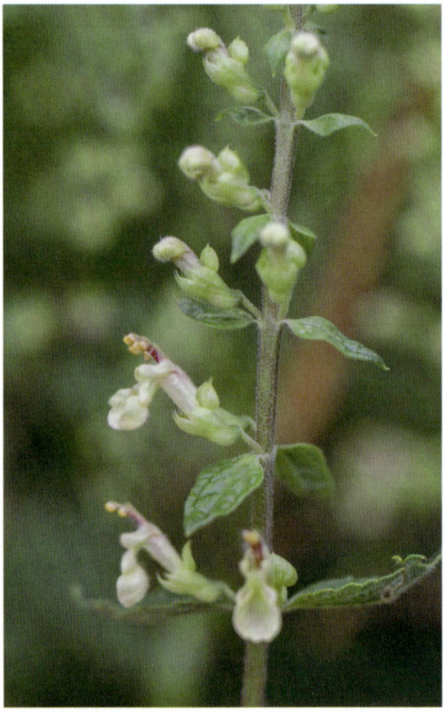

▸ Als Lippenblütler des Waldes ist der Salbei-Gamander eine besondere Erscheinung.

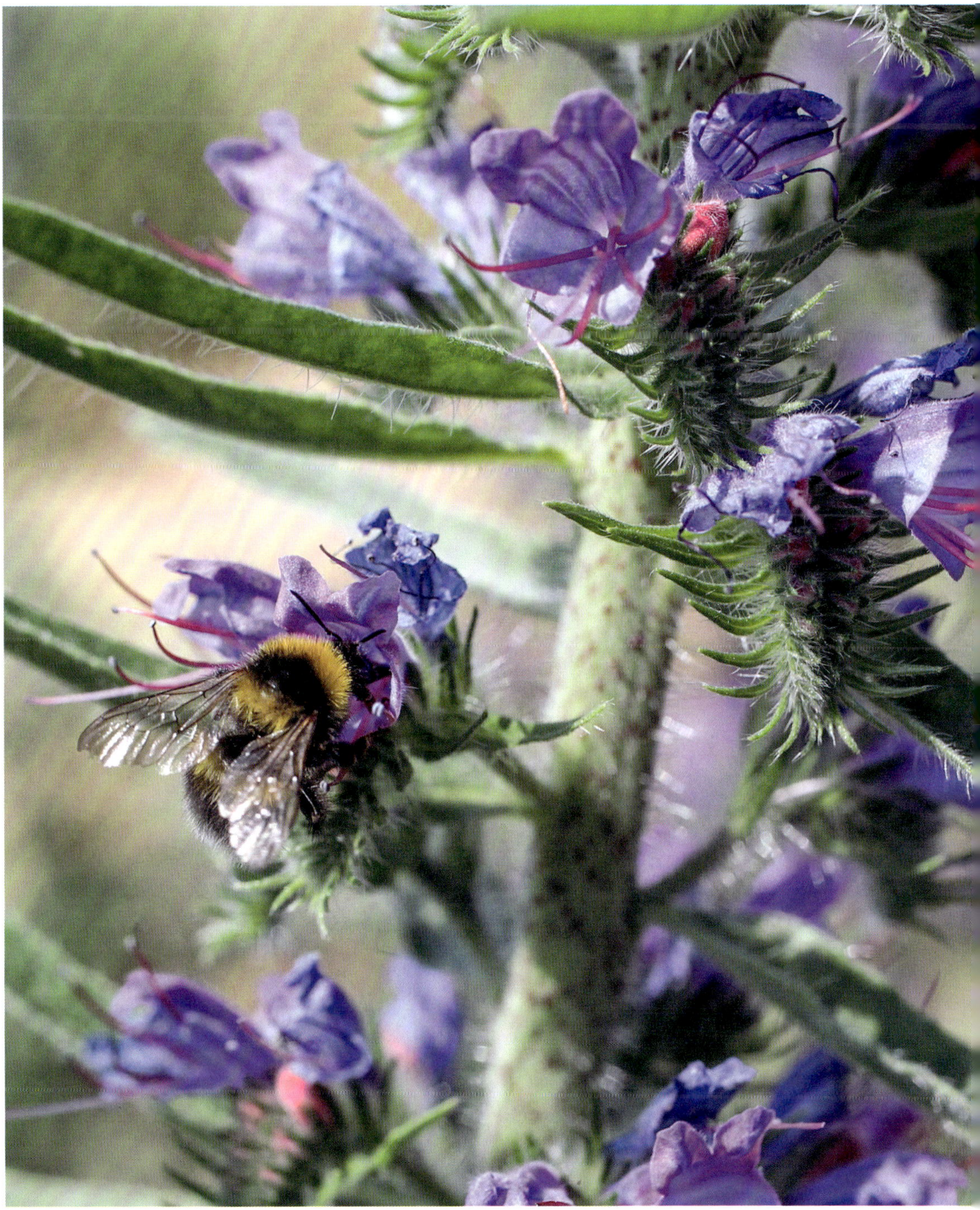

▲ Der Natternkopf verschenkt sich den Sommer über, bis er aschgrau zurückbleibt.

ÜBUNG

SATURN ALS FREUND DES MENSCHEN

Saturn ist ein großer Lehrer. In Kargheit und Beschränkung liegen wahrhaftige Schätze. Hier lade ich dich ein, ein paar Dinge „an der Wurzel zu packen“. Ich wünsche dir Saturn zum Freund!

Starres in Lebendiges verwandeln

Ist Salz lebendig? Nimm eine Handvoll gutes Salz (z. B. Himalaya-Salz, Bergsalz, natürliches Meersalz) und gib es in eine sehr große Glasschüssel. Diese ist idealerweise gerundet, wie es oft bei Salatschüsseln der Fall ist. Nun gieß das Salz mit lauwarmem Wasser auf und rühre, bis das Salz ganz in Lösung ist. Gib so viel Wasser zu, bis es etwas drei Finger hoch in der Schüssel steht. Nun stelle die Schüssel an einen schönen Platz. Lass das Wasser in seinem eigenen Rhythmus über Wochen verdunsten. Schau dir das Salz an. Was kannst du beobachten? Ist es überall gleich? Wo ist es auffallend lebendig?

Angst durch Atem verwandeln: Angst hemmt uns und lässt uns starr werden. Öffnest du dich dem Atem, dem Fluss des Lebens, wird aus Angst Aufregung. Aufregung ist Angst mit Atem, wie spannend! Saturn wird durch Atem verwandelt. Die Starre beginnt sich zu öffnen und es fließt wieder. Es wird Ausgleich geschaffen: Du kannst deiner Angst begegnen und ihr danken, dafür, dass sie da ist und dir hilft, dich zu entwickeln.

Angst als Schwelle: Angst kann uns vor Unheil bewahren. Angst kann uns aber auch vom Wachsen abhalten. Sie erscheint uns dann als furchterregender Schwellenhüter und zähnefletschender Wolf. Mein Tipp: Schaue ihn dir gut an – und danke ihm. Sag ihm: „Danke, dass du da bist. Ich sehe dich. Ich weiß was ich tue, und tue jetzt das, wozu ich gekommen bin.“ Du kannst zusehen, wie der reißende Wolf zu einem Schoßhündchen wird und dich auf deinem Weg ins Neue und Unbekannte begleitet.

Was ist wirklich wesentlich?

Saturn macht die Gedanken weit:

- Ist mir meine Sterblichkeit bewusst?
- Welche Bedeutung hat dies für mein gegenwärtiges Leben?

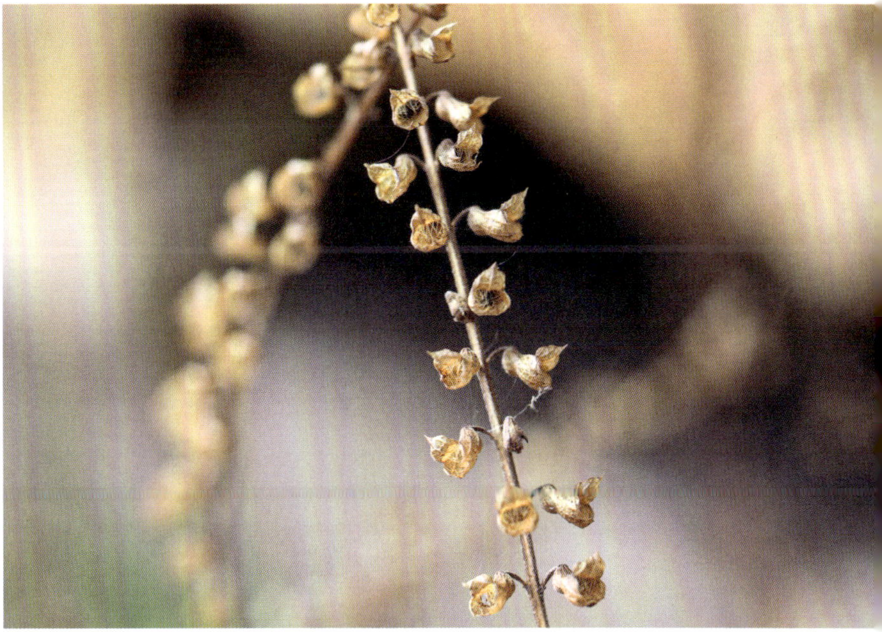

▲ Der vertrocknete Samenstand des Salbei-Gamanders.

Saturn wirkt karg, aber er beschenkt uns mit der Gabe der Beschränkung, die uns zu Klarheit führt. Hier nun Einladungen, dieser Klarheit nachzugehen:

- Was in meinem Leben, Alltag, ist überflüssig (geworden)?
- Worauf kann ich in Anbetracht des Todes, meiner Sterblichkeit, jetzt verzichten?
- Was ist wirklich wesentlich?
- Wie erlebe ich einen trockenen, dürren Zweig, eine Lärche, den Sternenhimmel?

Sterben, um zu leben (Morgenritual)

Eine besondere Kraft des Lebens liegt für mich darin, dass die Zeit hier begrenzt ist. Ich bin aufgefordert zu wählen, wohin ich meine Lebensenergie lenke, welchen Aktivitäten ich Raum und Zeit schenke. Saturn als Herr der Zeit rechnet Jahr um Jahr, Tag um Tag. Um inmitten des bleiernen Alltags das goldene Licht aufscheinen zu lassen, stelle ich mich einem „Morgenritual". Dazu lese ich diesen Halbsatz: „Wenn dies mein letzter Atemzug wäre …". Ich schaue auf mein gegenwärtiges Leben aus der Perspektive meines letzten Atemzugs: Was wäre mir in dieser Lebensphase wirklich wichtig? Durch den Abstand tritt mir das Wesentliche leichter vor Augen: Es gibt dann keinen Grund mehr, nicht dem Ruf des Herzens zu folgen.

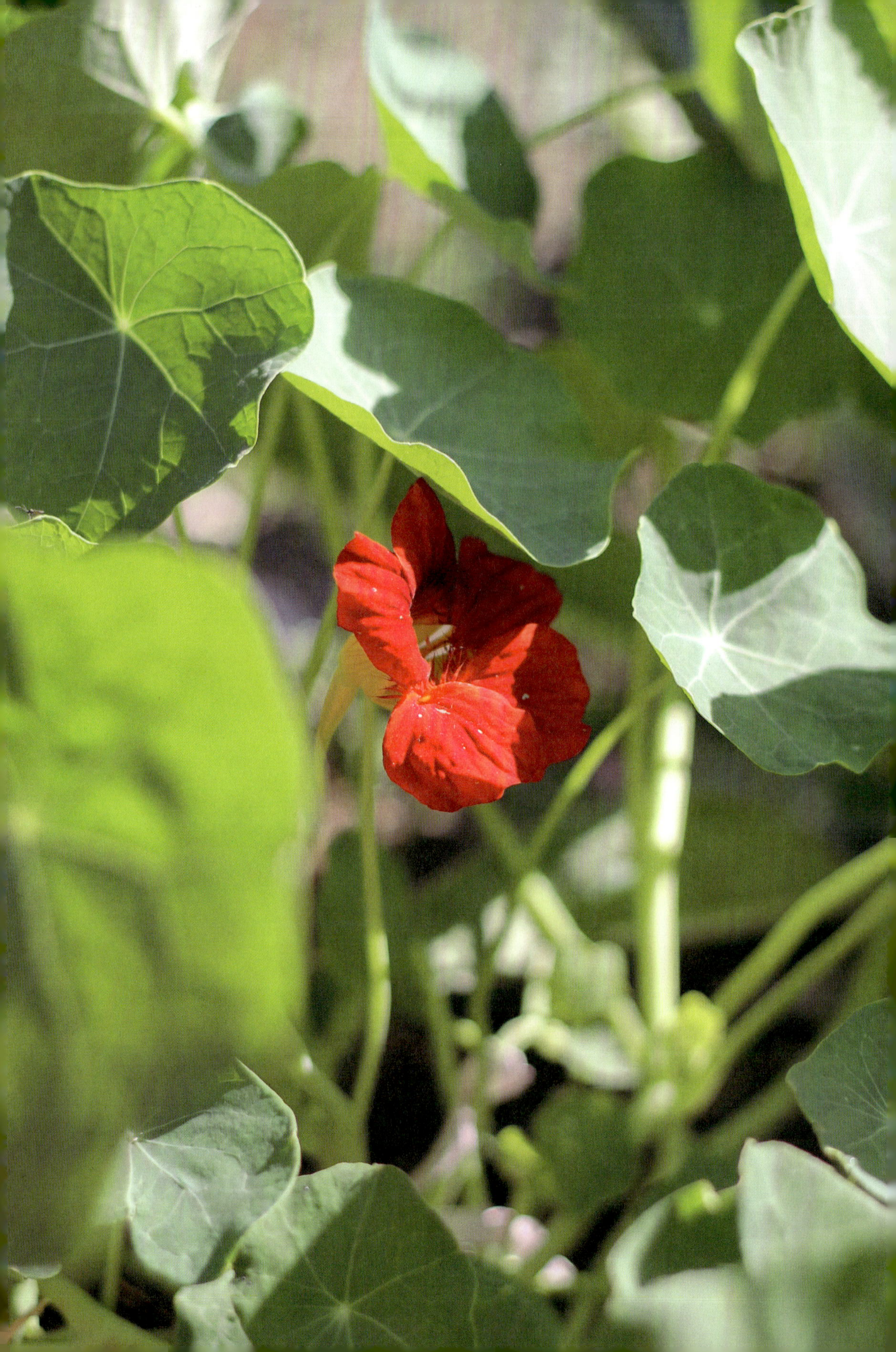

Mars – feuriges Eindringen

Marskraft kommt auf den Punkt. Sie ist wie ein gebündelter Strahl, der zu feuriger Aktivität anregt und die Materie rhythmisch ergreift. Ohne Venus als Gegenpol ist Marskraft undenkbar. Ohne Anbindung an eine wahre und gute Quelle verliert sie ihre heilsame Kraft. Bevor Mars jedoch feurig nach außen in die Welt tritt, braucht er eine Phase des Aufladens im weiblichen Urgrund.

Abstieg der Flamme

Im Kräfteweben der Natur tritt Mars dort auf, wo das hohe ätherische und königliche Feuer der Sonne sich auf den Weg in die Materie, ins dunkle Reich Saturns, begibt. Einen Weg, den wir als Abstieg der Flamme bezeichnen können. Das Feuer ist dann nicht mehr strahlend, sondern konzentriert. Mars dringt in die Erde ein, um sich als Feuer mit Venus zu vereinigen. Das Feuer der Sonne wird zu hitziger Marskraft, sodass sich die ätherischen Ideen in der Materie (von *mater,* Mutter) auch verwirklichen. Ein Laserstrahl hat diese gebündelte Energie, die auch schnell verletzend oder messerscharf sein kann. Mars, der rote Planet, zeigt sich am Himmel als leuchtender Punkt. Die Sonne dagegen erhellt den weiten Himmelsraum ganz mit wohltuend-wärmender Kraft.

MARSKRAFT IM PFLANZENREICH

Im Pflanzenreich begegnet uns Marskraft mit Schärfe, Brennen, Spitzigkeit, Dornen oder Stacheln. Der Einfluss des Mars ist leicht zu erkennen. So schützt er das Gewordene, sei es eine Rose oder eine Brennnessel, vor dem Verzehrtwerden. Oft signiert das martiale Rot im Pflanzenreich den Ausdruck von Feuer, Hitze und Härte, insbesondere an Stängeln, Rändern und Durchbruchstellen. In der Brennnessel ist es im stofflichen Eisen quasi verborgen. Das Blut bekommt durch die Eisenwirkung einen kräftigen roten Ausdruck. Die rote Farbe signiert aber nicht immer Marskraft: Auch die Sonne bringt ein schönes Rot hervor (vgl. Kornelkirschen, Eibenarillen). Rot als Farbeindruck erleben wir, wenn wir in der Sonne sitzend die Augen schließen und das Licht durch die Augenlider rot erscheint.

Ich möchte hier zunächst die beiden Urkräfte Sonne und Mars klar voneinander scheiden. In Filmen erscheint die Welt des unkontrollierten Mars oft als der Bereich des Bösen schlechthin: ein lebensfeindlicher Ort, in oder unter der Erde, wo mit gewaltiger Feuerkraft das Eisen zu Waffen und Kriegsgerät geschmolzen und

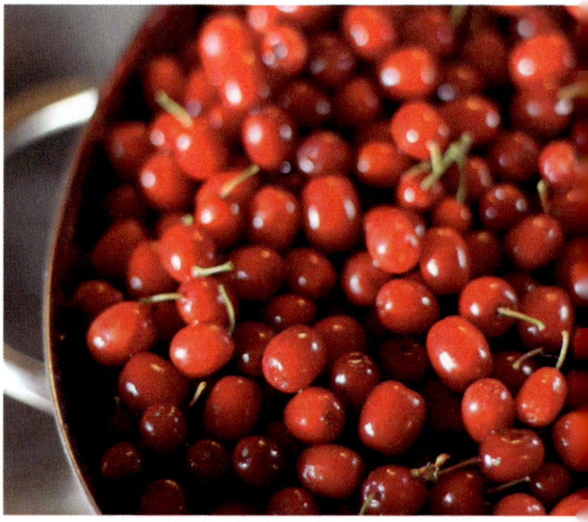

▲ Das Rot der Kornelkirsche ist wie das Rot der Eibenarillen ein reines Sonnenrot.

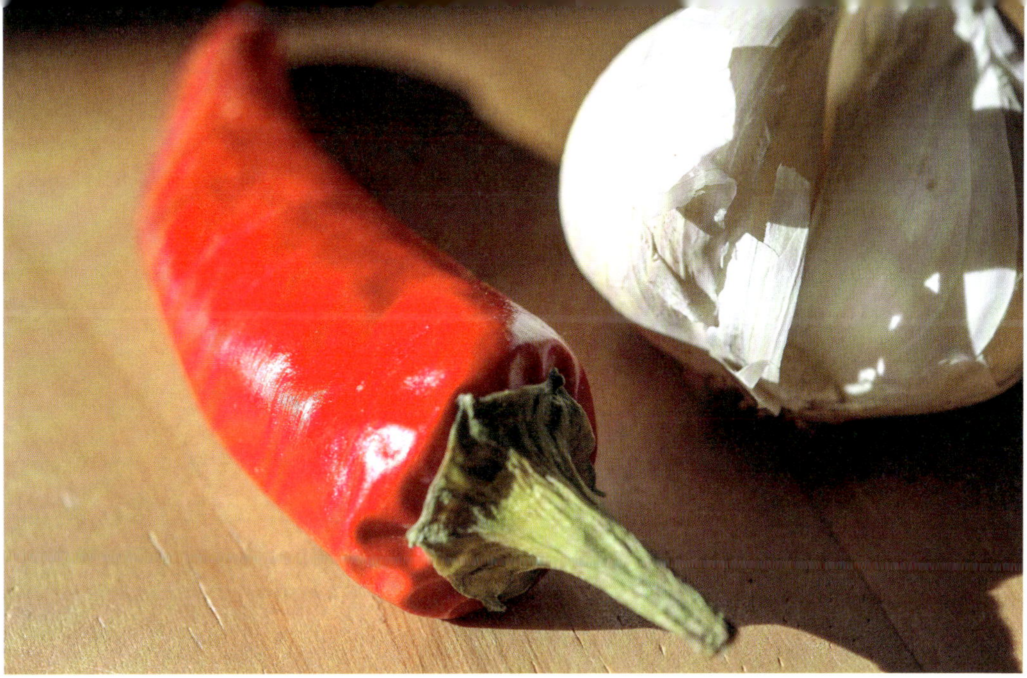

▲ Chili und Knoblauch tragen ein intensives Feuer in sich, das sich auch durch Schärfe vermittelt.

geschmiedet wird. Da ist kein Raum für Leben, Licht, Luft, Bäume, Tiere und Pflanzen. Die völlige Abwesenheit von Grün ist hier an sich schon eine Signatur, die Bände spricht – als Abwesenheit von Venuskraft, von Verbundenheit und Liebe. Die Bäume werden ausschließlich in ihrer materiell-zweckgebundenen Funktion gesehen, um ein intensives Feuer zu schüren, das die Erze der Erde zu schmelzen vermag. Mit dem Eisen ergreifen wir als Menschheit die physische Welt: Maschinen, Autos, Eisenbahn, Hochhäuser, Brücken, Werkzeug etc. Es ist nicht das Ding oder die Kraft an sich, die segensreich oder zerstörerisch ist, sondern die Art und Weise des Gebrauchs und die Bestimmung, die ihr gegeben wird. Jede Kraft hat ihre Licht- und Schattenseiten.

MARSKRAFT IM MENSCHLICHEN GEMÜT

Das Feuer des Mars positiv gelebt, führt durch Feuerkraft dazu, dass wir uns zu aufrechten Individuen entwickeln. Es ist die Kraft der rechten Tat, das Aktivwerden, das Sicheinsetzen, das Tätigwerden, der Willensentschluss, der Mut, die Ausdauer, das An-einer-Sache-Dranbleiben, das Bereinigen usw. Wenn du Konflikte vermeidest, um einen scheinbaren Frieden zu wahren, hast du den Krieg in dir und nichts ist gewonnen. Hab also Mut zur heilsamen Wut! Assoziativ sind diese Begriffe mit Marskraft verbunden: Brennpunkt, Fokus, das läuternde Prinzip, Abwehrfeuer, sofort reagieren, bereinigen, etwas in Angriff nehmen, Schutz geben, das Schwert für das Leben hochhalten, wegbrennen, was der Idee widerspricht, Ideen mit Mut umsetzen, mit Feuereifer bei der Tat sein.

Wenn Feuer auf die Erde trifft, brennt es weg, was jetzt nicht mehr stimmt: Die Blütenblätter, so schön und zart sie auch sein mögen, werden nun nicht mehr gebraucht. Etwas Neues möchte werden, die Idee fruchten und zur Entfaltung kommen.

Das Feuerelement im Pflanzenreich

Der Äther gibt dem Feuer Raum; die Luft nährt und bewegt es. Das Feuerelement ist trocken und heiß. Ohne Marskraft und ohne Feuerkraft könnten keine Ideen in der Materie verwirklicht werden. Es würde nichts entstehen. Erst Feuer bringt Erde hervor. Betrachten wir nun das Wirken des Feuerelements in Bezug auf die Pflanzenorgane Wurzel, Stängel, Blatt, Blüte und Frucht. Einige Marspflanzen zeigen einen zweijährigen Wachstumszyklus. Der Planet Mars geht in 687 Tagen, d.h. knapp zwei Jahren, einmal um die Sonne.

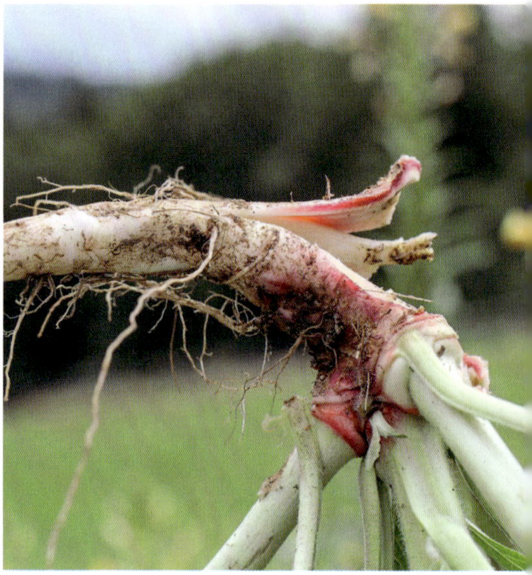

▲ Die Pfahlwurzel der Nachtkerze ist schleimig und zäh – eine Kombination von Mars und Mond.

PFAHLWURZELN UND DER ZWEIERRHYTHMUS

„Untersonnig“ geprägte Pflanzen (besonders Mond- und Merkurpflanzen) sind oft krautig oder einjährig. Mit Mars wird es dauerhafter, zumindest rhythmischer: Nach dem Keimen der Pflanze liegt der Fokus oft auf dem Eindringen ins dunkle Erdreich. Dies geschieht bei Marspflanzen typischerweise als Pfahlwurzel, um die Mineralien für das Licht verfügbar zu machen. Viele dieser Wurzeln, die das Dunkle (den mütterlichen Grund = Mond) feurig ergreifen, sind ziemlich scharf und pfeffrig im Geschmack, wie Pfefferwurz oder Engelwurz. Die Wald-Engelwurzen sind nicht streng zweijährig, aber mit ihrem Aufblühen vergehen sie. Nach der Phase des Verdichtens nach unten verschießen oder versprühen sie sich an Luft und Licht. In der Pfahlwurzel, bei der sich die Keimwurzel zur Hauptwurzel entwickelt, zeigt sich deutlich die Betonung der Vertikalen. Eiche, Tanne und Kiefer, nicht jedoch die Fichte, behalten diese auch ausgewachsen bei.

FEUERKRAFT MACHT ZÄHE STÄNGEL

Der Stängel von Pflanzen mit starken Feuerkräften ist zäh und fest; er lässt sich nur schwer abknicken. Beispiele dafür sind Schafgarbe sowie Pfefferminze und Melisse besonders nach der Blüte. Zähe Fasern und drahtige Stängel finden sich bei guten Faserpflanzen wie Brennnessel, Hanf und Lein. Die Tendenz zum Verholzen zeigt sich mehr oder weniger stark. Marskraft bildet hier den Übergang zu Jupiter, dessen Kräfte sich in den Raum weiten (sekundäres Dickenwachstum und „echtes Holz"). Wie im Pflanzenreich sind die Kräfte aber stets vermischt und wir lenken unseren Blick daher nur auf bestimmte Aspekte. In vielen Fällen zeigen sich auch Dornen und Stacheln. Marskraft liebt die gezielte Expansion, so treibt das Feuer aggressiv Ableger nach allen Seiten, so bei Brombeer-Ranken, Brennnesseln, aber auch z. B. Erdbeeren und Kriechendem Gunsel.

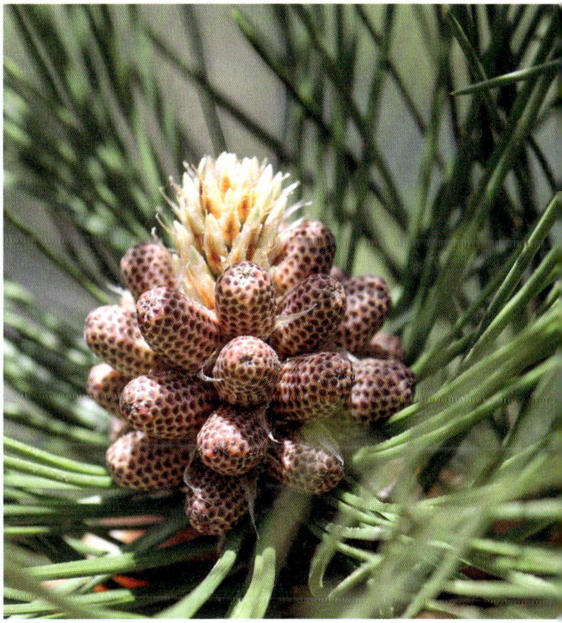

FEURIG-AKTIVE POLLEN

In der Blüte findet sich die Marskraft besonders in den Staubblättern und Pollen. Es sind dann sehr viele Staubblätter, die hervorragen oder Feuerfarben tragen wie z. B. beim Safran. Häufig treiben diese Blüten, durch den feurigen Pollen, den Schweiß. Zu den bekannten Beispielen gehören Holunderblüten, Schafgarbenblüten (Staubbeutel wie feurige Lanzen oder züngelnde Flammen) und Lindenblüten.
Einige Kakteenarten schließen bei Berührung (Regen) in kürzester Zeit ihren Kranz an Staubblättern und die Blütenblätter. Die zahlreichen Pollen der Kiefer vermitteln eine dem Testosteron ähnliche Wirkung. Die Früchte von einigen Marspflanzen wie z. B. Chili sind scharf und anregend, besonders wenn das Feuer- mit dem Luftelement zusammenwirkt.

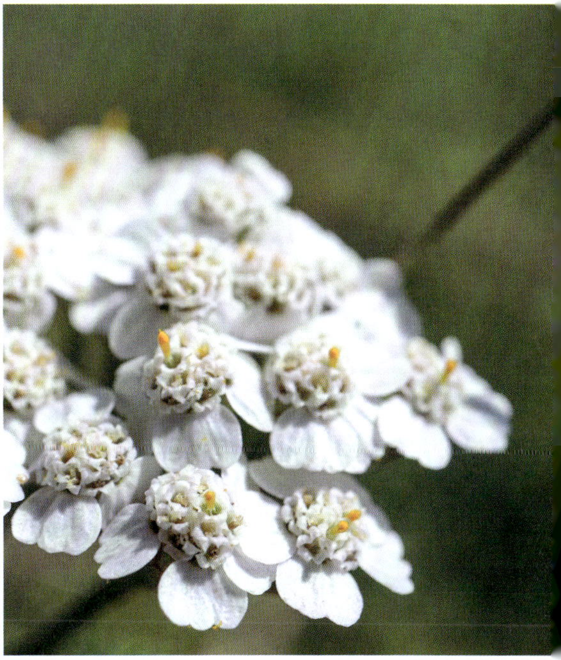

▲ Im männlichen Blütenstand der Waldkiefer reifen riesige Mengen Pollen heran.

► Hier züngeln gelbe Flämmchen über den „Blüten-Lämmchen" der Schafgarbe.

Hermetisch denken – 5 Übungen

Da Marskraft mit der Fähigkeit zu scharfem und präzisem Schlussfolgern zu tun hat, folgen hier einige Übungen im hermetischen Denken:

SCHARF NACHDENKEN

Wozu schärfen wir das Messer? Um besser Einzelheiten aus dem Ganzen heraustrennen zu können, um klarer zu scheiden. Durch die Betrachtung des Naturganzen in sieben, fünf und drei Einzelkräften kann Erkenntnis gewonnen werden. Die Trennung möchte dann schließlich wieder überwunden werden.

MARSKRAFT LEISTET SCHUTZ

Schützen heißt, vor übler Einwirkung bewahren, absichern und behüten. Wir spüren noch die Verwandtschaft mit „schütten", das sich auf das Eindämmen, Schutzgewähren durch Wälle, bezieht. Schützen heißt auch, etwas „durch Absperrung in der Bewegung zu behindern", wodurch das Hemmende des Erdelements wieder in den Vordergrund tritt. Auch das Abschließen und Abriegeln hat einen Marseinschlag: Schützen ist mit dem Verb „schießen" in der Bedeutung von „versperren, einen Riegel vorschießen, vorstoßen" verwandt. So ist der „Schütz" eine bewegliche Absperrung an Schleusen und Wehren zur Regelung des Wasserdurchlaufs. Zäune, Speere, Palisaden, Gitter, Glasscherben auf der Mauer dämmen ein. Ein Krieger greift nicht an, er schützt: Er hebt das Schwert für das Leben.

STERBEN FÜR DAS NEUE LEBEN

Der abgestorbene Stachel ist viel härter als der noch junge, biegsame. Das fällt bei den Rosengewächsen auf, aber auch beim Stechenden Hohlzahn *(Galeopsis tetrahit)*. Erst durch die Feuerwirkung der Sommersonne und das Absterben entsteht die stechende Wirkung. Die Stacheln der Brombeere heben sich deutlich von der rot-violetten Ranke ab. Der Grund ist feuerrot, nach oben hin geht es über Gelb ins Weiße. Das erinnert mich an das Schmiedefeuer, das mit zunehmender Hitze von einer rötlichen Glut zur Weißglut wechselt. Bemerkenswert ist auch das Blatt. Wie häufig zu beobachten, sind die gezackten Blattränder bereits von der rot-violetten Farbe ergriffen. Auch das Verwelken ist ein Wegbrennen: Die Blüte muss vergehen, damit die Frucht wird. Die Staubblätter verdorren, es reift die Frucht. Mars ist Durchgang hin zu neuem Fruchten.

MARS UND SATURN

Mars- und Saturnkräfte wirken oft gemeinsam. Im alltäglichen Bild des Hammers oder einer Axt lässt sich das tiefer verstehen: Wir haben jeweils eine Verbindung von etwas Spitzem (Nagel, Schneide der Axt) mit etwas Schwerem

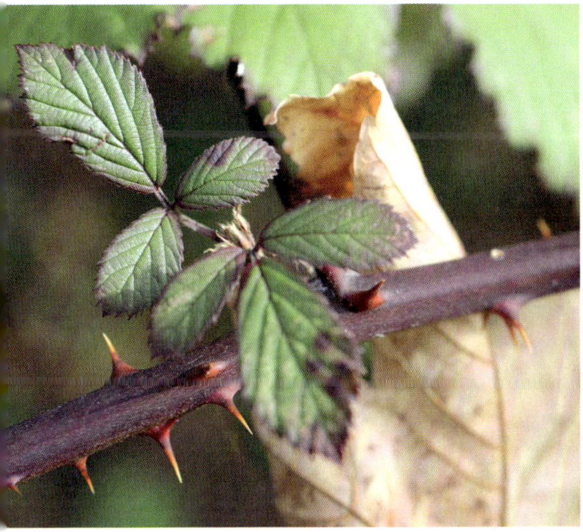

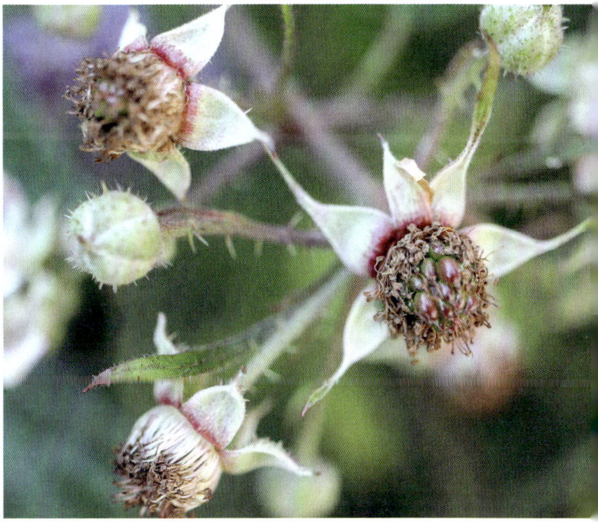

▲ Eine Brombeerranke ist mit wehrhaften Stacheln bespickt.

► Eine Knospe und drei Brombeerblüten ohne Kronblätter mit verdorrenden bzw. verdorrten Staubblättern.

vor uns. Das Spitze ist da, um einzudringen (Marskraft). Erst in Kombination mit der tellurischen Saturnkraft der Dichte ist sie brauchbar. Eine Axt mit Schneide und dahinter nur Gummi oder Schaumstoff bekommt nicht den notwendigen „Wumms“, den es braucht. Eine Spitze ist gut, aber es braucht auch Masse, um mit Feuerkraft etwas zu verwirklichen. Somit braucht es für jede Tätigkeit, z. B. Holzhacken, Dichte und Feuerkraft.

DIE POLARITÄT VON VENUS UND MARS

Mit Mars und Venus tritt uns ein Ausdruck der Polarität entgegen. Der Begriff Polarität weist darauf, dass es sich nicht um zwei grundsätzlich voneinander verschiedene Dinge handelt, sondern um zwei polare Ausdrucksweisen eines Geschehens. *Pole* bedeutet im Altenglischen einfach „Pfahl, Stab, Pfosten“. Ein Stab hat zwei Enden. Je nachdem, wie wir ihn halten, gibt es das obere und untere oder das linke und rechte Ende. Die Fähigkeit zu unterscheiden hilft uns z. B. dabei zu wissen, wo vorne und hinten bei einer Schlange ist. Und dennoch ist es lediglich ein Stab. Männlich und weiblich sind graduell voneinander unterschieden. Jeder Mensch trägt beide Anteile in unterschiedlichem Maße in sich und kann beide Pole nach eigener Wahl entwickeln und leben. Im Pflanzlichen ist das Knospen der Venusaspekt; die verblühte, späte Blüte der Marsaspekt (verbrannt). Blühen und Fruchten sind zwei Aspekte der Blüte, die zeitlich aufeinanderfolgen. Räumlich sind die Staubblätter (Mars) in der Peripherie, die Fruchtblätter jedoch im Zentrum. Alles hat zwei Seiten. Die stachlige und hartholzige Rose (Mars-Feuer-Aspekt) wirkt mittels ihrer wohlduftenden Blüten kühlend und befeuchtend (Venus-Wasser-Aspekt).

Mars und Mond

Hier möchte ich auf etwas hinweisen, das häufig übersehen wird: Auch Mars hat stets Mond im Hintergrund. Das Männliche entsteht aus dem Weiblichen. Ein Junge wird von seiner Mutter geboren. Die männliche Kraft dringt wieder in die Erde, ins Mütterliche, ein – wie der Pflug in die Erde. Der nach außen gerichteten Kraft geht immer ein Aufladen und Sichbündeln voraus, z. B. beim Bogenschießen. Es kann nur nach außen, was zuerst innen war, wie die Pfahlwurzel der Engelwurz, die sich im zweiten Jahr veräußert.

Die Kapuzinerkresse zeigt mit ihrem „Seerosenblatt" das Wasserelement (und damit den Mond) sehr deutlich. Ihre Blüten tragen jedoch Feuerfarben und sie ist in allen Teilen feurigscharf im Geschmack.

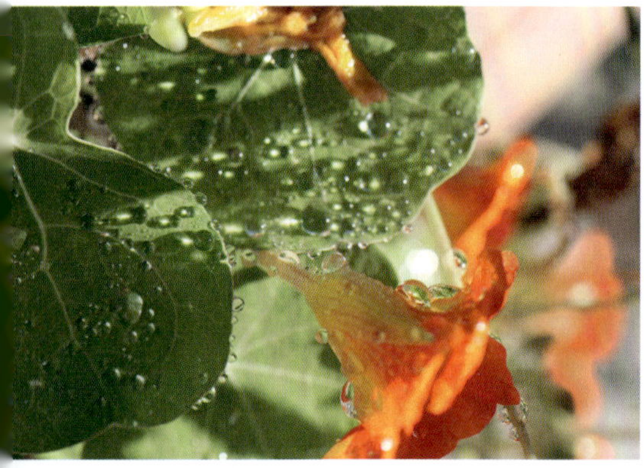

▲ Eine spannende Kombination von Feuchtigkeit und Feuerkraft zeigt die in allen Teilen scharf schmeckende Kapuzinerkresse.

NESSELN, MINZEN UND ZWIEBELN

An der Zwiebel scheiden sich die Geister. Die Küchenzwiebel und der Knoblauch lassen sich aber recht einfach unter den zwei Haupteinflüssen von Mond und Mars begreifen. Der Mondaspekt der schleimig-weißen Zwiebel wird sofort verständlich; hier im Mond-Erdbereich ist die Rundung nahezu perfekt. Der Spross ist quasi nach unten ins Erdreich gerutscht. Die Zwiebel würde in der feuchten Erde faulen, wenn sie nicht von Marskräften durchdrungen wäre. Diese Abwehrkräfte schenken sie uns: Die scharfen ätherischen Öle und das Schwefelige reinigen als „Feuer des Mars" die Fäulnis und leiten gesundende Prozesse ein. Die Minzen wirken stark auf das Marsorgan Galle. Sie haben es gerne feucht, zeigen mondenhafte Blüten (weiß, violett) und manche sind flaumig behaart (Apfelminze).

Das Feuer öffnet die Poren und macht schwitzen. Besonders die Pfefferminze ist pfeffrigscharf. Das Minzöl jedoch – und das ist für sulfurische Dinge ganz ungewöhnlich – wirkt erfrischend und kühlend. Auch darin äußert sich die Mond-Wirksamkeit der Minzen. Ein heißer Minztee mit Süße ist daher ideal bei kör-

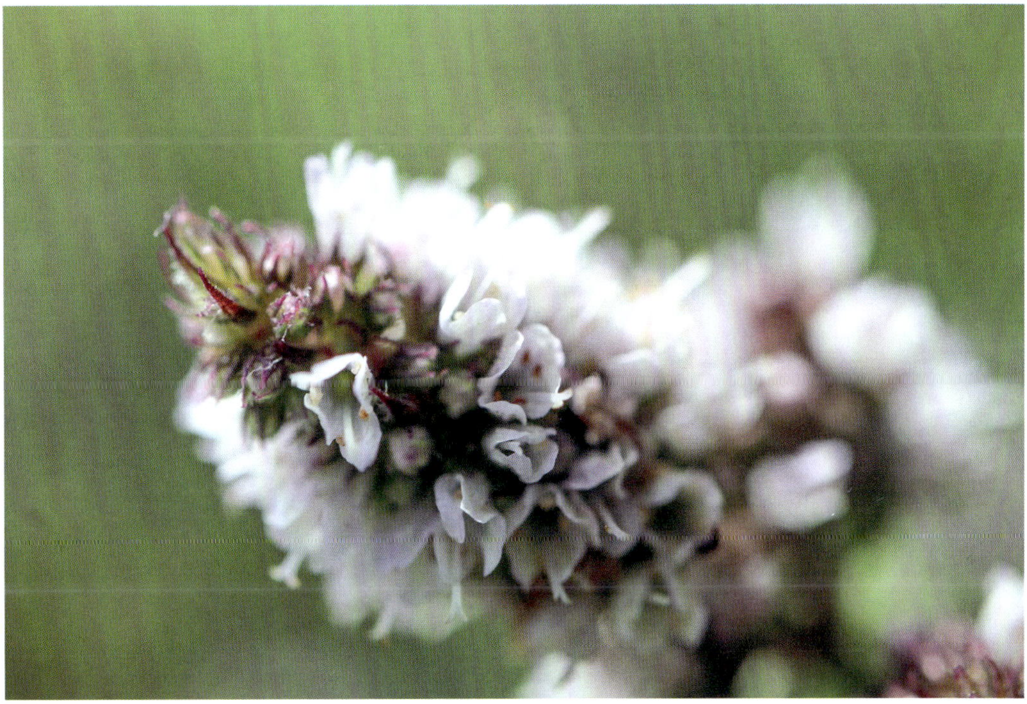

▲ Bei näherer Betrachtung der Minzblüte lassen sich Hinweise sowohl auf Mars- als auch Mondenkräfte finden.

perlicher Betätigung: Er aktiviert (Mars) und lässt den Schweiß fließen (Mond). Die Süße (Sonne) gibt Kraft zur Tat und sollte, wenn nicht im Tee, so doch dazu gereicht werden. Ein süßer Minztee ist bei Umzügen und Möbeltransporten sowie bei Sport im Sommer ein Geheimtipp.

Die Brennnessel wird sehr häufig als typische Marspflanze beschrieben. Sie hat ein Feuer in sich, das sie schützt. Mit Feuer verteidigt sie ihre starken Heilkräfte. Ihre Pollen schleudert sie von den männlichen Blüten feurig-explosionsartig in die Weite, was als staubiger Nebel besonders bei schräg einfallendem Sonnenlicht gut sichtbar ist. Wo aber ist ihr Mond- und Venusaspekt? Die Samen der Brennnessel sind ziemlich schleimig. Kraut und Wurzel wirken auf die Wasserwege (entwässernd) und je nach Entwicklungsstadium sind die Blätter kelchartig gefaltet.

NACHTKERZE UND SILBERDISTEL

Die Nachtkerze *(Oenothera biennis)* ist eine sehr schöne Pflanze, die uns bei Tag und Nacht erfreuen kann. Ihr schleimiger Geschmack, z. B. der großen Knospen vor dem Aufblühen, ist erfrischend und angenehm, manchmal auch etwas süßlich. Die Knospen oben zeigen an manchen Exemplaren eine Rotfärbung.

Beim Schmecken der Pflanze sind ein leichtes Kribbeln und eine gewisse Schärfe als Ausdruck der Marskraft bemerkbar. Es passt ins

Bild, dass die Nachtkerze eine Pfahlwurzel ausbildet und, wie der botanische Name sagt, zweijährig wächst. Die gelben Blütenblätter öffnen sich ziemlich rasch: Das Akute und Plötzliche ist Marskraft. Es verbreitet sich ein wunderbarer, vanilleartiger Duft und Nachtfalter schwärmen herbei. Es scheint, als würden die Blüten im Mondlicht leuchten, sie reflektieren. Das Kauen der Wurzeln und Einreiben der Glieder mit dem Pflanzenbrei gibt Kraft.

Die stachelig-wehrhafte Silberdistel wächst ziemlich bodennah. Die Blütenblätter sind silbrig und reagieren passiv auf das Wetter bzw. die Feuchtigkeit („typisch Mond"). Die Stängel der sehr wehrhaften Pflanze sind intensiv rot gefärbt. Sie wurzelt mit einer Pfahlwurzel (Aspekte der Marskraft).

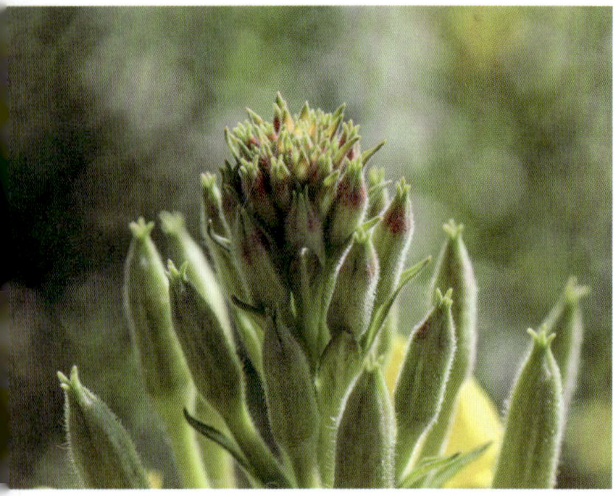

◂ Die Nachtkerze zeigt subtil etwas von ihren scharfen Kräften – hier findet sich eine Rötung nahe der Knospenspitze.

▾ Die niedrige Silberdistel demonstriert einen feurigen Stängel und zackig-spitze Blätter.

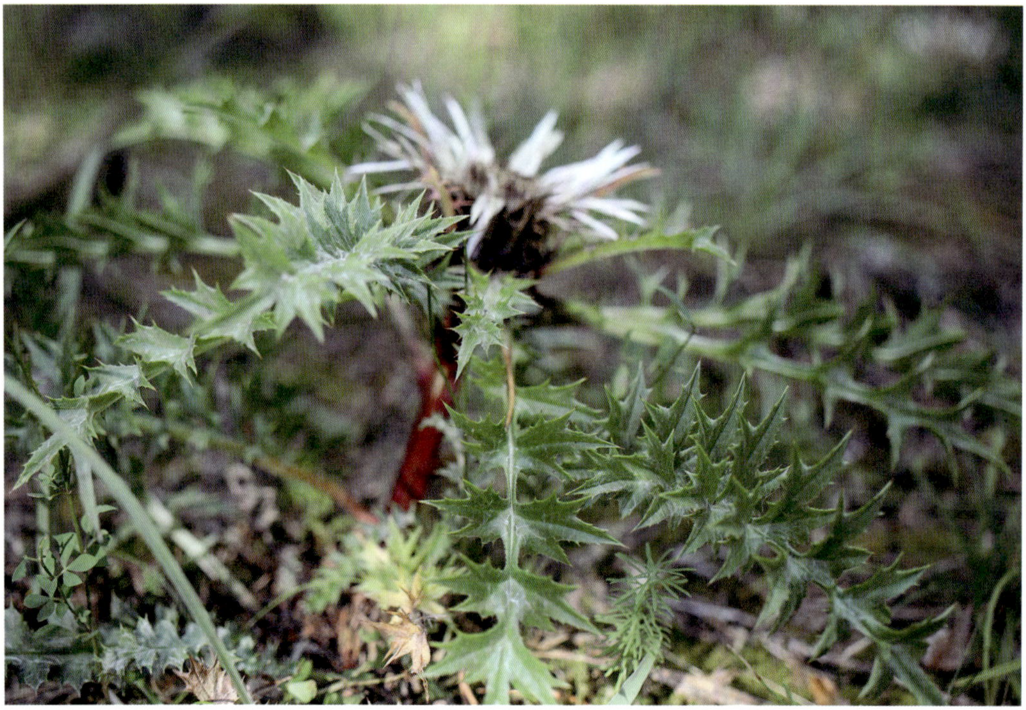

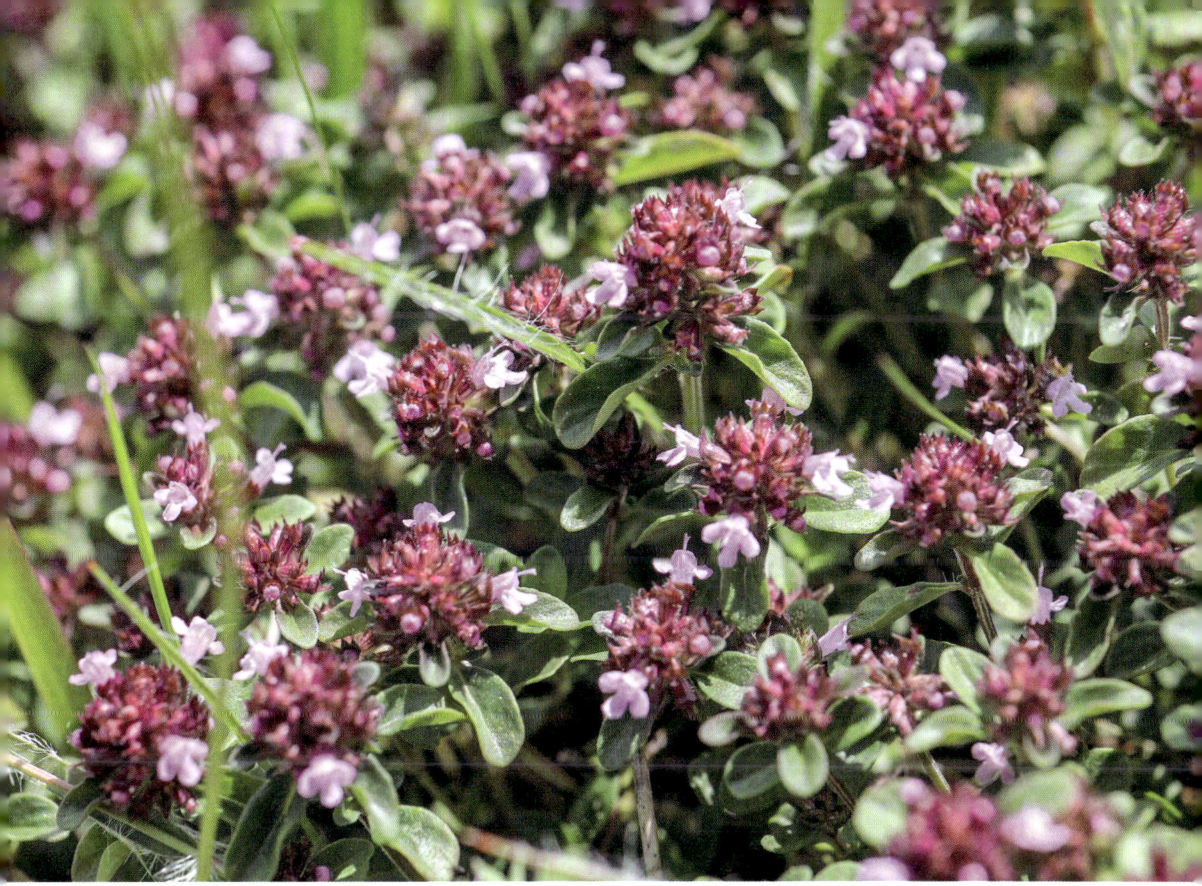

▲ Der blühende Quendel schwelt wie eine Feuerglut, schmeckt pfeffrig und stärkt die Abwehr.

FEUER DER ABWEHR

Das Feuer des Mars zeigt sich im pfeffrigen Geschmack und in der Stärkung des Eigenen, der Abwehrkräfte. Ein bewährtes Kraut ist der Quendel *(Thymus pulegioides)*, auch Feld- oder Arznei-Thymian, mit seiner Blüten-Feuerglut. Er ist der heimische Vertreter des Garten-Thymians und schmeckt angenehm pfeffrig. Quendel wächst gerne auf sandigen Erhebungen, wie Ameisenhügeln, an feurig-trockenen Stellen. Selbst im Knospenstadium sieht er schon wie verbrannt und verblüht aus. Er eignet sich auch nach der Blüte noch hervorragend für einen Winter-Erkältungstee.

Eine sehr interessante Beobachtung lässt sich im Vergleich des Gänseblümchens mit dem Feinstrahl (Einjähriges Berufkraut, *Erigeron annuus*) anstellen. Die Blüten des Feinstrahls schmecken intensiv pfeffrig. Die Blütezeit fällt in den Spätsommer bis Herbst. Der auffälligste Gegensatz liegt darin, dass der Feinstrahl mit aufrechten Stängeln hoch hinaufwächst. Damit zeigt sich viel Feuer und dieses ist dann auch zu schmecken! Es wird ähnlich wie der Thymian bei Husten und Erkältung verwendet und ist zudem harn- und schweißtreibend.

Pflanzen des Mars klären die Grenzen von fremd und eigen und können somit auch die eigene Abwehr gegenüber der Außenwelt stärken. Schauen wir uns offen um, begegnen uns in der Natur viele schützende Pflanzen wie Zwiebel, Knoblauch, Bärlauch, Meerrettich, Kapuzinerkresse oder Meister- und Engelwurz.

Kraft, Grenzen und Mut

Zu den Marsthemen gehört der Mut, die Kraft der Unterscheidung und der gesunden Abgrenzung. Erlebst du Freude an Kraft? Hast du Mut zu klaren Grenzen?

FREUDE AN KRAFT

Marskraft ist Feuerkraft. Sie lässt uns etwas anpacken. Feuerkraft ist bei allen Tätigkeiten wichtig, die intensiven Körpereinsatz erfordern, ob Holzhacken, Steinmeißeln, Kampfkunst, Sport, Möbel- und Klaviertransporte, Bogenschießen oder Gartenarbeit. In der Regel erfordern diese Tätigkeiten einen gezielten Einsatz deiner Kraft.

Wie bist du körperlich ausgelastet? Über die Maßen – oder könnte dir die eine oder andere sportliche Betätigung guttun? Manche Menschen setzen in ihrem Beruf oder Alltag schon viel zu viel Marskraft ein. Das ist besonders dann der Fall, wenn es dir schwerfällt, loszulassen und dich zu entspannen. Sichtbar wird die Spannung an harten Gesichtszügen. Diese werden durch entsprechende Maßnahmen (Musik, Sauna, Massagen; jemanden beauftragen, der dich und dein Feld schützt) wieder weich und schön. Was bräuchte es, sodass du dich entspannen kannst?

Schafgarbe bei Verletzungen

Bei einer offenen Wunde oder einer Schnittverletzung ist die Schafgarbe (Blüten oder Blätter) aus meiner Erfahrung das Beste. Idealerweise kaut der Verletzte selbst die frische Schafgarbe mit den Schneidezähnen klein und trägt sie als Pflanzenfrischbrei auf. Die Wunden heilen sauber ab.

DAS MÄNNLICHE MUSS TANZEN LERNEN

Jede Kraft muss sich heilsam auswirken, vorausgesetzt, es stimmen Raum, Zeit, Maß und Anwendung. Die obigen Übungen zielen auf eine gesund gelebte, positive Marskraft. Eine gesunde Entwicklung ist im Märchen „Der Eisenhans“ der Brüder Grimm zu entdecken.

„Gib niemals ein Schwert einem Mann, der nicht tanzen kann“, so wird Konfuzius zitiert. Denn es ist notwendig, dass sich der Mann dem eigenen weiblichen Prinzip öffnen, das Leben und die Liebe schätzen kann. Tanzen heißt auch: auf die eigene Intuition zu hören, der Musik des Lebens zu lauschen, die Lebenskräfte in der Natur wahrzunehmen. Erst dann kann der Mann das Schwert ergreifen, um für diese Ganzheit aufzustehen.

ÜBUNG

DER URSCHREI – SPANNUNG LADEN UND ENTLADEN

Für alle, die auf ihrer Klaviatur des Lebens ausschließlich die sanften und weichen Töne anschlagen, ist diese Übung wichtig. Denn auch deine Kraft und dein beherzter Einsatz werden in dieser Welt, in diesem Leben, gebraucht. Du kannst das Zentrum deiner Kraft im Zwerchfell erleben.

So geht es:
Begib dich an einen Ort, wo du diese Versuche ungestört und ohne andere zu stören unternehmen kannst, z. B. alleine im Wald. Stehe voll da, eingewurzelt zwischen Himmel und Erde. Spüre die Last deines körperlichen Daseins, den Teil der Masse der Erde, der du bist. Fokussiere deine Energie auf einen Punkt. Lade nun die Energie auf, bis sie sich intensiviert. Entlasse schließlich diese gesammelte Energie mit einem lauten „Ha!“, das aus dem „Hara“, deiner Leibesmitte, kommt. Du kannst diese Mitte spüren, indem du sie mit den Fingern unterhalb des Nabels eindrückst und mittels der Muskelspannung von dir weg katapultierst.

Vorab:
Als Vorversuch kannst du die Spannung beim Klatschen laden und entladen: Fokussiere dich auf einen „Klatscher“ beider Hände. Spüre, wie sich die Energie aufbaut, während du die Hände weiter und immer weiter auseinandernimmst. Erlebe den Moment der Begegnung, des Entladens, bewusst. Und hab Freude an der Kraft, die sich entfaltet!

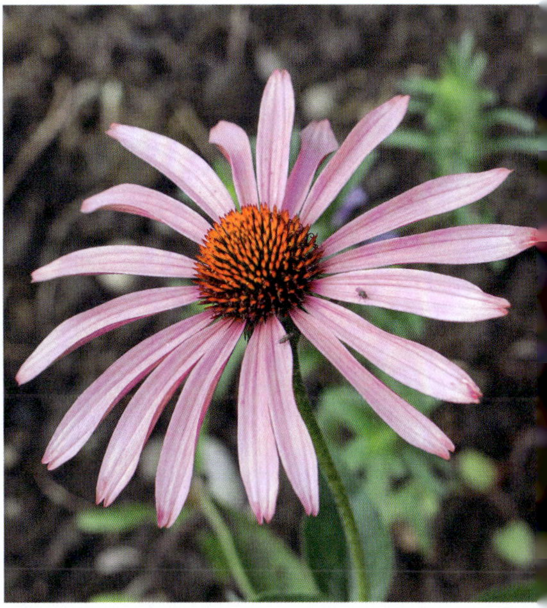

► Der Igelkopf *(Echinacea)* oder Rote Sonnenhut strotzt vor Kraft und steigert bei Tier und Mensch die körpereigenen Abwehrkräfte.

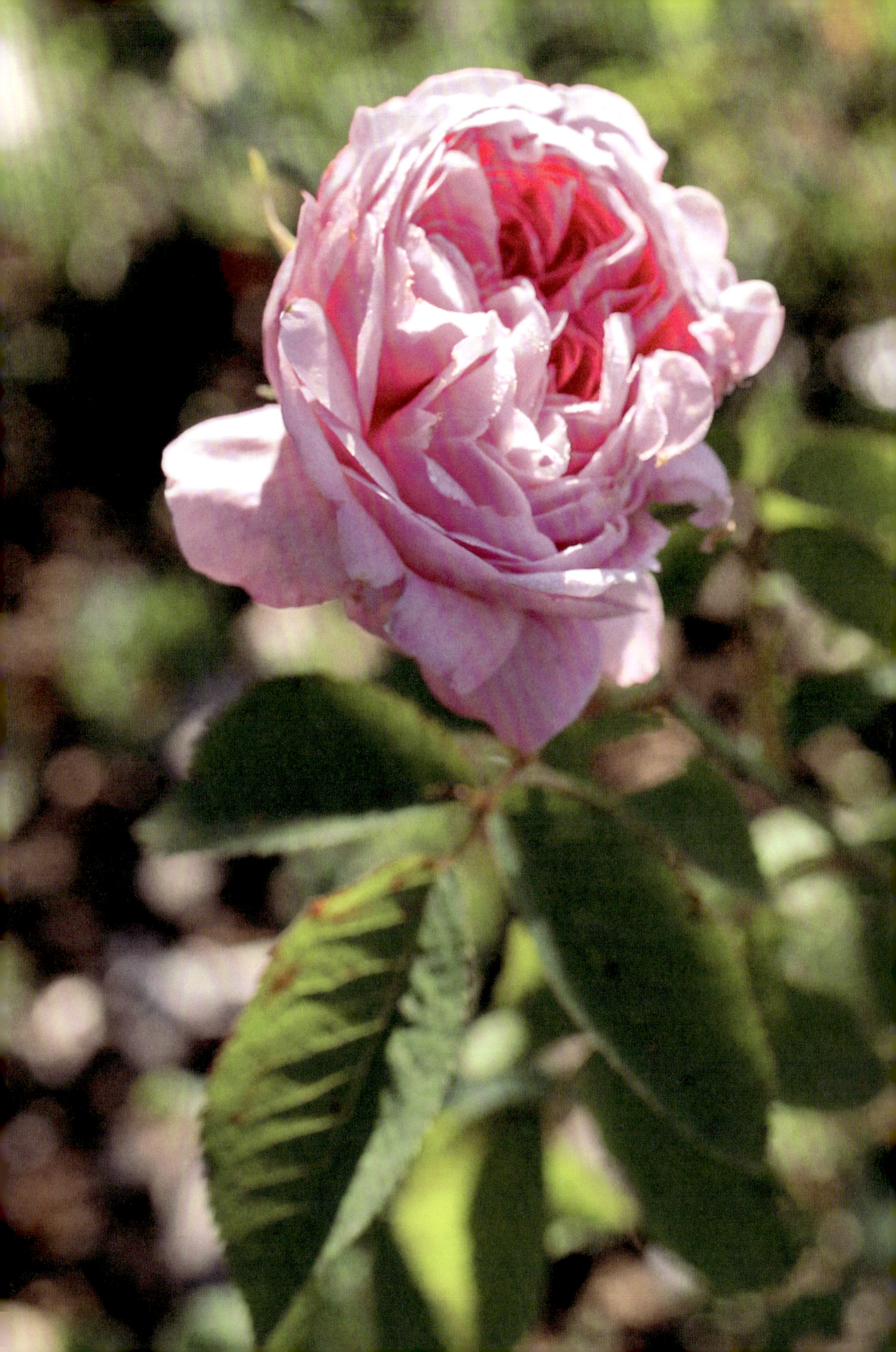

Venus – harmonisch gestalten

Venus ist im Wesen Schönheit, so wie alles „eigentlich“ schön ist in der Natur: ein Eisberg im Polarmeer, eine Wüstendüne, ein Baum im Regenwald oder ein klarer Gebirgsbach. Venuskraft ist der Faden, der die vereinzelt scheinenden Teile harmonisch miteinander verbindet.

Die Schönheit der Natur

Unter den Urkräften berührt die Venuskraft auf besondere Weise: Sie tritt uns entgegen mit Schönheit und Harmoniekraft. Sie lädt uns ein, Zusammenhänge zu betrachten und Freude zu empfinden, wie die vielen Fäden der Natur zusammenlaufen. In diesem Buch zu den Urkräften begegnen uns auf Schritt und Tritt Begriffe wie Mond, Venus, Erdelement etc. Diese Begriffe sind Decknamen, hinter denen sich Bezüge, Zusammenhänge, Assoziationen, Erweiterungen, Ergänzungen und Entsprechungen verbergen. Wenn wir allgemein von einem Baum sprechen, wissen wir auch noch nicht konkret, welche Baumart gemeint ist und welche Gestalt oder Wuchsform wir vor uns haben.

WAS DIE URKRAFT VENUS ALLES BEINHALTET

Vergleichbar ist es mit dem Begriff Venus, mit dem ein Reigen an Entsprechungen und Beziehungen zum Wasser- und Erdelement verknüpft ist: die Wasserwege im Menschen, Niere und Blase, die Harnwege, die weiblichen Geschlechtsorgane, der Hals und Nacken, die Ohren, das Lauschen, die harmonische Form der Knochen, der Haarwuchs. Aber auch Themen wie Partnerschaft und Beziehungen, Sinn für Kunst, Musik und „das Schöne", die befeuchtende Kühle und das Grün der Natur, sanfte Hügel, fruchtbare Täler, die Flüsse und das Fließen, der Tautropfen, die Rose, der Bergkristall und das Kupfer kommen mir dabei in den Sinn.

DIE SANFTE KRAFT DES LOSLASSENS

Meiner Erfahrung nach lohnt es sich, geduldig mit sich selbst zu sein – und liebevoll diesen Themen zu lauschen und nachzusinnen. Im vorigen Kapitel zur Marskraft hatten wir es mit dem „Abstieg der Flamme" und aktiven, feurigen Gestalten zu tun. Hier nun wird die Schönheit der Natur tief empfunden. Befeuchtend und kühlend tritt die Venuskraft auf; sie hilft uns an- und aufzunehmen und das Angemessene zu leben. Wir dürfen aufatmen, entspannen und loslassen. Die Verbindung zum feuchten Erd- und zum Wasserelement ist der Schlüssel zum Verständnis dieser Naturkraft. Dem Wesen dieser Kräfte, die wir so einfach als Venuskraft bezeichnen, gehe ich nun in einigen Aspekten nach.

▸ Der Rotklee ist für Frauen in den Wechseljahren ein hilfreicher Begleiter.

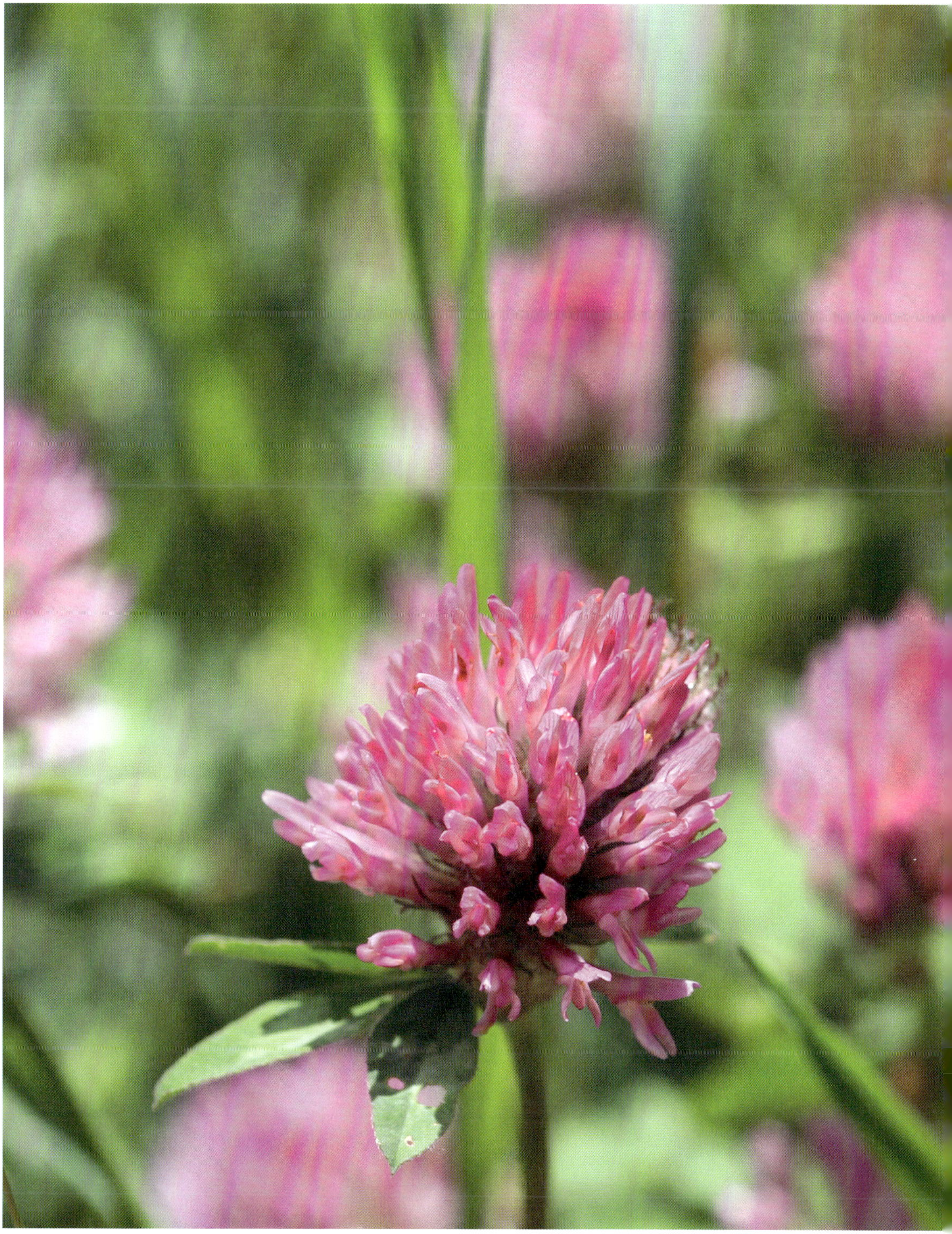

Das Wasserelement

Das Wasser hat verbindende Kraft. Die Bäche, Flüsse und Ströme durchziehen die Landschaften unserer Erde und schaffen Verbindungen. Waren werden über das Wasser transportiert, Menschen begegnen einander und tauschen sich aus. Wasser verbindet die oberen und unteren Bereiche miteinander: Das Grundwasser und das Wasser der Quellen, die zu Tage treten, verdunsten und formen sich in den Wolken wieder neu. Wasser ist beweglich. Wasser ist so beweglich, dass wir es im Alltagszusammenhang in drei Aggregatzuständen erleben: fest, flüssig und gasförmig. Das ist schon ungewöhnlich.

ANNEHMEN UND ENTKRAMPFEN

Wasser ist einprägsam, nimmt die Gestalt an, in die es gefüllt wird. Als Antwort auf die Schwere und Beweglichkeit des Wassers entsteht notwendig die Form der Schale oder des Kelches. Wenn ich betrachte, wie sich der Fluss an einigen Stellen staut, wirbelt, eine Bahn bricht, sich überschlägt, strudelt oder Gischt spritzt, dann erlebe ich viel Lebendiges als Resultat von Spannung und Lösung. Das Venerische ist dabei besonders mit dem Thema der Lösung, des Fließens und der Entspannung verbunden. In der Natur begegnet uns diese Kraft z. B. im Magnesit, der den Stuhl weich macht. Einige typische Pflanzen der Venus haben entkrampfende Wirkung, wie Gänsefingerkraut, Melisse oder Kamille.

HEILSAMER SCHLEIM UND MUTTER MOND

Das Wasser- und Erdelement kommen als schützender, befeuchtender Schleim zusammen. Darin liegt ein anderer wesentlicher Aspekt der Venuskraft. Schleim, Schlange und das Schleichen weisen begrifflich auf eine weiche, gleitende Verbindung zum Erdelement. Im Ayurveda wird dieser Webfaden der Natur mit *snigdha* benannt und könnte auf Deutsch mit der Eigenschaft schleimig oder mit dem heute wenig gebräuchlichen Wort Unctuosität übersetzt werden. Dieser Aspekt der Venus vermittelt Sanftheit, aber auch nährende und kühlend-befeuchtende Kraft. Im Pflanzenreich finden wir dies bei der eher kleinen Gruppe von Heilpflanzen, die Schleimstoffe enthalten und somit deutlicher ihre Mondnatur zeigen. Venus hat wie Mars den Mond stets im Hintergrund und es ist eine gute Idee, sich das gegenwärtig zu halten. Wenn du in der Natur bist und dir „Venus“ begegnet, dann frage dich: „Wo ist hier der Mond“?

Venuskraft ist Kraft, die Verbindung schafft. In der Natur ist alles mit allem verbunden und verwoben. Daher sprechen wir auch vom Webwerk der Natur, in dem alles ein Miteinander und ein Zusammenwirken ist.

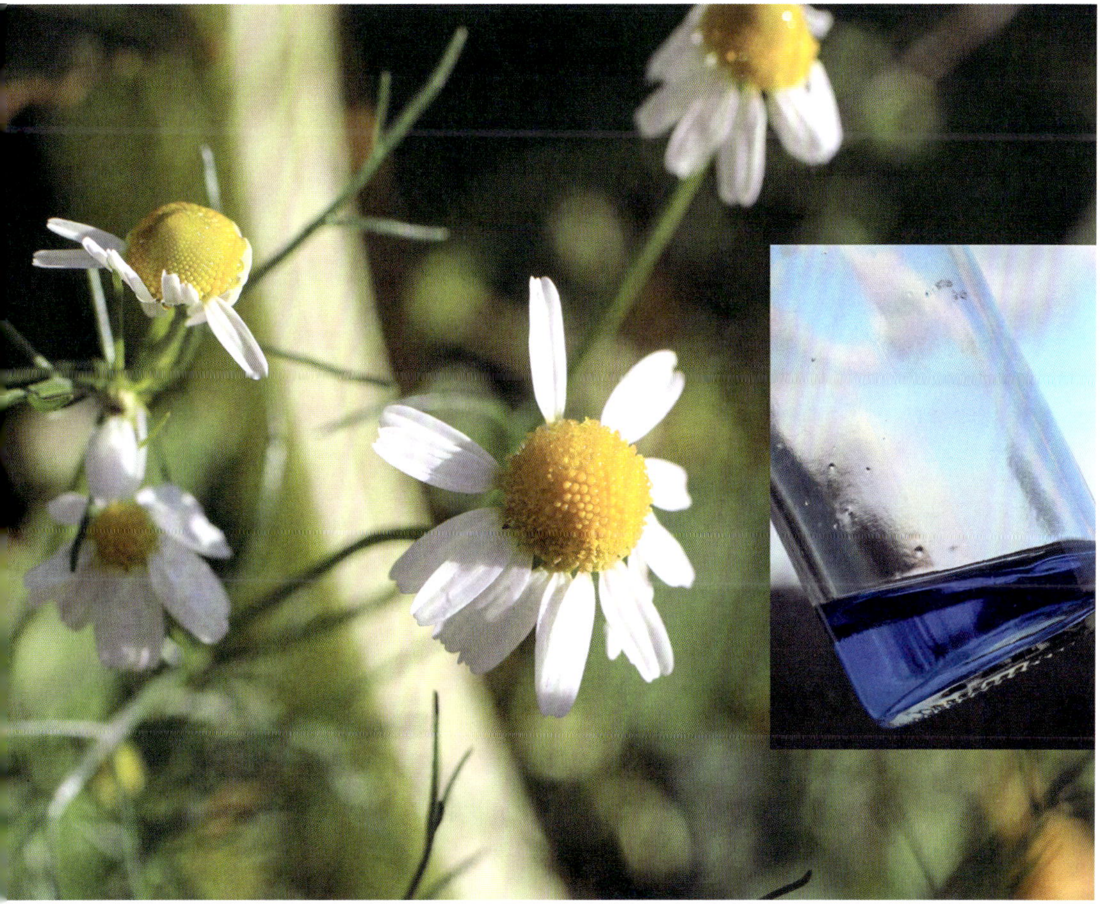

▲ Das ätherische Öl der Kamille ist himmelblau und erinnert an die Farbe von Kupferazetat.

In der lebendigen Natur geschieht nichts, was nicht in einer Verbindung mit dem Ganzen stehe, und wenn uns die Erfahrungen nur isoliert erscheinen, wenn wir die Versuche nur als isolierte Fakten anzusehen haben, so wird dadurch nicht gesagt, dass sie isoliert seien, es ist nur die Frage: Wie finden wir die Verbindung dieser Phänomene, dieser Begebenheit?

JOHANN WOLFGANG VON GOETHE

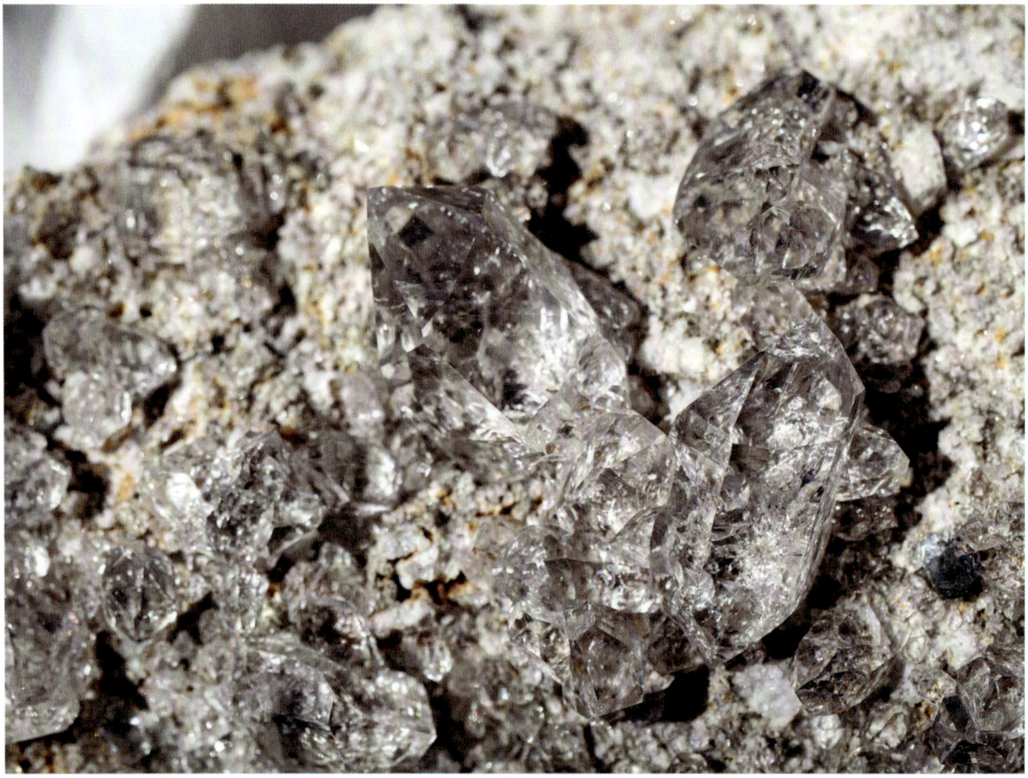

▲ Diese Bergkristallstufe ist für mich ein Sinnbild des klaren und reinen Erkennens.

DIE ROSE UND HERZENSBILDUNG

Die Rose ist ein Bild für die harmonische Kraft der Natur. Die Heilkraft der Rose kommt in vielerlei Arten in Zusammenhang mit Verletzungen zum Einsatz, wobei die Verletzungen leiblicher, aber auch seelischer Natur sein können. Alles, was uns in der Natur als schön begegnet, spricht von Venuskraft. Die Natur insgesamt ist schön. Wir sprechen von der Schönheit der Natur und von der natürlichen Schönheit. Venus heißt demnach die Kraft, die als Mutter Natur – und die größte aller Künstlerinnen – alles zueinander in Harmonie hält.

Ein Empfinden für Harmonie und für das Stimmende ist gleichzeitig Herzensbildung. Es lässt uns auch für das Unschöne empfindlich werden, das wir so in all seinen störenden Auswirkungen klarer erkennen können. Die Reinheit und Durchsichtigkeit des Bergkristalls ist hier ein gutes Bild für die von Venus vermittelte Kraft, klar zu sehen. In meinem Leben und in meiner Coaching-Praxis durfte ich dem immer wieder begegnen: Das ungetrübte Erkennen, die Selbstehrlichkeit, ist für sich schon der erste Schritt zur Heilung.

Pflanzen der Venus

Pflanzenwesen, die das Webstück Venus intensiv vermitteln, wecken in uns ein angenehmes Gefühl. Wir haben sie einfach von Herzen gern. Frauenmantel, Rose, Gänseblümchen, Marienblatt, Rotklee, Linde, Weißdorn - alle diese lösen ein Empfinden in uns aus, das mit Linderung und spontaner Zuneigung zu tun hat.

STRAHLEND REINE WASSERPERLEN

Ein sehr subtiles und hohes Wasser findet sich beim Frauenmantel (*Alchemilla* spec.). Das Wesen des Frauenmantels ist umhüllend, es strahlt sanfte Geborgenheit aus. Unter den verschiedenen Arten wächst bei uns auf den Schwarzwaldwiesen besonders die *Alchemilla xanthochlora*. Der Frauenmantel zeigt deutlich die aufnehmende Geste des Kelches oder des jungfräulichen Schoßes. Das erinnert mich an eine alte Darstellung der Empfängnis am Portal einer Würzburger Kirche: Gott Vater pustet das Jesuskind durch einen Schlauch ins empfangende Ohr der Maria. Der botanische Name *Alchemilla* verweist auf den Prozess der Destillation, in dem das aus den Wurzeln aufgenommene Wasser durch den Pflanzenkörper aufsteigt und bei hoher Luftfeuchtigkeit aus den Blatträndern ausgeschieden wird. Dieser Vorgang der Guttation (vgl. das Bild von Brüsten)

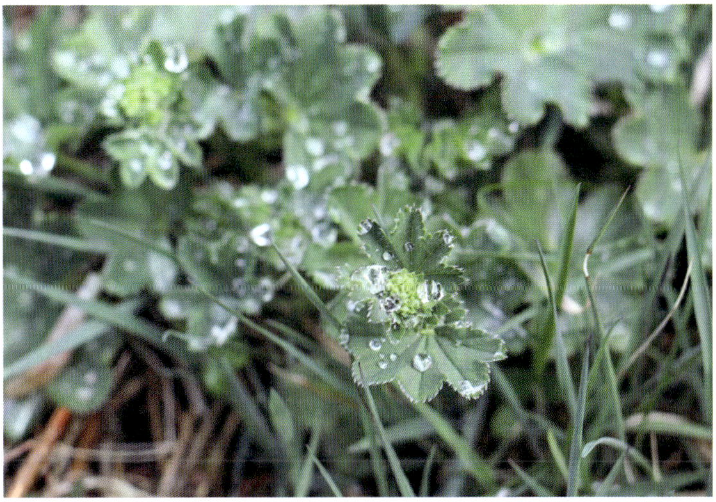

◂ *Alchemilla* destilliert immerfort das Wasser von den Wurzeln über die perlenbesetzten Kelche.

ist beeindruckend: Das Wasser sammelt sich in der schossförmigen Blattmitte, wird ggf. durch Bewegung oder Wind aus dem Kelch ausgegossen und führt sich damit selbst das veredelte Wasser wieder zu. Auf diese Weise wird es in höchstem Maße rektifiziert, d. h. gereinigt und erhöht. Es bekommt wie in der spagyrischen Praxis durch die wiederholten Destillationen eine höchst subtile, strahlend reine Kraft. Das Wasser glitzert wie Perlen und ist Ausdruck des hohen, mondenhaften Äthers.

JUNGFRAU MIT KINDERN UND DIE FARBE ROSA

Übersehen wir in diesem Zusammenhang auch nicht den bodennahen Wuchs des Frauenmantels. Die Heimat des kleineren Silber-Frauenmantels (Silberkraut, *Alchemilla alpina*) liegt – quasi dem Mond näher – in der Bergwelt der Alpen. Erstaunlich ist, dass dieses mit Venus- und Marienkraft verbundene Wesen eine schier unglaubliche Besonderheit in der Fortpflanzung aufweist: Die Samen bilden sich ohne vorherige Bestäubung! Diese Art der Fortpflanzung wird auch Jungfernzeugung genannt. Ist es nicht spannend, wie weit das Gesetz der Entsprechungen reicht? Mit dem Blick auf das Wesentliche wird selbst das umfangreiche Wissen der modernen Spezialwissenschaften in wenigen Bildern verständlich.
Die Blüten von Pflanzen mit deutlicher Venuskraft sind oft rosa gefärbt. Die Farbe Rosa kann uns am Morgen bei Sonnenaufgang begegnen – an der Schwelle vom Schwarz der Nacht zum Weiß des Tages. Wie die Venus als Morgenstern der Sonne vorausgeht, so ist das „Morgenrosa" ein flüchtig-schwaches Rot vor dem goldenen Aufgang der Sonne. Die Stimmung und Atmosphäre ist frisch und „im Werden". Rosa vermittelt Geborgenheit und erinnert möglicherweise an die Farbe, die wir im Mutterbauch erlebt haben. Die samtigen Rosenblätter zeugen sehr deutlich von dieser Kraft.

DER MORGEN IST DIE KNOSPE DES TAGES

Eine einfache Art, das Wesen der Pflanze tiefer zu verstehen, ist den optimalen Sammelzeitpunkt aus eigener Erfahrung kennenzulernen. Der Höhepunkt sagt etwas über das Wesen der Pflanze aus. Für Rosenblüten gilt: Sie werden am Morgen gesammelt, sobald der Tau (Wasser/Mond) sich verflüchtigt hat. Dann verströmen die Blüten ihr volles Aroma, der Gehalt an ätherischen Ölen ist dann am höchsten. Der Tag ist wie eine Knospe, frisch und voller Zukunft. Es werden bevorzugt Knospen und sich öffnende Blüten gesammelt. Wenn ich bei Sinnen bin, kann ich das unmittelbar erfahren. Zur Mittagszeit ist die Rose schon über ihrer Zeit.

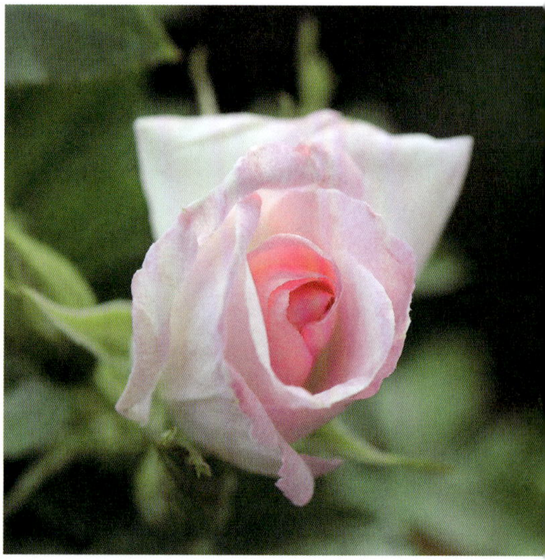

▲ Durch die Rose spricht sich Schönheit und Anmut aus.

Der Zyklus vom Werden und Vergehen

Vergegenwärtigen wir uns kurz den allgemeinen, sehr grundlegenden Zyklus von Werden und Vergehen anhand der Planetenkräfte: Der Same keimt im Wasser (Mond), wächst (Merkur), knospt (Venus), blüht auf (Sonne), verblüht (Mars), fruchtet (Jupiter) und hinterlässt den harten Samen (Saturn; darinnen wieder Mond). Dies ist unser Blueprint und die Grundlage für die konkrete Betrachtung, hier am Beispiel der Melisse, für Venuskraft. Es genügt, hier auf die Prozesse des Knospens und Aufblühens zu schauen.

Allgemein gilt: Knospe (Venus) – Blühen (Sonne) – Verblühter Zustand (Mars)

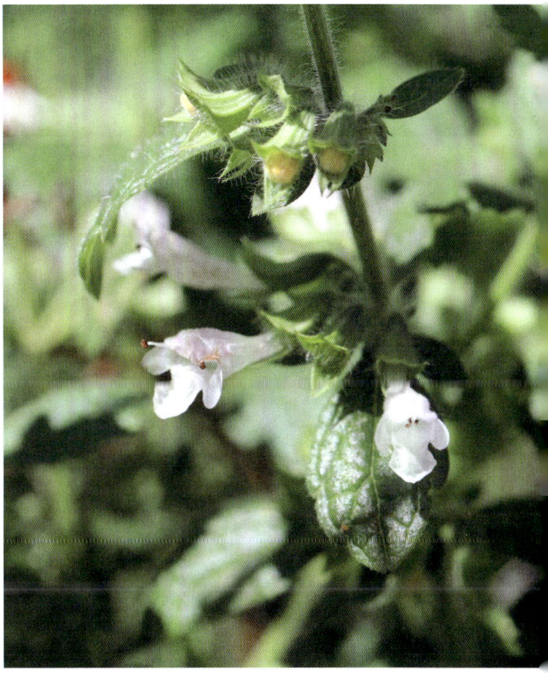

▲ Die Knospen der Melisse sind goldfarbig, die Blüten jedoch weiß oder zart rosa angehaucht.

Du siehst das u. a. daran, dass viele Rosenknospen das intensivste Farbspiel zeigen, kräftiger noch als die voll aufgeblühte Rose. Die Rosenblüten sind oft in ihrer Mitte farbintensiver.

DIE GOLDENE ESSENZ DER MELISSE

Am Wesen der Melisse lässt sich sehr schön das Spiel der Planetenkräfte über den Jahreszyklus hinweg erleben. Die sanfte, weiche Gestalt des Frühjahrs ist so verschieden zu dem, was wir zu Ende der Vegetationsperiode erleben können.

Die Blätter der Melisse werden kurz vor der Blüte geerntet, da sie dann im knospigen Zustand besonders frischen Wohlgeruch verströmen. Bereits mit dem Aufblühen und Blühen verlieren sie ihre Annehmlichkeit im Duft. Andere Pflanzen haben da ihren stärksten Duft, für die Melisse *(Melissa officinalis)* ist es genau der Venuszustand, in dem sie ihre volle Kraft entfaltet. Die Blüten der Melisse sind mondenhaft weiß, mitunter auch leicht rosa angehaucht. Wenn wir genau hinsehen, fällt auf, dass die Knospen gefärbt sind. Wie erstaunlich, dass sich hier ein solares Goldgelb zeigt! Die gelbe Farbe ist die aktive Sonnenfarbe schlechthin, wie ich sie am Beispiel des Johanniskrauts und der Arnika im ersten Kapitel näher ausgeführt habe. Dieser erstaunliche Befund kann nun auf diese Weise gedeutet werden: Die goldgelbe Färbung markiert als Farbe der Sonne die Mitte. Die Mitte – und damit der zentrale Moment – ist also hier im Bereich der Knospe. Die Knospe aber entspricht allgemein der Venuskraft. Ich

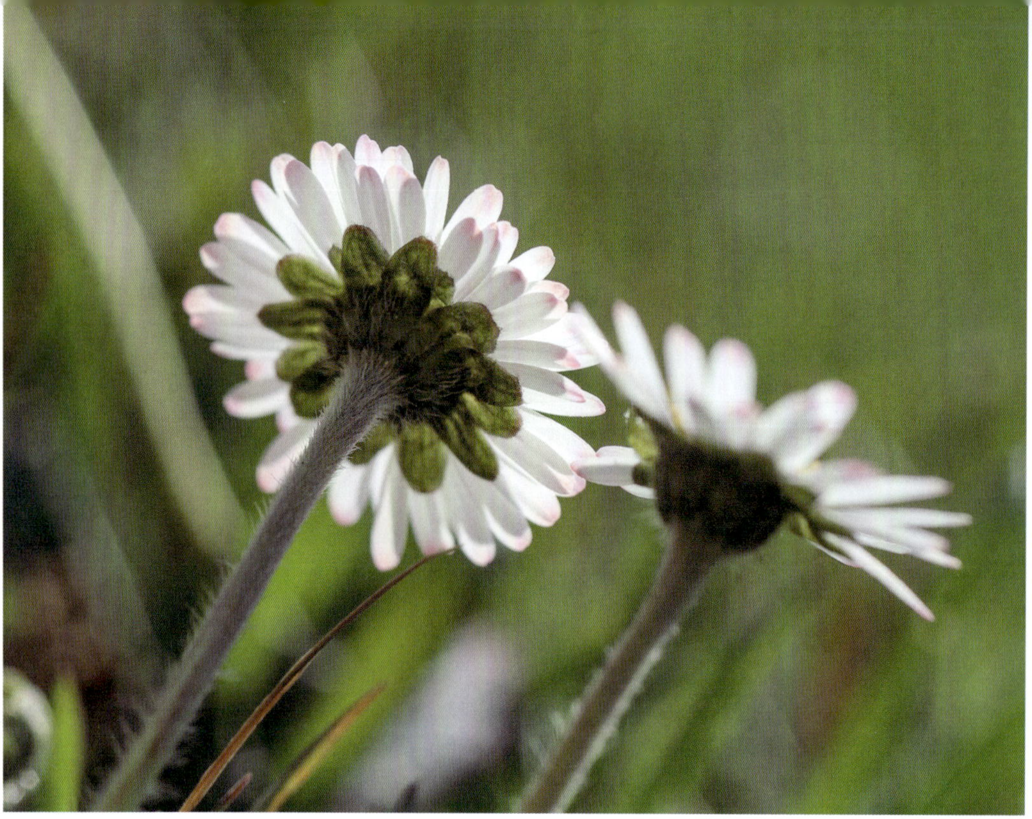

▲ Einige Gänseblümchen „erröten" beim Blick nach der Sonne von außen zu einem sanften Rosa.

folgere daraus: Essenz und Mitte der Melisse ist ganz wesentlich die Venuskraft! Ihr Wuchs ist vor der Blüte wie ein sanftes, wässriges Quellen. Mit dem Blühen und gegen Ende der Vegetationszeit wird sie deutlich unansehnlicher, die Blätter im Bereich der Blüten sind nicht mehr schön.

KINDLICHES WESEN – DAS GÄNSEBLÜMCHEN

Das Gänseblümchen bewahrt in seinem ganzen Wesen Kindlichkeit und ein ursprünglich-junges Sein. Mit dieser Beschreibung scheiden schon starke Einflüsse der obersonnigen Planetenkräfte von Mars, Jupiter oder Saturn aus. Sie passen hier nicht ins Bild. Das Gänseblümchen hat ein sonniges Wesen und öffnet seine weißen Blüten der Sonne. Der Gestus wirkt auf mich schüchtern und fröhlich zugleich. Es ist ein so kleines Wesen. Die Blätter sind dicht am Boden und die Blüten reichen herauf, aber bescheiden und demütig. Ein alter Name des Gänseblümchens ist Maßliebchen. Es ist ein schöner Hinweis auf das Maßhalten in der Liebe – auch hier ein Gegenpol zum drängenden, stürmischen Mars. Die helle Liebe, die es ausstrahlt, wird als goldene Blütenmitte sichtbar. Es wirkt wie eine Vorstufe auf dem Weg zur Arnika, noch im mütterlichen Haus geborgen. Das ganze Wesen ist noch im Knospenstadium. Und unversehens erkennen wir die Zeichen der Venuskraft: das Weiß-Rosa der Blüte, besonders beim Aufblühen. Das Rosa tritt im Venusstadium besonders hervor. Die bodenständigen Blätter bilden den Hintergrund des Blühens und wir erinnern uns an den Spruch „die Mutter der Venus ist der Mond". Das Gänseblümchen wächst mit Vorliebe auf Rasen- und Wiesenflächen, die mitunter auch gemäht werden. Die Blätter sind derb und halten Fußtritten und häufigem Rasenmähen problemlos Stand. Die Blattform, der Geschmack und die feuchte Fleischigkeit sind Zeichen der Urkraft Mond, außerdem die warzige Oberfläche (vgl. junge Karden). Die Jugendlichkeit des Gänseblümchens kommt besonders zum Tragen, da die Phase des Verblühens fast unkenntlich ist. Andere Pflanzen fallen hingegen viel mehr ins Auge, wenn sie verblühen – nicht so das Gänseblümchen.

Das Verblühen (Mars), Fruchten (Jupiter) und Samenbilden (Saturn) tritt beim Gänseblümchen viel weiter ins Dunkle als ihr Knospen und Blühen. Die Blüten schmecken angenehm (Venus), die Blätter aber nicht. Der umgekehrte Fall gilt bei der Melisse: Das Blatt ist angenehm duftend, die Blüte verfällt ins Mondenhafte. Während uns beim Gänseblümchen die Blüte als besonders schön auffällt, empfinden wir bei der Melisse das Blatt als schön, weniger die Blüte.

DIE HERZFORM HÄLT DIE MITTE

Im Blatt einer Pflanze webt – allgemein gesprochen – vor allem die Merkurkraft. Das Blatt ist das Organ der Pflanze, mit dem es aus Wasser, Mineralien, Luft und Sonnenlicht, also den schweren und leichten Elementarkräften, etwas Neues schafft und energiereichen Zucker bildet. Selbst das Abfallprodukt Sauerstoff lässt Mensch und Tier aufatmen und schenkt ihnen Lebenskraft. Hier ist wirklich etwas los!

Was geschieht nun, wenn in diesem Bereich andere Planetenkräfte stärker einwirken? Es sind zwei Extremformen, die uns dann begegnen: das runde Wasserblatt einer Seerose auf der einen und die harten nadelförmigen Blätter des feurigen Rosmarins auf der anderen Seite. Die Herzform hält in etwa die Mitte zwischen diesen beiden Extremen. Pflanzen, die in ihrem Wesen das Gleichgewicht zwischen Erde und Himmel halten, zeigen oftmals eine solche Gestalt (z. B. Winden, *Convulvaceae*). Wir finden die Herzform des Blattes spontan schön und ansprechend. Das ist einfach und erfordert kein Nachdenken: Die Wahrnehmung mit dem Herzen erschließt uns die Venuskraft in der Natur. Wenn Venus die Führung im Blattbereich

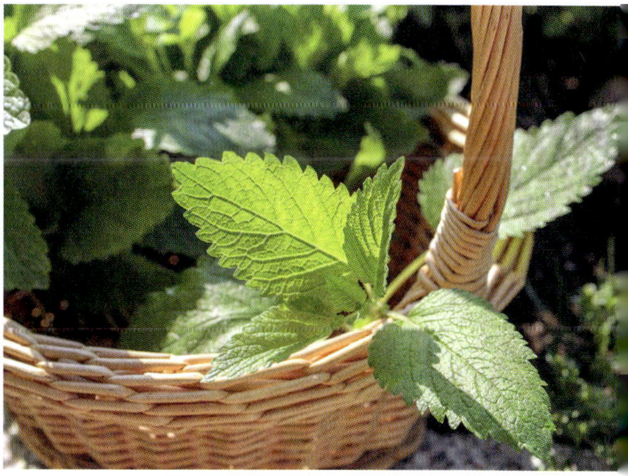

▲ Die Zitronenmelisse hat ein anmutiges Wesen und frischgrüne, harmonisch geformte Blätter.

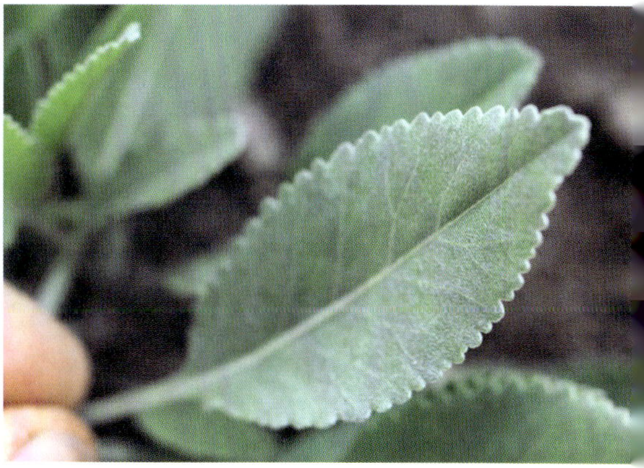

▲ Das Marienblatt zeigt einen harmonischen, welligen Blattrand.

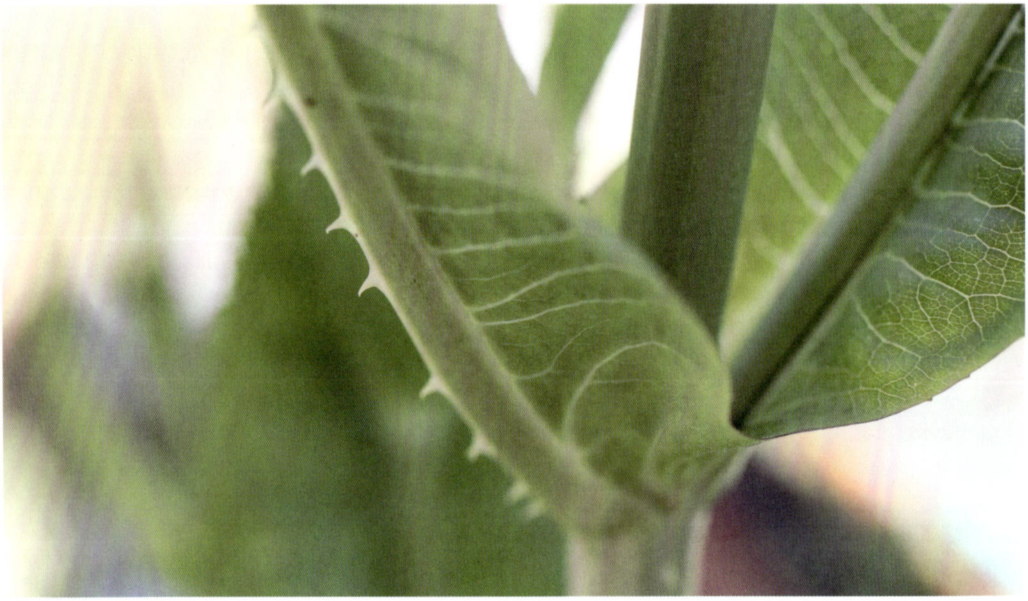

▲ Die Wilde Karde hat kelchartige Blattscheiden, in denen sich das Wasser sammelt.

übernimmt, dann erkennen wir das in unserem Empfinden: Wir nehmen das Venusblatt als sehr harmonisch und wohlproportioniert wahr. Ich denke dabei z. B an die herzförmigen Blätter der Linde *(Tilia cordata)*. Besonders hübsch und harmonisch sind auch die Blätter der Betonie *(Betonica officinalis)* und der Melisse. Es entgeht dabei nicht, dass die Blätter beider Pflanzen sehr angenehm duften.

HARMONISCHE VERHÄLTNISSE UND WELLIGER BLATTRAND

Eine auffallend harmonische Proportion eines Blattes begegnet mir beim Marienblatt *(Tanacetum balsamina)*, das auch wunderbar duftet! Der angenehme Duft und das angenehme Gefühl beim Tasten dieser Blätter sind Hinweis auf die Betonung der Venuskräfte. Angenehm ist etwas, das Ausgleich schafft. Oft zeigen typische Venusblätter eine schöne wellige Gestaltung des Blattrandes. Die Welle ist ein Element des Wassers. Auch die Blätter des Frauenmantels lassen dieses empfinden. Auch fühlen sie sich angenehm weich, sanft oder zart an. Venus erscheint im Pflanzenreich auch in der Form des Kelches. Auffällige Blattkelche, die für himmlisches Wasser, d. h. Regen oder Tau, offen sind, finden sich beim Frauenmantel und der Karde, auch Venusbecken, genannt. Dieses Aufnehmen ist ein völlig anderer Gestus als die oben schon erwähnten, typisch abwehrenden Marsformen. Hier wird sehr schön deutlich, dass Venus und Mars einander gegenseitig bedingen: Eine schützende Lanze erschafft im selben Moment einen beschützten Raum. Die Geste nach außen ist nur möglich, wenn zugleich ein innerer Bereich existiert – hier zeigt sich wieder die Gültigkeit des Gesetzes der Polarität.

ÜBUNG

ANGENEHMES ERLEBEN

1. **Lasse es dir wohl sein:** Tauche in die Venusenergie ein und lass es dir wohl sein. Das bedeutet, die Anspannungen des Tages bewusst loszulassen und Raum für Verbindung und Geschehenlassen zu öffnen. Gönne dir ein Basen-Bad mit Rosenöl oder -blüten oder eine Massage z. B. mit Rose, Melisse oder Lavendel. Gestalte dir die Atmosphäre mit schöner Musik, gedämpftem Kerzenlicht und sanftem Duft angenehm. Nutze Hydrolate oder räuchere mit dem Stövchen, z. B. Benzoe Siam, Zimt, Vanille, Styrax.

2. **Berührt sein und Selbstliebe:** Wenn du andere Menschen (z. B. Partner, Kinder, Enkelkinder oder ältere Menschen) pflegst, kann es vorkommen, dass du dich dabei vergisst. Ist unser Geist in Balance, befasst er sich in gesundem Maße mit dem eigenen Leib und Leben. Frage dich: „Was würde mir jetzt guttun?" Lenke mindestens einen von fünf Gedanken auf wohlwollende Art zu dir hin. Lasse dir diese Gedanken selbst zugutekommen: Was brauche ich jetzt? Was möchte ich jetzt? Wie sorge ich jetzt gut für mich? Lass die hilfreichen Ideen aus deinem Herzen kommen, sei es, was will: eine Tasse Tee, ein kleiner Spaziergang, eine Verabredung mit einer Freundin oder ein Fußbad.

3. **Schönes wahrnehmen und Verständnis ausbilden:** Verbinde dich auf schöne Weise mit anderen Menschen, um etwas Schönes zu sehen, zu hören oder zu lesen wie gute Musik, Gedichte, Tänze, Singkreise oder Heilkreise. Das Zusammenklingen mit anderen erschafft ein Verständnis höherer Art. Was geht mir zurzeit an die Nieren? Was möchte geklärt werden, um wieder in Beziehung zu kommen? Könnte ich es lieben? Wahre Harmonie entsteht erst im Balanceakt von Mars- und Venuskräften.

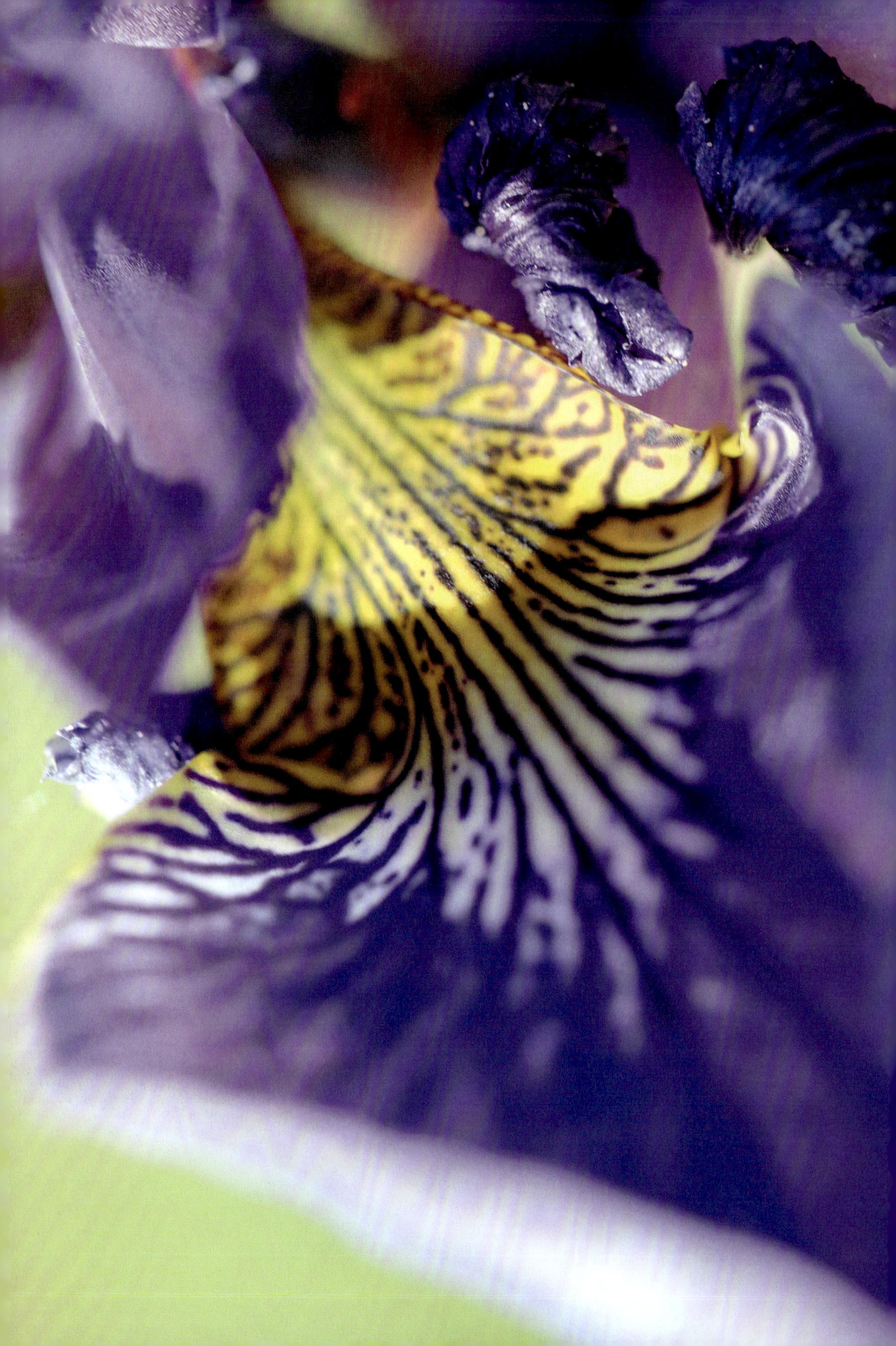

Merkur – kecker Freund

Merkur bewegt sich auf allen Ebenen und macht uns immer etwas vor: Merkur irritiert. Merkur oder Hermes ist das Gewusst-wie in allen Dingen, ein spielerisch-luftiges Element, das sich nur festlegt auf „sowohl als auch". Merkur erlöst die Dinge aus ihrer Starrheit.

Merkur auf allen Ebenen

Um eines gleich klarzustellen: Merkur ist nicht zu fassen. Merkur ist die Kraft, die uns begreifen lässt, aber selbst unbegreiflich ist. Ich kann daher nur mit Vergleichen versuchen, etwas über diese Kraft auszusagen: Merkur ist wie die Fliege, die mir ständig entwischt. Und kaum habe ich sie durchs Fenster bugsiert, fliegen drei weitere herein. Merkur ist wie Giersch und Gras in den Blumenbeeten und wie die Silberfischchen hinter dem Ofen – Merkur wirst du nicht los! Es ist wie der Kampf gegen die Windmühle, wie Luft und Wasser, das dir zwischen den Fingern zerrinnt, oder wie ein Lachen, das alles, was Struktur und Ordnung hatte, auflöst und einfach wegfegt. Merkur ist Anfang und Ende, kaum hier, schon wieder entschwunden. Merkur ist aber auch die Markierung und die Mitte. Merkur markiert die Grenze z.B. im bekannten Symbol des Yin und Yang: Durch die wellenartige Grenzlinie, die die weiße von der schwarzen Fläche teilt, kann schwarz und weiß (Mond/Nacht und Sonne/Tag) überhaupt erst erscheinen. Merkur ist das Dritte und geht doch Vater und Mutter voraus. Die Mitte erschafft zwei Seiten und damit alle Urbilder, die sogenannten Archetypen. Alle sind eigentlich Merkur, aber für den Spaß am Spiel muss das Licht regenbogenartig in viele Farben zerstäuben und die Idee des Unterschieds geschaffen werden.

Merkur ist Vermittler, Schelm und Magier. Er vermittelt als Naturkraft zwischen dem Fixen und Flüchtigen, verbindet als Luftig-Wässriges das Schwere mit dem Leichten. Merkur entspricht auf einer weiteren Betrachtungsebene der Pflanzenwelt, die allgemein das Mittelglied von Tierreich und Mineralreich bildet. Auf Ebene der einzelnen Pflanze entspricht dem Merkuriellen das grüne Blatt – zwischen mineralischer Wurzel (Sal-Pol) und farbiger Blüte bzw. Frucht (Sulfur-Pol). Im Blatt verbindet sich Wässriges mit Licht, Luft und Mineralien. Als Schlingel und Schelm hat Merkur stets etwas Mehrdeutiges oder auch Unbestimmtes und Unbestimmbares an sich. Darstellungen zeigen ihn als Götterboten mit geflügelten Sandalen und Flügelhut. Seiner Idee gemäß bewegt Merkur-Hermes sich zwischen der Götterwelt und der Menschenwelt durch die Lüfte. Er vermittelt zwischen oben und unten, zwischen den ewigen Himmelsgefilden und der sterblichen Welt der Menschen.

DAS, WAS VERMITTELT, UND ZWAR FLINK

Das Merkur-Prinzip habe ich bereits in groben Zügen im Kapitel zum Mond erläutert. Hier ist nun Gelegenheit, etwas tiefer einzutauchen: Merkur ist die einzige Kraft, die auf allen Ebenen wirkt: als Merkur-Prinzip unter den drei philosophischen Prinzipien, als mittleres der fünf Elementarkräfte im Luftelement und als Merkurkraft unter den sieben Planetenkräften. Gischtartig verbindet sich Merkur mit dem schwereren Wasserelement, feurig mit dem subtileren Feuerelement. Auch im Erdelement und Äther ist er beheimatet. Merkur kann das Höhere aus höheren Kreisen aufnehmen und an niedere Ebenen weiterreichen. Merkur vermag dadurch das Niedere umzuwenden, sodass es höher steigen kann: Der Mensch als Vermittler und Alchymist der Schöpfung kann Himmlisches (eigentlich Äther bzw. freier Raum) auf die Erde bringen und Erde in Himmel verwandeln.

Als Planet lässt sich Merkur nicht leicht blicken: Er ist nur in der Morgen- oder Abenddämmerung zu sehen. Saturn, Jupiter und Mars dagegen können mit ein wenig Erfahrung gut am nächtlichen Sternenhimmel erkannt und erlebt werden. Auch Venus gibt uns als hell leuchtender Abend- oder Morgenstern genügend Zeit, sie zu bewundern. Anders Merkur, der flinke Planet, der die Sonne in ca. 88 Erdentagen umkreist: In den Zeiten seiner Sichtbarkeit steht Merkur ziemlich knapp über dem Horizont – und ist ebenso rasch wieder verschwunden. Er gilt aufgrund seiner unmittelbaren Sonnennähe und schnellsten Umlaufbahn als der am wenigsten erforschte Planet unseres Sonnensystems. Merkur als Planet erscheint weder am helllichten Tag noch inmitten der Nacht: Er ist ein Planet der Zwischenzeiten.

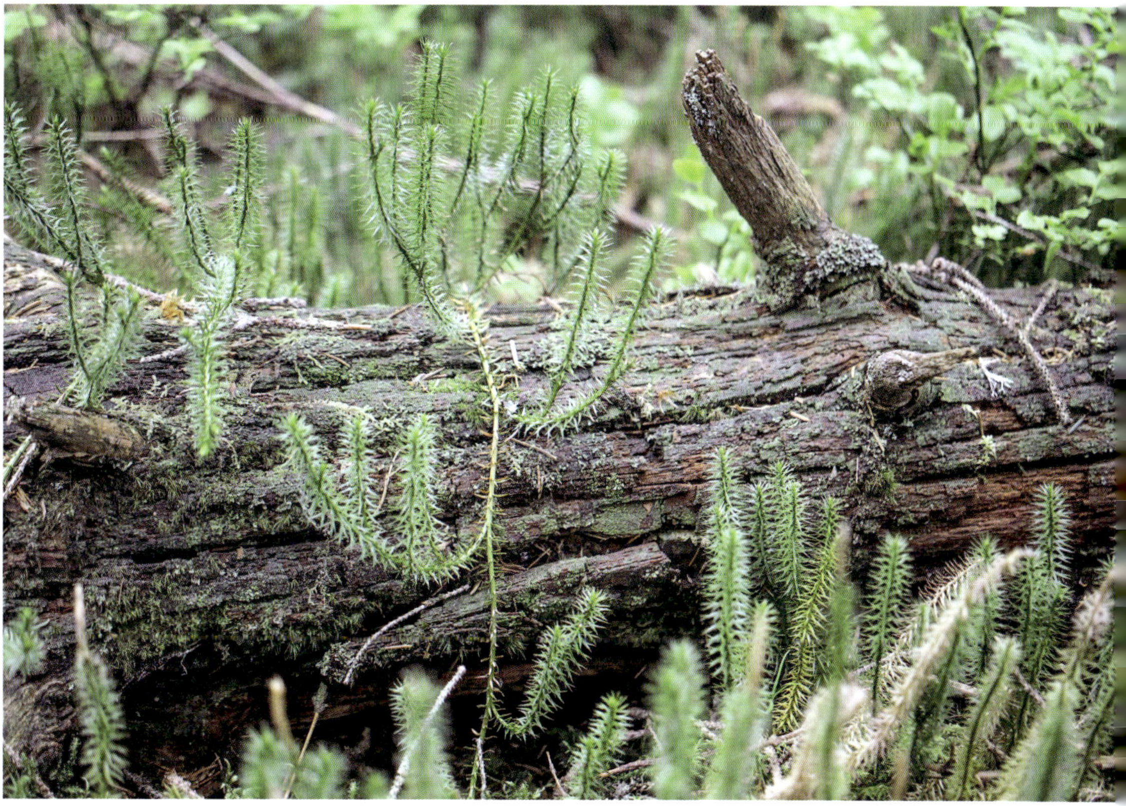

▲ Im Luftig-Feuchten wächst der Bärlapp munter herauf und herunter.

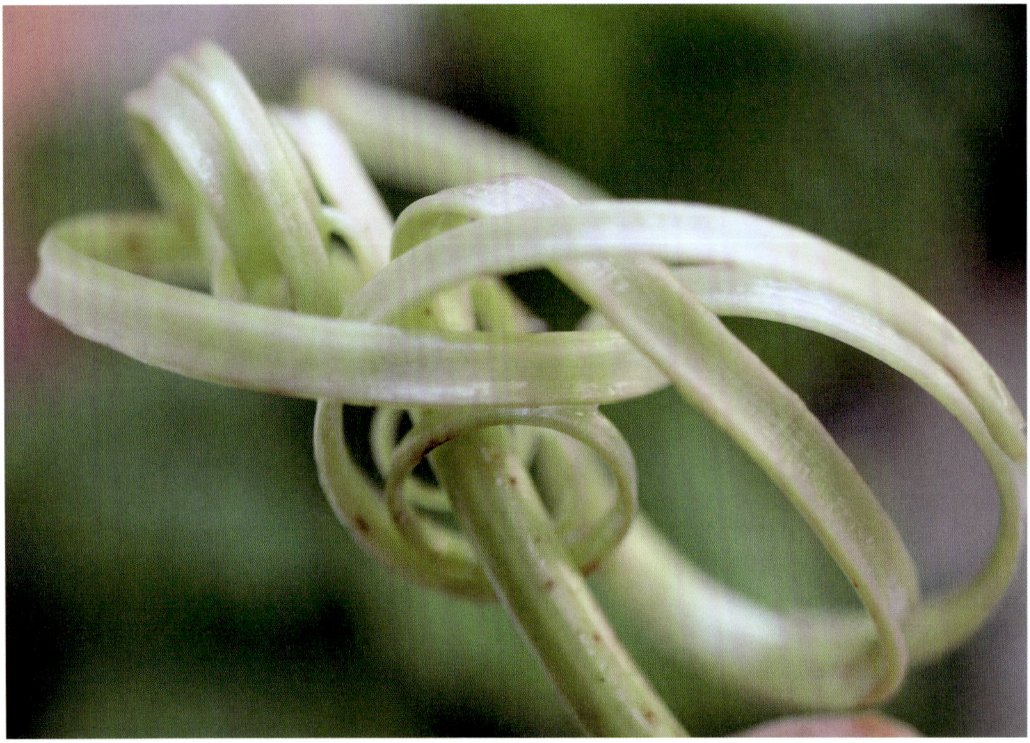

▲ Spiralen weisen stets auf Lebendiges hin, wie hier der sich kringelnde Löwenzahnstängel.

QUIRLIG-BEWEGTE ZEITEN UND RÄUME

Im Jahreszyklus, in der Abfolge der Jahreszeiten, erleben wir in unseren Breiten den beständigen Wechsel der zwei Pole Sommer und Winter. Im Winter zieht sich das Leben mehr oder minder stark zusammen: Die Bienen versammeln sich im Stock, Tier und Mensch ziehen sich in ihre „Höhlen" zurück, das Wasser gefriert zu hartem Eis. Diese Jahreszeit entspricht dem Erdelement bzw. Sal-Prinzip, dem „Mineralisieren" und Verhärten. Im Sommer zieht die Wärme und das Licht alles Leben nach außen: Biene, Tier und Mensch schwärmen aus, die Wiesen stehen in Blüte und Duft, Wärme und Wohlklang breiten sich aus (Sulfur- bzw. Feuer-Prinzip). Die Übergangszeiten, der Herbst und das Frühjahr, sind merkuriell.

Richten wir den Blick auf Landschaften, erkennen wir, dass die Übergänge von Biotopen besonders artenreich und lebendig sind. Solch ein quirlig-bewegter (= merkurieller) Lebensraum ist die Meeresküste. Wer einmal erlebt hat, wie Vogelschwärme an den schmalen Küstenstreifen landen und ihre Flugkünste zeigen, der hat einen lebendigen Begriff von Merkur. Kinder fühlen sich in solcher von den Elementen Luft und Wasser geprägten Umgebung sehr wohl. Sie ist ihnen wesensähnlich. Selbst Erwachsene werden wieder kindlich und verspielt, wenn sie in die Wellen springen.

Das Luftelement im Pflanzenreich

Merkur ist Lebenskraft pur. In Volksmärchen und Mythen können wir z. B. von der verlebendigenden Kraft des Haselstrauchs erfahren. So wird von einer Schlange oder einem Lindwurm erzählt, der unter dem Haselstrauch lebe und ihm Lebenskraft schenke. Die Schlange ist ein großes Thema für sich. Im Märchen der Brüder Grimm „Die weiße Schlange“ schenkt der Verzehr von Schlangenfleisch dem König Weisheit und wahres Naturverständnis: die Sprache der Tiere. Die Verbindung Merkurs mit dem Luftelement äußert sich auch in der Windbestäubung bzw. Verbreitung der Samen durch den Wind bei solch typischen Merkurpflanzen wie Hasel, Wegerich bzw. Löwenzahn, Ahorn oder Birke. Die Stängel oder Blätter einiger Pflanzen

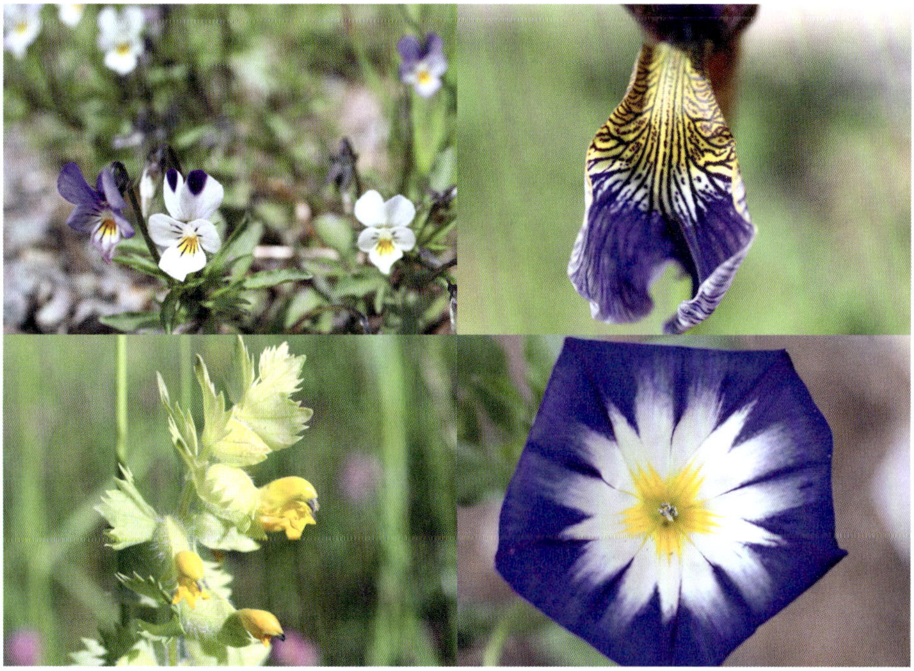

▲ Merkurblüten wirken manchmal clownesk: Acker-Stiefmütterchen, Iris, Klappertopf und dreifarbige Wicke.

Merkurpflanzen in Stichpunkten

Gestalt: krautig, nicht verholzend; windend, kletternd

Wurzel: rasches Bewurzeln; oft ausgeprägte Mondkraft im Wurzelbereich

Stängel: krautig-grün, hohler Stängel oder schaumgefüllt (Holunder)

Blatt: luftig, fiedrig bzw. in Co-Kreation mit Jupiter mit großer Blattspreite (Alant, Königskerze)

Frucht: mit Hohlräumen (Lichtnelke, Klappertopf), aufgeblasen, Tendenz zum Klang

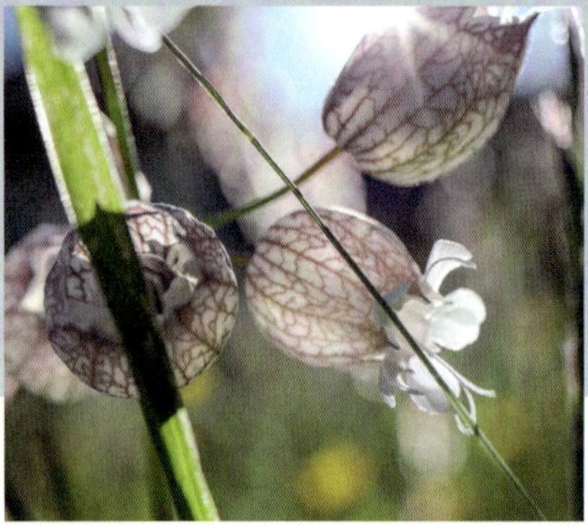

sind luftig und innen hohl, z. B. bei Holunder, Engelwurz oder Schnittlauch, und verbinden dadurch Himmel und Erde. Luftgefüllte Stängel finden wir auch beim Löwenzahn und typischerweise bei den Doldenblütlern.

Die Familie der Doldenblütler fällt durch die luftig-zarten, feingliedrigen Blättchen vieler Arten auf, beispielsweise Anis, Bärwurz, Fenchel, Dill. Eine weitere merkurielle und zudem schwefelhaltige Pflanzenfamilie sind die Lauchgewächse. Diese raschwüchsigen, stets krautig bleibenden Pflanzen regen (mit feurigem Mars) die Lebensgeister an und wirken befreiend auf die Atemwege, z. B. Knoblauch, Zwiebeln, Bärlauch. Andere Merkurpflanzen ranken oder winden empor, wie Gurkengewächse, Wicken und Winden, und wachsen allgemein sehr rasch, z. B. Gräser, Jiaogulan. Die Blüten sind entweder unauffällig oder – typisch Merkur – genau das Gegenteil, also besonders „clownesk" und ein echter Hingucker wie Acker-Gauchheil, Iris, Klappertopf oder Stiefmütterchen.

GEDANKENEXPERIMENT: DIE VORZEIGE-MERKURPFLANZE

Wie wäre eine Pflanze, die die Kriterien einer idealen Merkurpflanze erfüllen würde? Ich will es kurz beschreiben: Diese imaginierte Pflanze wüchse sowohl herauf als auch herunter. Es wäre eine kletternde, sich windende Pflanze, die aus nichts als Blatt und Stängel besteht. Die Pflanze wäre krautig und ohne nennenswerte ätherische Öle. Von einem Verholzen wäre bei dieser idealisierten Merkurpflanze nirgends eine Spur zu finden. Sie wüchse rasch und ließe sich leicht durch Stecklinge vermehren, wobei auch Stängel und Blätter leicht Wurzeln schlagen. Darin kommt die Urkraft Mond zum Ausdruck. Die Blüten wären unauffällig, jedenfalls nicht besonders groß oder duftend, oder aber intensiv farbig. Diese Pflanze, ein Paradebeispiel für Merkur, enthielte zudem Saponine, als Vermittler von Wasser und Luft, und hätte eine Hauptwirkung: Beweglichkeit und Lebendigkeit. Da Merkur auch mit Spiralen und „antennigen Haaren" in Verbindung gebracht wird, wäre etwas davon bei dieser imaginierten Pflanze zu finden.

Jiaogulan – Kraut der Unsterblichkeit

Diese Beschreibung trifft in allen Punkten auf die als Jiaogulan *(Gymnostemma pentaphyllum)* bekannte Pflanze zu. Das mangels besserer Übersetzung „Kraut der Unsterblichkeit“ genannte Gurkengewächs ist eine sehr leicht zu haltende Zimmerpflanze. Sie schätzt Licht, Wärme und einen großen Topf mit guter, feuchter Erde. Direkte Sonne nimmt den Blättern die Farbe. Sie lässt sie dann blass-weiß und kränklich erscheinen. Wähle daher den Standort schattig, luftig, feucht und fern von direkter Mittagssonne.

Darin äußert sich etwas von ihrem Wesen: Nicht das Sulfurische, nicht ätherische Öle und Farben sind ihre Glanzpunkte, sondern das lebendige Grün des Zwielichts. In wärmeren Lagen kann sie in der Nähe des Hauses und an geeigneten Stellen sogar den Winter überstehen. Sie stirbt dann oberirdisch ab und nur das Unterirdische überwintert. Leicht täuscht der Gärtner sich, wenn das Austreiben erst spät, z. B. im April, bemerkt wird. Dies holt sie aber durch sehr rasches Wachstum wieder auf. Überhaupt sind das „kindliche Wesen“, die Wuchsfreudigkeit und Schnelle, sehr bemerkenswerte Eigenschaften.

Jiaogulan rankt und klettert, sucht Halt und Stütze, windet sich um geeignete Halme oder Fäden – um sich dann herabzulassen, wie eine Liane auf der Suche nach neuem Boden zum Wurzeln. Das Wurzelwerk ist farblos, weiß und sehr regenerationsfähig. Aus einem Rhizom kann mit Leichtigkeit eine neue Pflanze heranwachsen. Auch die Vermehrung durch Stecklinge – einfach ins Wasser gestellt – gelingt sehr leicht.

GIB MIR FÜNF UND DAS BLÄTTERMEER

Blüten sind bei uns seltener: Diese sind klein und grünlich, also genau im Thema der ganzen Pflanze enthalten. Das Blatt ist hier das Wesentliche. Das fünffingrige Blatt erinnert unverkennbar an eine Hand. Dieses bewegt sich sehr leicht am Blattstängel hin und her, als wäre dieser ein Gelenk, als würde es winken. Insgesamt wirkt die Pflanze mit den vielen Blättern wie ein Blättermeer. Durch Luftzug entsteht der Eindruck eines Meereswogens.

Jiaogulan vermittelt, wie die als menschenähnlich wahrgenommene Ginseng-Wurzel, tonisierende, lebensfördernde Kräfte (stofflich sind das Saponine, u. a. Ginsenoside). Während der Arbeit an diesem Buch hat unser größtes Exemplar geblüht und gefruchtet. Ein Trieb hatte es geschafft, innerhalb kürzester Zeit hinter der Spülentür hineinzuwachsen. Das erinnert mich an Rauch und Dampf, der zwischen den Ritzen hindurchpasst. Dieser Absenker ist aufgrund der Dunkelheit unter der Spüle weiß geblieben oder geworden und hat sich verdickt. Er hat dadurch ein „wurzeliges“ Aussehen bekommen.

EINE PFLANZE OHNE ENDE

Das Bemerkenswerte ist nun, dass Jiaogulan hinaufklettert, dann lange, dünne, fast blattlose Triebe (Absenker) bildet, die den Boden suchen, finden, in Kontakt mit der Schwere sich verdicken und schließlich bewurzeln. Das Triebende wird hier zu einem neuen Anfang. Welche Pflanzen kennst du, die, nachdem sie sich weit nach oben entwickelt haben, den ausdifferenzierten Trieb wieder wurzelhaft werden lassen können?

Die grünlich-weißen, zweihäusigen Blüten sind wie die grünen Früchte sehr klein. Das Blühen und Verblühen tritt im Verhältnis zum dominierenden Blatt sehr in den Hintergrund und ist quasi unsichtbar. Auch das Vertrocknen der Blätter gleicht eher einem Entschwinden (vgl. Gedicht von Yeats „Fading through the whitening air“). Sie sind vertrocknend „fast nicht da“. Sie sind weiß mit einem rosa Hauch, dünner noch als Papier oder gar Seidenpapier. Bei Jiaogulan wird kein Sterben, kein Tod, kein Ende erlebbar: das Kraut der Unsterblichkeit!

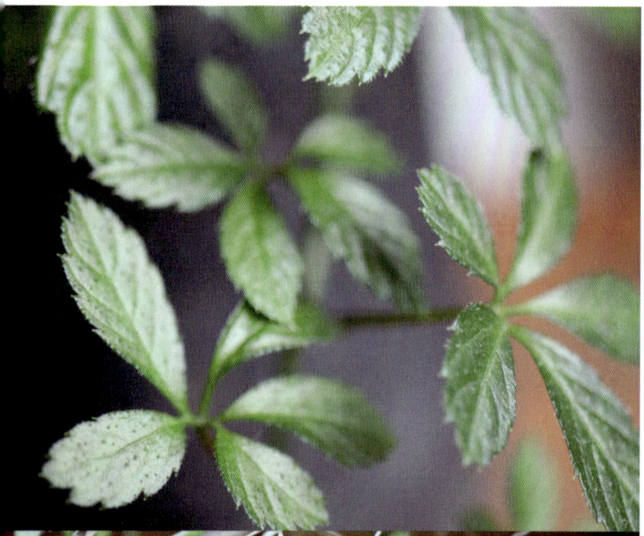

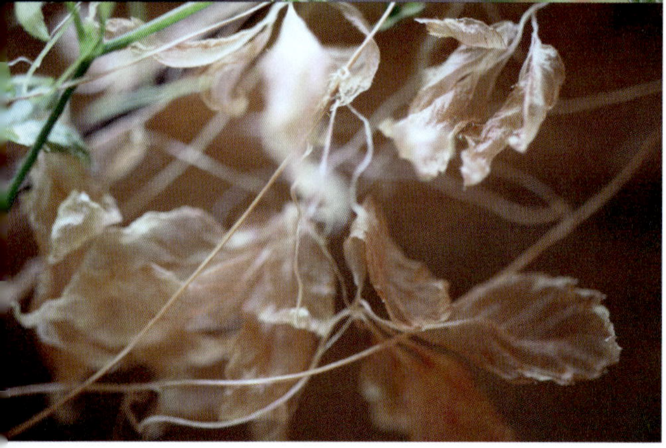

Ein Kreis hat weder Anfang noch Ende

Merkur, die Lebendigkeit und Lebenskraft, ist überall und in allem anwesend. Das ist das erste hermetische Gesetz: Alles ist Geist, Gemüt, *mind* – oder eben Merkur. Diese Gesetzmäßigkeit findet sich in allen Kulturen und zu allen Zeiten als Kreis dargestellt. Der Kreis, der das Ein und Alles bedeutet, wird in manchen Zusammenhängen als Ouroboros bezeichnet: Die Naturkraft, die alles vollkommen durchdringt und in stetem Wandel begriffen ist.

◂ Die gefiederten Blätter des Jiaogulans sind meist aus jeweils fünf Blättchen zusammengesetzt und erinnern an die menschliche Hand.
Im vertrockneten Zustand sind die Blätter nahezu transparent.

Schlüssel zum Garten der Natur

Ist, was uns zauberhaft oder magisch vorkommt, in Wahrheit vielleicht genau das Gegenteil davon: ein Entzaubern der Natur? Ein Mensch, dem der Sternenhimmel vertraut ist und der darin wie ein Buch liest, dem hat sich dieser erschlossen, was anderen aber vielleicht magisch vorkommen mag. Oder es scheint, als hätte jemand, der hohe Präparate anzufertigen weiß, ein Geheimwissen. Das Geheime daran ist aber nur, dass du dir dieses Wissen oder diese Fertigkeit noch nicht angeeignet hast.

DER BANN IST GEBROCHEN

Wir erleben den Zauber der Natur, wenn wir staunen und wach aufnehmen, was uns da begegnet. Es ist oft so, dass wir wie verzaubert scheinen, wenn sich uns etwas eröffnet oder offenbart. Manchmal findet das zunächst auf unbewusster Ebene statt. Der Kopf kann es noch nicht fassen, aber der Vorhang zum Tempel der Natur hat sich etwas geliftet. Der Schleier des Verzaubertseins lichtet sich etwas und ein Verstehen mit dem Herzen, das dem Leben dient, wird ahnbar.

Im Märchen „Jorinde und Joringel" kann eine blutrote Blume erlösen, was vom Zauber gebannt war. Die siebentausend verzauberten Jungfrauen, von der Zauberin im Schloss in Gestalt von siebentausend Vögeln in Käfigen gehalten, werden durch die Blume mit dem Tautropfen in der Mitte wieder in ihre menschliche Gestalt zurückverwandelt, sprich entzaubert. Der Zauber, der Joringel auf hundert Schritte vom Schloss bindet, ist gebrochen. Er kann sich wieder frei bewegen (Merkur). Auch die Pforte zum Schloss springt auf, sobald sie mit der Blume berührt wird – und lässt ihn ein. In diesen wenigen Sätzen wird einiges vom Wesen Merkurs deutlich: die Blume als Zauberstab, der wieder in Fluss bringt und das, was unter Bann stand, erlöst.

SPRINGWURZ SCHENKT WEISHEIT

Die Erfahrung, dass die Springwurz Weisheit schenkt, durfte ich in der Begleitung von Einzelpersonen mehrfach machen. Es spielte sich fast inhaltsgleich ab: Plötzlich trat die Pflanze ins Bewusstsein dieser Menschen. Die Begegnung mit ihr war beide Male wie ein Eintreten durch das Tor der Natur. Auf einmal erschloss sich ihnen die Natur, das Naturverstehen machte unversehens einen Sprung nach vorne. Von der Springwurz heißt es, dass sich mit ihr in der Hand alle Geheimnisse liften, dass sich Türen und Tore öffnen. Beide Male zeigte sich übrigens auf die Begegnung hin eine weitere „Schlüsselpflanze": die Schlüsselblume. Erstaunlich! Auch hier findet sich Merkur, der wirkt und überrascht – und so wenig in die Denkgewohnheiten eines naturwissenschaftlich geschulten Menschen passt.

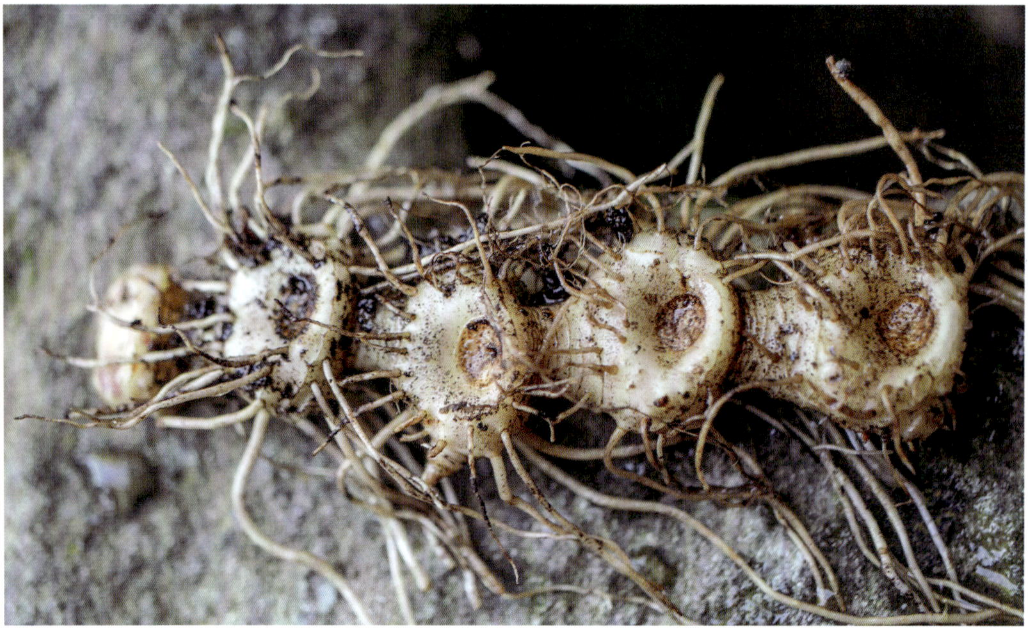

▲ Die Springwurz am Brunnen

Es kommt mir in diesem Zusammenhang besonders ein zweites Märchenbild der Brüder Grimm in den Sinn: das der Weißen Schlange, die jedem, der sie isst, Weisheit verleiht und die Gabe, die Sprache der Tiere zu verstehen. Merkur ist der Schlüssel zum Garten der Natur. Das Konzept oder der Begriff eines Wortes ist solar, der Klang des Wortes lunar. Die ideale Verbindung ist aber Merkur, d. h. das weise Wort. Lauschen wir auf das, was zwischen den Zeilen als diese ideale Verbindung sich vermitteln will.

Es ist nun schon lange her, da lebte ein König, dessen Weisheit im ganzen Lande berühmt war. Nichts blieb ihm unbekannt und es war, als ob ihm Nachricht von den verborgensten Dingen durch die Luft zugetragen würde.

DIE WEISSE SCHLANGE — EIN MÄRCHEN DER BRÜDER GRIMM

Da lebt ein König, der weise regiert und Dinge weiß, die anderen verborgen sind – als würden sie *durch die Luft* zu ihm kommen. Dieser Hinweis auf Merkur findet sich bereits im zweiten Satz des Märchens und meine Neugier wird größer: Woher hat der König seine Weisheit? Diese Frage wird sofort beantwortet: „Er hatte aber eine seltsame Sitte. Jeden Mittag, wenn von der Tafel alles abgetragen und niemand mehr zugegen war, musste ein vertrauter Diener noch eine Schüssel bringen. Sie war aber zugedeckt, und der Diener wußte selbst nicht, was darin lag, und kein Mensch wußte es, denn der König deckte sie nicht eher auf und aß nicht davon, bis er ganz allein war."

Der König isst im Geheimen, Verborgenen, täglich zu Mittag ein Stück einer weißen Schlange und erlangt auf diese Weise die Fähigkeit, die Sprache der Natur und der Tiere zu verstehen. Eine Schlange ist eine seltsame Nahrung. Die Schlange symbolisiert eine lebendige Kraft, die heilsam oder todbringend sein kann. Die Schlange in unserem Märchen ist weiß. Ich verstehe das so, dass das Weiße einerseits auf das Merkurielle und andererseits auf die Reinheit, das Gute, dieser Kraft hinweist.

Bemerkenswert ist, dass er diese Kraft nicht missbraucht. Denn nicht die Fähigkeit an sich ist entscheidend, sondern wie sie eingesetzt wird. Es freut uns also, dass der König diese besondere Fähigkeit für sich behält, nicht nach außen kehrt, oder damit angibt und sich in eitler Selbstdarstellung verliert. Nein, er nutzt diese merkurielle Kraft, um gerecht und weise dem Volk zu dienen. Damit gibt er der Kraft eine Bestimmung – Sulfur, die goldene Krone. Diese Verbindung von Sulfur und Merkur ist ideal.

Ein weiser König ist schön und gut, aber wollen wir nicht selbst weise sein? Drängt es uns nicht selbst dazu, diese besondere Fähigkeit zu erlangen? Warum würdest du dieses Buch lesen, wenn du nicht den Drang nach Verstehen und Tiefe hättest? So kann auch der Diener, von dem die Rede war, nicht ruhen, er muss unbedingt unter der Schüssel nachschauen. Doch erst, nachdem er sich selbst sorgfältig verborgen und in einer Kammer eingeschlossen hat: Er sieht die weiße Schlange und kann nicht widerstehen: „Kaum aber hatte es seine Zunge berührt, so hörte er vor seinem Fenster ein seltsames Gewisper von feinen Stimmen. Er ging und horchte, da merkte er, daß es die Sperlinge waren, die miteinander sprachen und sich allerlei erzählten, was sie im Felde und Walde gesehen hatten. Der Genuss der Schlange hatte ihm die Fähigkeit verliehen, die Sprache der Tiere zu verstehen."

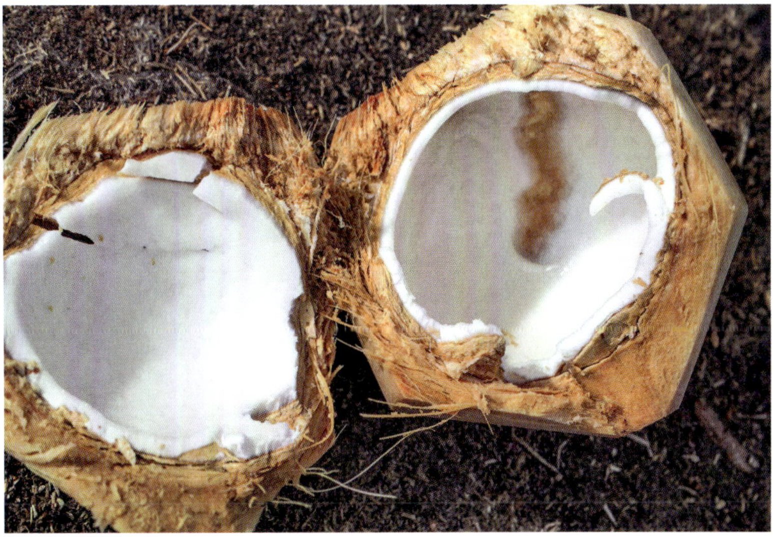

▸ In Indien wird die Kokosnuss mit dem menschlichen Kopf verglichen, der den Göttern geöffnet und dargebracht wird – das Herz soll führen, nicht der Kopf.

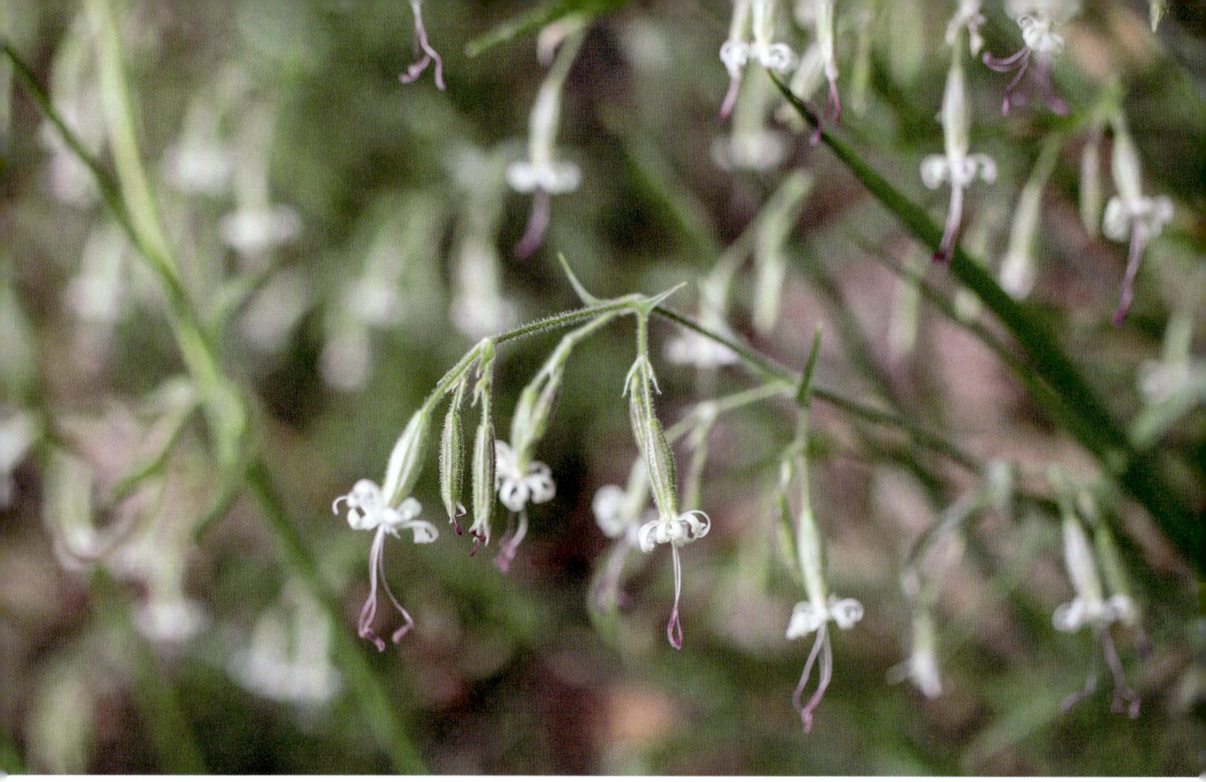

▲ Am Tag recht unscheinbar, verströmen die Blüten des Nickenden Leimkrauts ab der Abenddämmerung einen frühlingshaften Duft.

Nach diesem Vergehen des Dieners kann es nicht weiter rund laufen, das ist uns klar. Und richtig, er gelangt unter die Anschuldigung, den schönsten Ring der Königin gestohlen zu haben, und erwartet sein Gericht. Die neue Fähigkeit, die Sprache der Tiere zu verstehen, hilft ihm aus der Patsche und er wählt nun den Weg des Abenteuers. Er wird ein Wanderer, er ist von Merkur berührt. Auch er gibt mit diesem bemerkenswerten Talent nicht an, sondern nutzt es, wie es sich ergibt. Die Sicherheit des Königshofes hat sich als eine scheinbare Sicherheit entlarvt. Auf seinem Weg in die Welt nutzt er seine neue Fähigkeit aus Mitgefühl. Er hilft notleidenden Tieren, den drei Fischen, den Ameisen, dem Rabenjungen.

Hier begegnet uns das Motiv, dass er nun vom hohen Ross steigt und zu Fuß geht. Sein Weg führt in die Demut, in das Dienen. Das Weitere will ich nicht so detailliert beschreiben, du kannst das Märchen ja selbst nachlesen und für dich erschließen. Nur so viel: Das englische Sprichwort *What goes around, comes around* (sinngemäß: Wie man in den Wald hineinruft, so schallt es heraus) bewahrheitet sich. Die Tiere, denen er geholfen hat, helfen ihm auf seinem beschwerlichen Weg und durch sie erlangt er endlich den goldenen Apfel des Lebens. Er feiert mit seiner Sophia, der Weisheit, Hochzeit: „Sie teilten den Apfel des Lebens und aßen ihn zusammen. Da ward ihr Herz mit Liebe zu ihm erfüllt, und sie erreichten in ungestörtem Glück ein hohes Alter." Die Gabe und Geschicklichkeit, die Sprache der Natur zu verstehen, wirkt nun in Verbindung mit Weisheit segensreich – und schenkt allen, die damit in Berührung kommen, Freude und Erfüllung. Ein Verstehen, das dem Leben dient. Merkur ist nicht zu fassen. Ohne ihn wäre die ganze Heilkunst aber nichts.

ÜBUNG

LEBENSKRAFT TANKEN

1 Merkurielle Orte und Aktiväten

Hier einige Anregungen, wie du Lebenskraft auftanken kannst. Besuche merkurielle Orte:

- Orte, die lebendig sind, wie eine Hecke zwischen Wald und Wiese
- Orte, an denen Wasser und Luft sich intensiv durchmischen, wie Wasserfälle oder Meereswogen
- Orte, an denen ein fröhliches Treiben herrscht, an denen gelacht und gespielt wird, wie ein lebendiger Spielplatz, Ufer, Schwimmbad, Markt, im Park, die Tauben und Spatzen etc.
- Orte, an denen getanzt und musiziert wird

2 Merkur im Herzen ein Haus bauen

Meditiere diese Sätze:

Nur ein stiller Geist (stilles Wasser) spiegelt rein.

Ist das Wasser (der Geist) still – ist die Spiegelung perfekt.

Erkenntnis ist möglich, wenn das Gemüt stabilisiert ist. Das Vergangene ist vorbei. Das Kommende ist noch nicht. Dazwischen aber ist der lebendige Augenblick. Steige in den Fluss des Lebens.

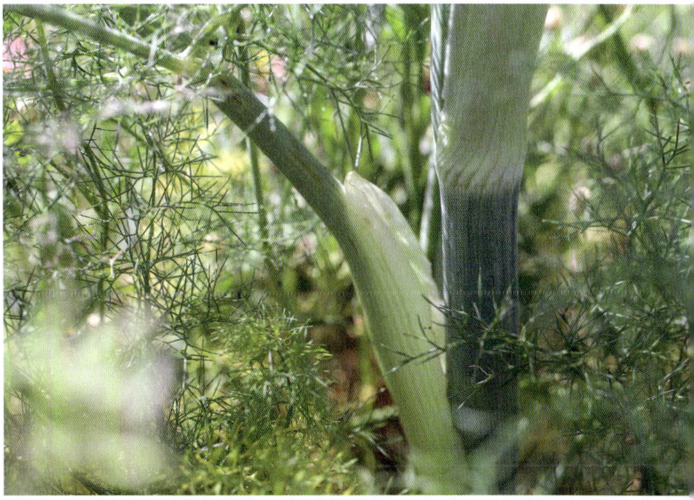

▸ Im Inneren einer Fenchelstaude, so heißt es, brachte Prometheus den Menschen das Feuer.

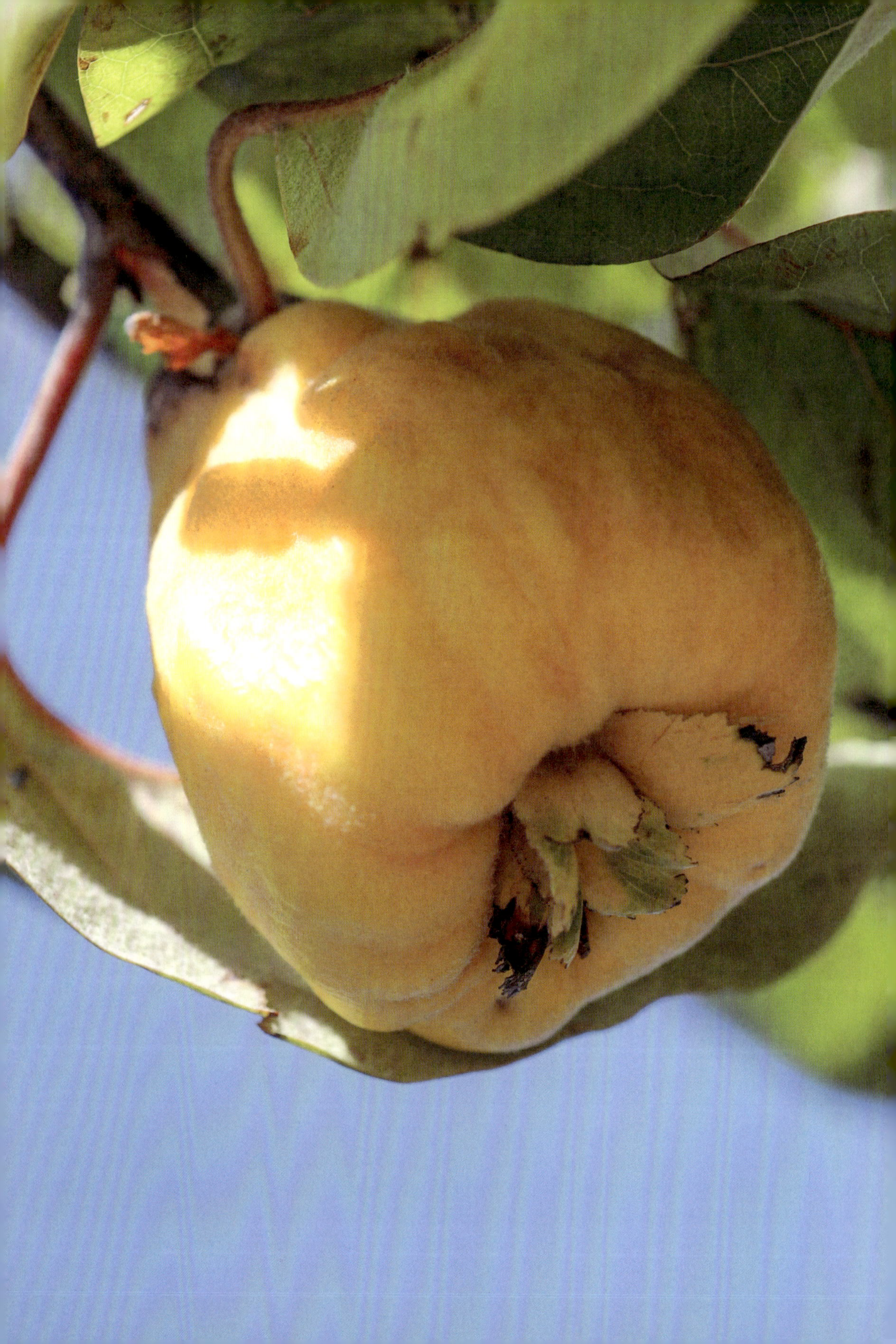

Jupiter – Raum für Fülle

Jupiterkraft ist unparteiisch und für alle und alles da, ohne Unterschied. Es ist Raum für innere und äußere Weite, Durchlässigkeit und Plastizität. Mögen alle deine guten Taten Früchte tragen!

Das Wesen Jupiters

Zu den größeren Dingen der Natur, die wir mit bloßem Auge sehen können, gehört der Planet Jupiter. Er strahlt mit königlich hellem Licht am Nachthimmel. Gleichzeitig bildet auch diese Urkraft ein Netzwerk von Bedeutungen, sowohl innen als auch außen, in der Pflanzenwelt, in unserem Seelenleben und leiblich, z. B. in der Funktionsweise der Leber. Mit den ersten beiden Kapiteln habe ich den Bogen vom licht-, luft- und wärmehaften Blütenpol der Arnika bis hin zu den wässrig-erdhaften Wurzeln von Eibisch, Beinwell und Salomonssiegel geschlagen. Nun schauen wir mit Jupiter auf den gemeinsamen Hintergrund der Kräfte von Sonne und Mond. Jupiter steht in Verbindung zu einer guten Intuition, schenkt Weitsicht und fördert Einsicht. Würde, Güte und Weisheit gelten als seine Attribute.

FASST IN SICH SONNE UND MOND – DER LÖWENZAHN

Eine wunderbare Heilpflanze Jupiters ist der Löwenzahn. Bei ihm finden wir sowohl das Sulfurische goldener Blüten als auch wässrig-weiße Wurzeln und einen saftigen, hohlen Stängel mit Milchsaft. Der Löwenzahn verbindet als joviale Pflanze diese beiden Polaritäten. In seinem Wesen liegt eine schier unergründliche Plastizität. In der Ebene mehr den Elementen Wasser und Erde zugeneigt, zeigt er im Gebirge feinere und lichtere Züge, die auf die stärkeren Wirkungen von Licht und Sonne hinweisen. Löwenzahn schafft Durchgängigkeit. Er verwandelt die Wiese in ein leuchtendes Gelb. Die weithin sichtbaren „Sonnenblumen“ blühen kompakt und füllig. Das Ölige – als typisch jovialer Ausdruck – erscheint als Fettglanz der gelben Blüten (vgl. auch die Bezeichnung als „Butterblumen“). Sanft sind die wolkigen Samenkugeln. Der Wind trägt die Samen fort und sie erfüllen den Raum: Neues, Heilsames kann entstehen.

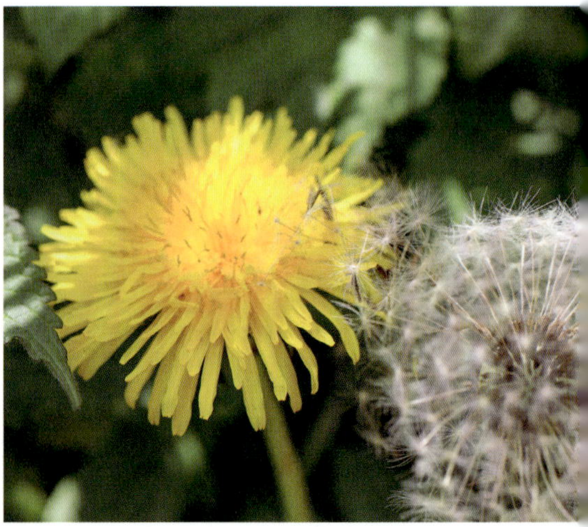

▲ Im jovialen Löwenzahn spielen Sonne und Mond die Hauptrollen.

Das Ätherelement – das Wesen erinnern

Äther bezeichnet den freien Raum. Jede der vier Elementarkräfte ist auf diese zusammenhaltende und zugleich freilassende Kraft des Raumes angewiesen. Der Äther ist damit die subtilste Kraft, noch subtiler als das Feuer. Jegliches Geschehen der Natur findet darin statt: Der Raum hält alles zusammen. Wird das fünfte Element vergessen, dann verliert das Naturwissen seinen Zusammenhang. Alles gerät auseinander, die Teile finden keinen Grund mehr in der Natur und werden mehr und mehr zu bloßen Einbildungen. Die Ätherkraft entspricht der Achse, um die sich alles dreht. Es sagt viel aus, wenn diese Mitte nicht mehr erinnert wird: Der Kern der Sache wird sogleich aus den Augen verloren. In meiner Erfahrung ist die Zeit des Erinnerns längst angebrochen: Ich begegne vielen Menschen, die diese Webfäden wieder zu verstehen beginnen.

SATURN HEMMT, JUPITER GEWÄHRT

Auf der Ebene der sieben Urkräfte entspricht dem Äther direkt die Jupiterkraft. Jupiter ist jovial: Er gibt Raum. Jupiter ist allen Dingen gegenüber wohlwollend und gütig. Am Übergang von Vergehen und Werden sorgt er für eine angemessene Durchgängigkeit für die Quintessenz. Im Äther ist pure Kraft und Vermögen, dann erst wird Substanz. Im Ätherraum ist der reine Gedanke, dem die Tat folgt. Jupiter wacht über diese Schleuse von der Idee zur Verwirklichung: Welche Ideen werden wohl zum Ausdruck kommen? Das Durchgängighalten gewährleistet Plastizität und Entwicklung.

Saturn im Gegensatz dazu hemmt und rechnet. Dies ist vielleicht der wichtigste Unterschied der beiden Kräfte Jupiter und Saturn. Jupiter ist wie ein Raum an Möglichkeiten, der gemeinsame Raum von „Sonne und Mond“. Die hohe Polarität findet hier im Äther einen gemeinsamen Ort und Ursprung. In den chinesischen Heilsystemen wird Äther als Holz bezeichnet (vgl. die Idee des Weltenbaums). Äther ist mit dem alten Wort Achse (sanskr. *ākasha*) verwandt. Achse, das bedeutet, dass in jedem Punkt alles da ist. Der Nabel der Welt und die Essenz sind wirklich in jedem Dorf, in jedem Ding, in jedem Herzen.

Es gibt ein Vergessen alles Daseins,
ein Verstummen unseres Wesens,
wo uns ist,
als hätten wir alles gefunden.

FRIEDRICH HÖLDERLIN

Jupiters Leitmotive im Pflanzenreich

Bevor ich jetzt auf einige Leitmotive des Jupiters zu sprechen komme, möchte ich nochmals den Löwenzahn in wenigen Stichworten beschreiben. Der Löwenzahn zeigt sein sonniges Wesen mit seinen goldgelben Blüten, dem geraden Stängel und in der Blütenfülle. Interessant ist, dass sich die Blüte des Löwenzahns direkt an der Wurzelrosette öffnen kann (ein lunares Zeichen) und andererseits kann der Stängel ganz weit nach oben aufstängeln und sogar sehr lang werden.

Sonne und Mond zeigen sich gleichermaßen – das ist typisch für Jupiter. Auch in vielen weiteren Punkten ist der Löwenzahn typisch Jupiter, z. B. in der Blattgestalt, der herben, nährenden Wurzel, der Leberwirksamkeit, der Plastizität der Gestalt insgesamt (es gibt viele Arten des Löwenzahns), dem buttrigen Erscheinen der Blüten und dem Ausströmen der Samen in den freien Raum hinein. Im Wesen des Löwenzahns schwingt Merkur stark mit. Das zeigen beispielsweise die Unbändigkeit, der hohle Stängel oder die Verbreitung durch den Wind.

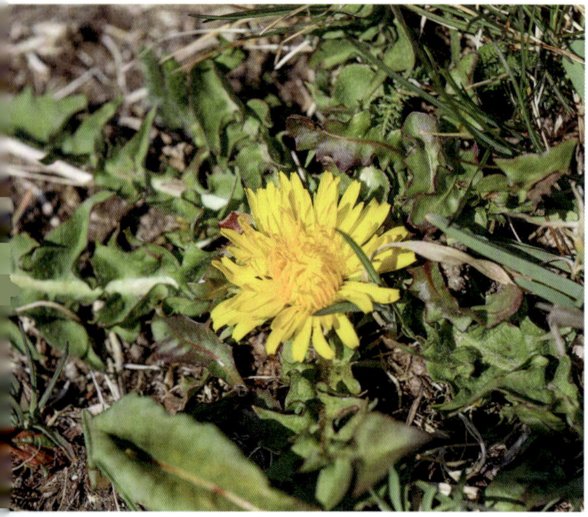

IN DIE WEITE, IN DEN RAUM

Jupiterpflanzen erfreuen häufig mit majestätischer Gestalt, insbesondere auch durch Verholzen und Dickenwachstum des Stammes. Bäume, die Laubbäume allgemein und speziell z. B. der Walnussbaum, sind typische Erscheinungen einer Pflanze mit starker Jupiterkraft. Stell dir im Gegenzug eine Wasserlinse vor – und es wird offensichtlich, welch andere Möglichkeiten des Raumgreifens sich für Jupiterpflanzen eröffnen! Im Baum erleben wir Raum. Durch das Verästeln und Verzweigen ist der freie Raum (Äther) erst wirklich erlebbar.

Typische „Jupitergestalten“ sind von weit her sichtbar, wie die goldgelb glänzende Löwenzahnwiese, die aufrecht leuchtende Königsker-

◂ Der Löwenzahn kann selbst direkt auf Höhe des Erdbodens erblühen.

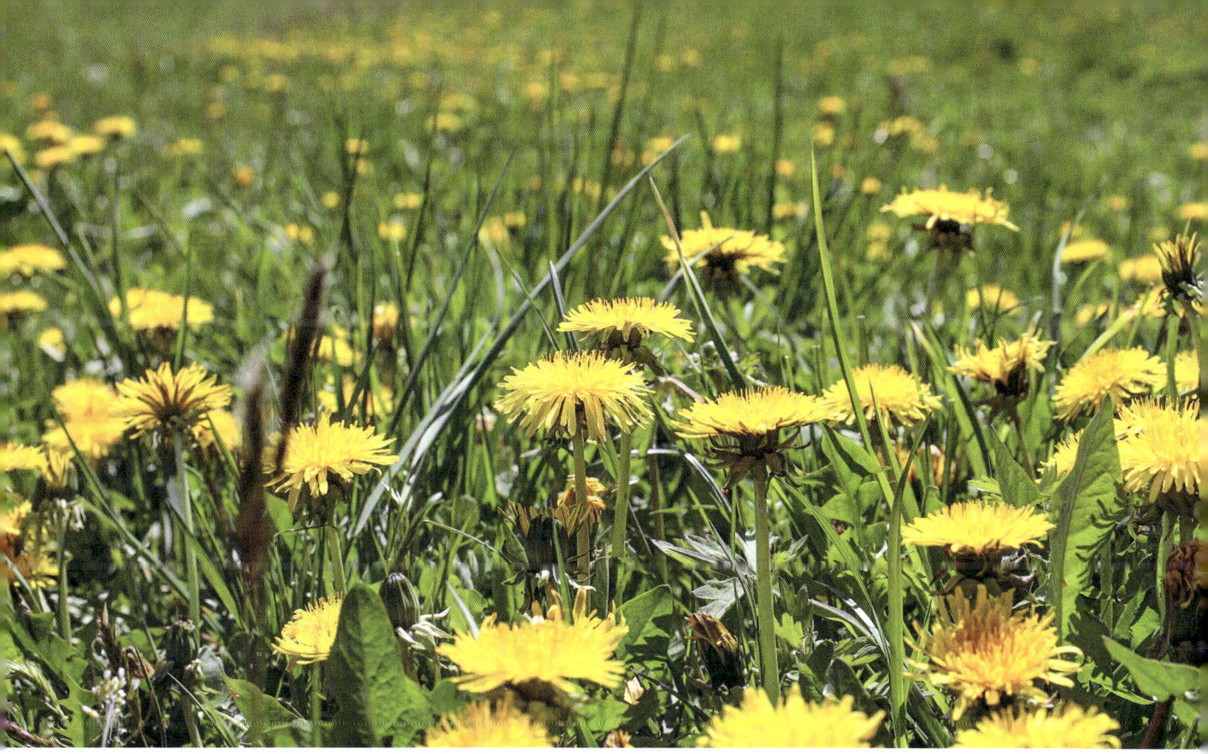

▴ Der Löwenzahn erobert mit seiner fettglänzenden Vitalität den Raum spielerisch leicht.

ze über kargem Boden und die kilometerweit sichtbare Gestalt einer zum Himmel ragenden, mächtigen Eiche. Aber auch die violetten Blüten der majestätischen Mariendistel, der Gelbe Enzian oder die leuchtenden Blüten der Roten Lichtnelke erwecken unsere Aufmerksamkeit, selbst aus einiger Entfernung. Jupiter dehnt sich in die Weite.

Die typische Gestalt einer blühenden Jupiterpflanze zeigt kandelaberartige Verzweigungen, auch hier wiederum den Raum füllend und gestaltend. Ich nenne diese Art der Blütengestalt auch „Jupiter-Satelliten“. Beispiele sind: Aufrechtes Fingerkraut, Königskerze, Große Klette, Muskateller-Salbei, Nelkenwurz u. v. m.

Ich erkenne darin ein besonderes Verhältnis zwischen den Kräften Sonne und Jupiter. Solare Kraft tritt in Reinform auf, wenn der Blütenstängel gerade hinaufgeht und eine Blüte zentral erscheint. Bei der Arnika ist das nahezu der Fall. Beim Johanniskraut finden wir dagegen

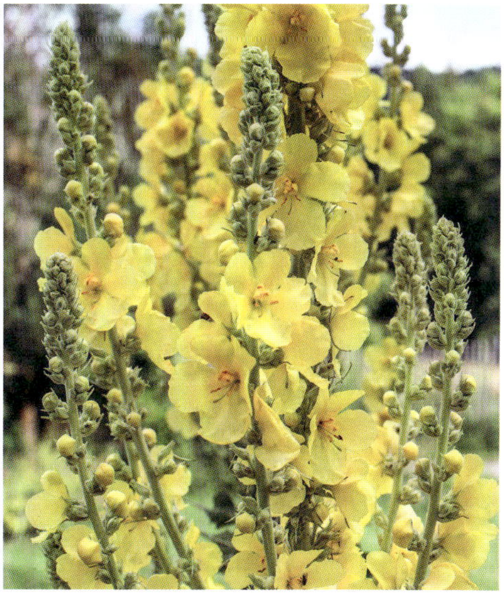

▴ Die für joviale Pflanzen typischen Seitentriebe um die Hauptachse herum erinnern mich an Satelliten oder Kandelaber.

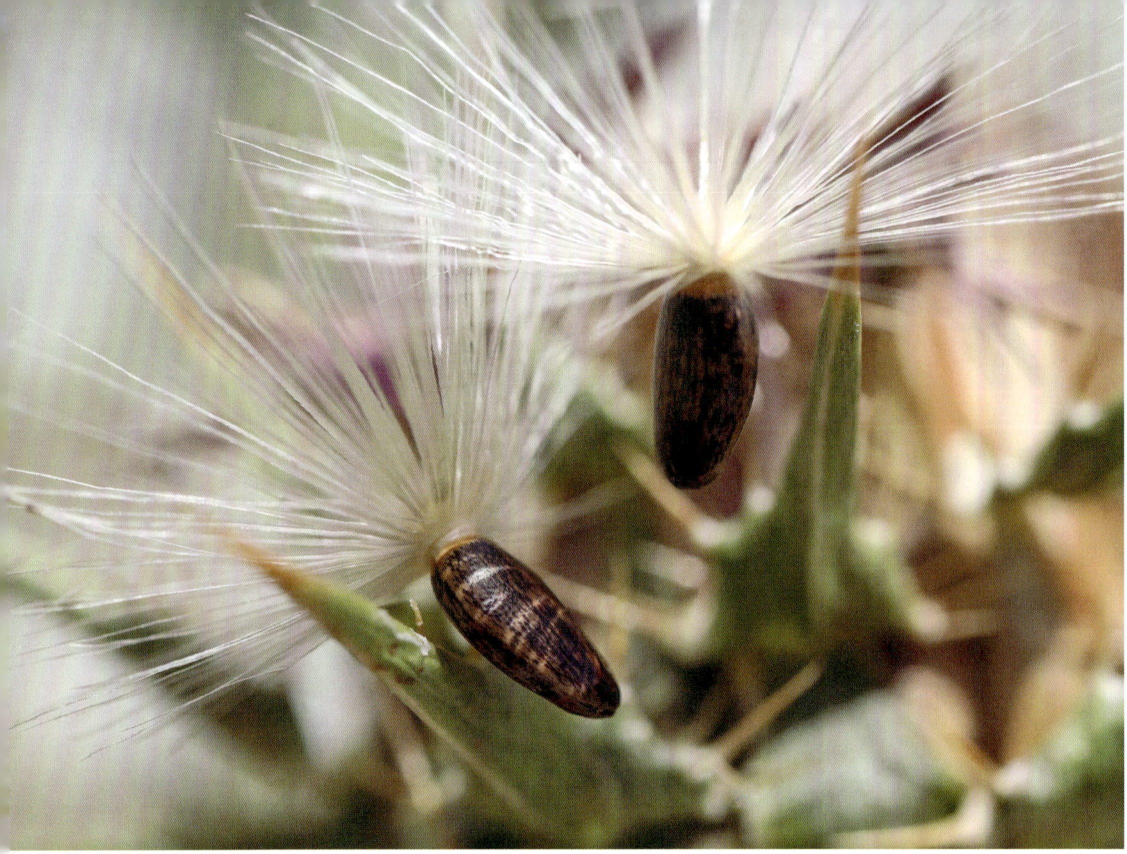

▲ Die Samen der Mariendistel sind ölhaltig und bekannt für ihre leberschützende Wirkung.

sehr deutlich die vielen raumgreifenden Verzweigungen (Jupiter). Bei den Farben wird das sonnige Gelb durch „Mond" oft in einen blasseren Farbton abgemildert, wie bei Königskerze oder Nachtkerze. Genauso zeigen sich leuchtend rosa, purpurne oder violette Farbtöne und insbesondere das Orangene, z. B. bei der Ringelblume, Orangenschalen oder dem Kürbis.

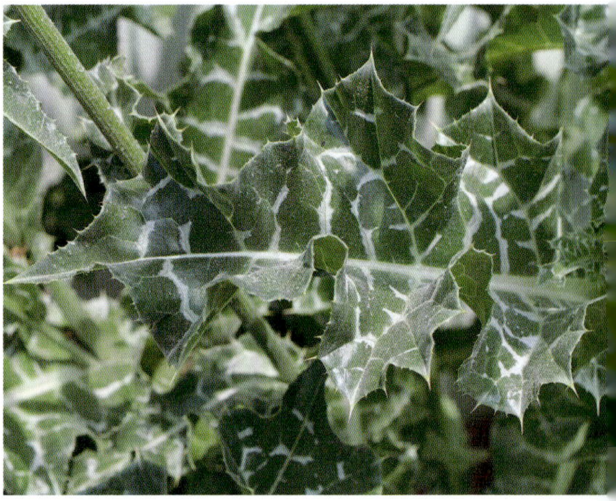

▲ Das charakteristische Blatt der Mariendistel weist eine räumliche Faltung auf.

AN OBST UND NÜSSEN LABEN

Die lebenszugewandte, freundliche Kraft Jupiters zeigt sich in den unzähligen Obst- und Nussbäumen, die uns reichlich Äpfel, Birnen, Quitten, Nüsse, Oliven und noch vieles mehr schenken. Zu den schönen, reich beblätterten Bäumen gehören die Walnuss und die Eichen. Ihre Samen sind sehr nahrhaft. Das Geschenk dieser mächtigen Wesen an uns ist Nährung, Stärkung, Reife, Ernte – und damit Fülle und Lebensglück. Im Stängel einer Pflanze werden die Kräfte der sogenannten „obersonnigen" Planeten Mars, Jupiter und Saturn sichtbar. Ist der Stängel hohler und feuchter, wie z. B. beim Springkraut, dann lässt dieser den Einfluss feuriger Kräfte eher vermissen. Beim Räumen der Beete im Herbst, nachdem die Sonne lange hat einwirken können, ist es spannend zu erleben, dass z. B. der Stamm der jovialen Königskerze verholzt. So ein Fund spricht Bände.

Jupiterpflanzen schenken nahrhafte Früchte und energiereiches Öl. Oft kommt es in den Samen vor, z. B. Distel-, Lein-, Nuss- und Kürbis-Öl. Bei einigen sitzt es sogar im Fruchtfleisch wie bei Olive und Sanddorn. Öl ist Ausdruck des Sulfur-Prinzips. Die Essenz, das Wesen drückt sich im Öligen aus. Ölige Wurzeln, wie die der Großen Klette *(Arctium lappa)*, sind stärkend und nährend – ebenso wie die Wurzeln von Nachtkerze, Bärwurz und Eberwurz/Silberdistel.

Eine Blattgestalt hat sich mir in meinen Forschungen zu den Planetenkräften immer wieder als typisches Jupiterblatt zeigt: Es ist gewellt und rhythmisch gegliedert (vgl. Urbild Löwenzahn), oft auch in 3D. Wir finden Variationen davon im Eichenblatt (gewellt, zusammengezogen), bei der Mariendistel (stark räumlich gewellt), bei der Wilden Rauke *(Diplotaxis tenuifolia)*, dem Benediktenkraut *(Cnicus benedictus)*, dem Schöllkraut, aber auch mehr oder weniger deutlich in Kürbis- und Maulbeerblättern anklingend. Auffallend oft sind die Blätter herb bis bitter im Geschmack (Leber-Galle-Wirksamkeit), ledrig-glänzend oder derb, wie bei Stechpalme, Lorbeer und Olive.

Zu den bitteren Blättern gehören auch die Wilde Rauke, das Benediktenkraut, das Schöllkraut, das Tausendgüldenkraut mit Jupiterverzweigung der Blüten und die stärker dem Saturn zugeneigten Oliven- und Wermutblätter. Eher herb schmecken der Löwenzahn, die Mariendistel und Eichenblätter. Beim Gundermann zeigen die älteren, etwas derberen Blätter ein öliges Glänzen. Das Ölige ist ein wichtiges Zeichen für Jupiterkraft.

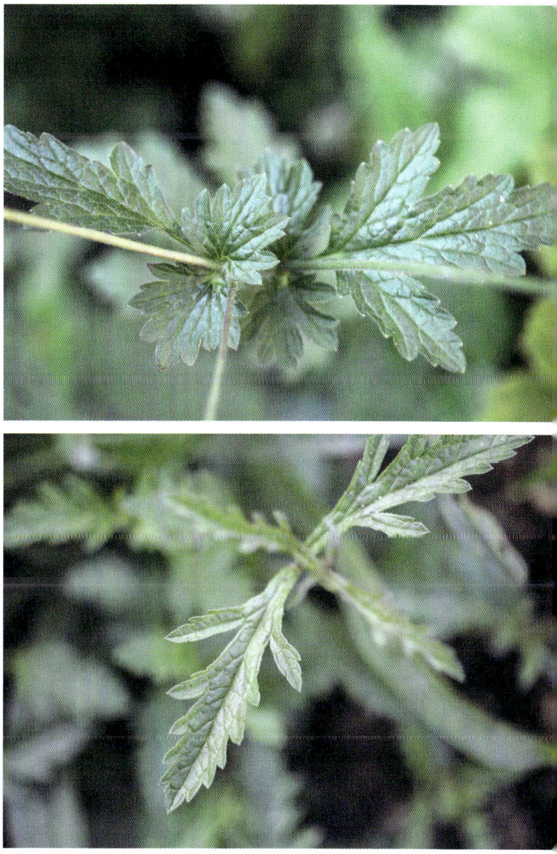

▲ Die von mir als „Jupiterblatt" benannte Blattform ist hier bei zwei wenig verwandten Arten (Nelkenwurz und Eisenkraut) ziemlich ähnlich.

BLÜTEN MIT FRUCHTCHARAKTER

Ein gewichtiger Aspekt der Jupitersignatur ist die Betonung des Fruchtcharakters. Die Frucht gestaltet sich in der Regel raumgreifend. Besonders interessant wird es, wenn sich bereits in anderen Stadien ein deutlicher Fruchtcharakter zeigt. Bei typischen Jupiterpflanzen fällt dies bereits im Knospenstadium auf: Die Knospen lassen schon die Frucht erkennen. Das noch differenziertere Betrachten lässt tiefergreifende Rückschlüsse auf das Wesen der jeweiligen Pflanze zu. Bei der Mariendistel ist z. B. die Knospe besonders marshaft, stachelig, beim Alant ist sie eigenartig „beblättert“. Das heißt, die Mariendistel schützt das Leben und die Leber, der Alant jedoch verlebendigt und bringt Merkurkraft in die Lunge, wenn etwas zu sehr stockt. Wir können uns in der Natur umsehen und uns unbefangen fragen: Was fällt mir hier auf? Die Blüten der Nelkenwurz finde ich z. B. nicht sehr schön oder auffällig, die Klettenfrüchte jedoch fallen leicht ins Auge (Fruchttypus). Manchmal ist aber auch beides auffällig: wie beispielsweise das Blühen des Odermennig und die Klettfrüchte, die wie an Ähren sitzen und von unten nach oben aufblühen.

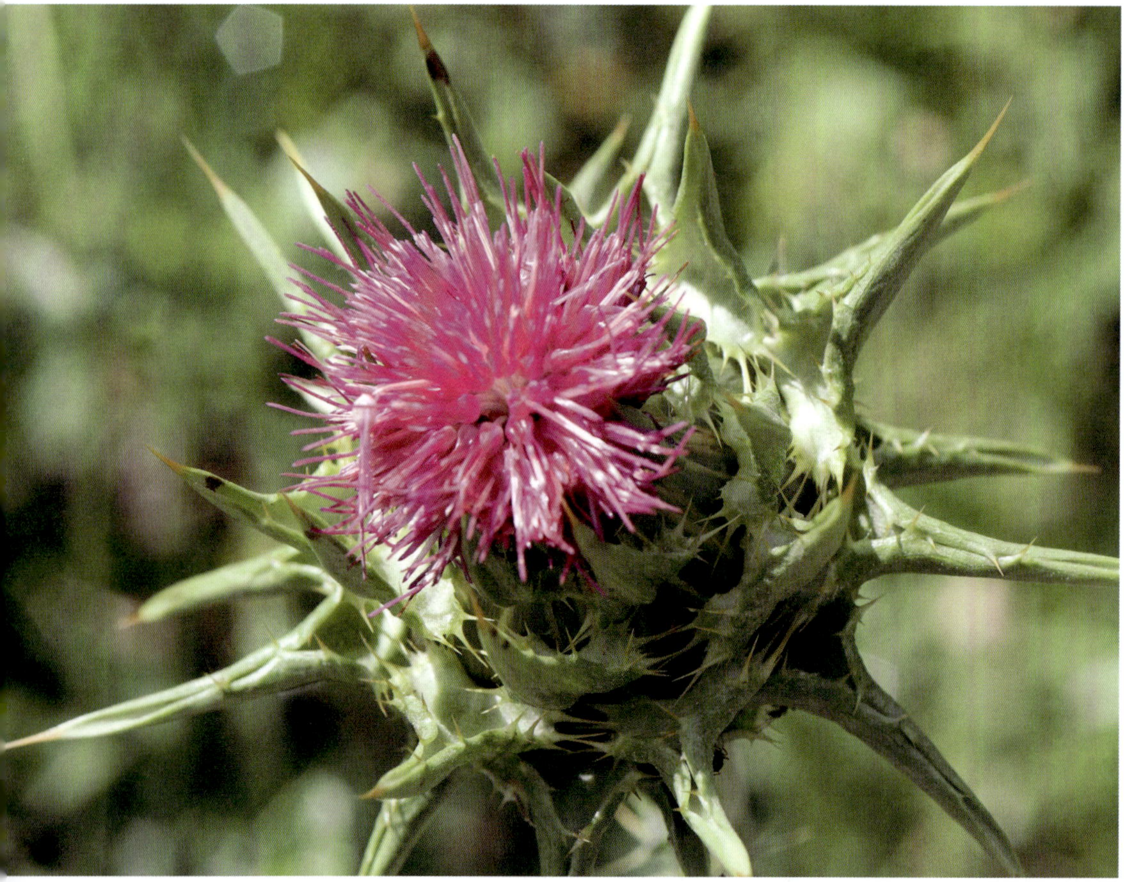

▲ Die Mariendistel zeigt einen würdevollen Blütenfarbton und strahlt Schutz aus.

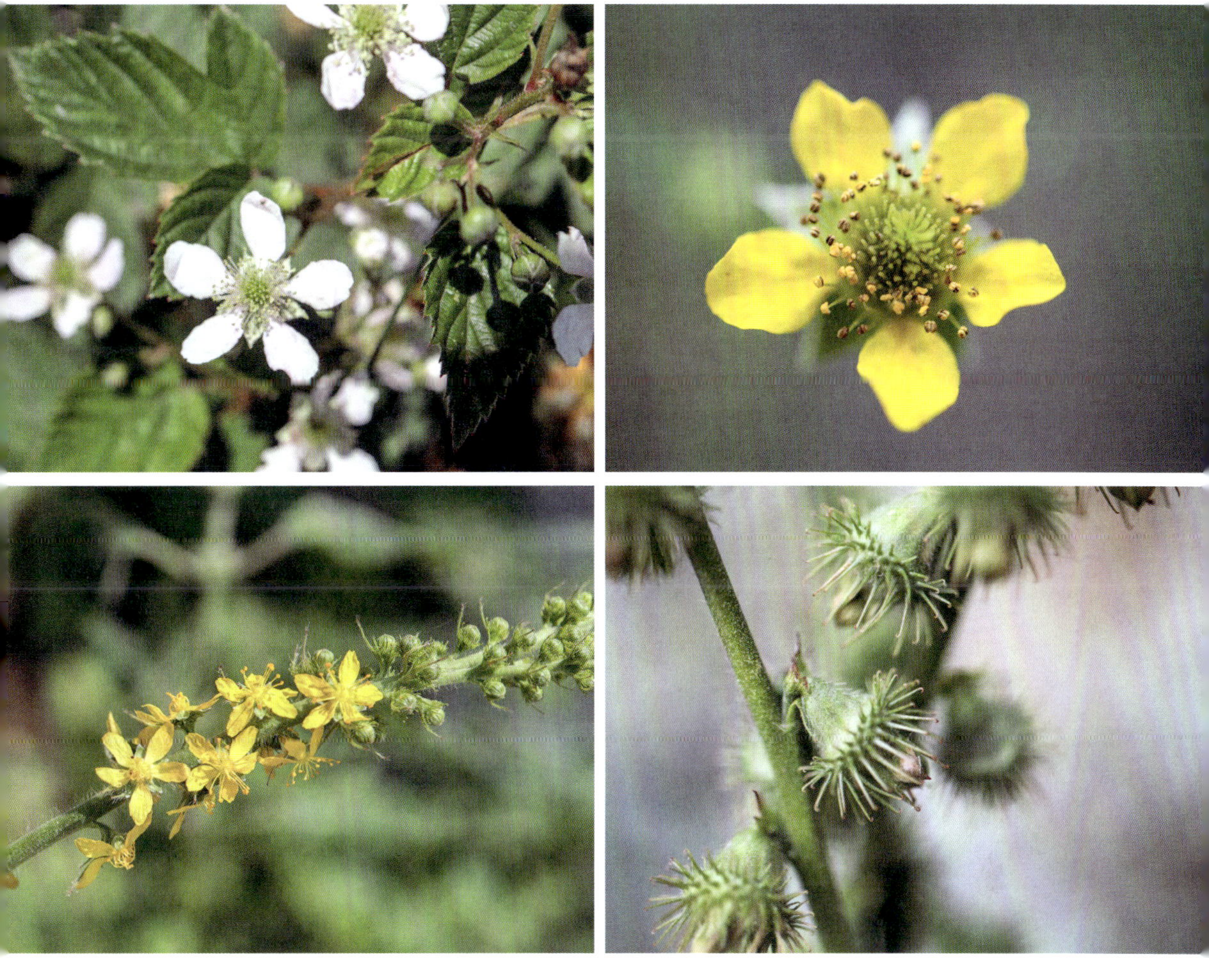

▲ Bei Jupiterpflanzen entdeckte ich, dass die Blüten oft die Frucht „durchblicken" lassen: Brombeere, Nelkenwurz, Odermennigblüten und -früchte.

Eine weitere Entdeckung meinerseits ist das, was ich die typische Jupiterblüte nenne: Die Blütenblätter lassen große Lücken, die Kelchblätter sind deutlich zu sehen und der Fruchtcharakter der Blüte tritt stark in den Vordergrund. Die Nelkenwurz- und Odermennigblüten sind ein sprechendes Beispiel für diese Art Jupiterblüte. Es wirkt wie ein etwas verhaltenes Blühen. Bei genauerer Betrachtung im Zeitlauf siehst du dann, dass der Höhepunkt mehr auf der Frucht liegt. Die Brombeeren, wie viele andere Rosengewächse, sind dafür ein sehr gutes Beispiel. Häufig finden sich zudem im Bereich der jovialen Pflanzen Klettfrüchte und/oder Bezüge zum Bären: Die Große Klette *(Arctium lappa)*, der Odermennig und die Nelkenwurz bilden solche Klettfrüchte aus. Einige ölig-harzige Pflanzen, die den Stoffwechsel anregen, tragen den Bären im Namen, wie Bärlauch, Bärwurz.

Die Königskerze – Begegnung fürs Leben

Manche Pflanzenwesen berühren uns auf besondere Weise und hinterlassen Spuren in unserem Leben. Die erste, hautnahe Begegnung mit der Brennnessel z. B. bleibt vielen unvergesslich: Geradezu erschütternd war jedoch der Eindruck, den die erste Begegnung mit dem Wesen der Königskerze auf meine kindliche Seele machte!

Mit dem Wesen bin ich immer auf Augenhöhe.

CHRISTOPH POLLAK

WIE ICH WÜRDE UND SCHÖPFERKRAFT ENTDECKTE

Ich verbrachte meine Kindheit und Jugend bei Wertheim am Main, wo die schöne Tauber in den breiten Main fließt. Von zu Hause aus konnte ich grüne Hügel und Hänge mit Wein sehen. Ich sah die Schiffe den Main auf- und abwärts fahren, manchmal auch Rudersportler, und freute mich im Sommer an den Graureihern, weißen Schwänen und Enten am Mainufer. Manchmal nahm uns der Opa auf Spaziergänge mit und so ging es über die Mainbrücke hinüber ins Bayrische, ins „Himmelreich“: Der grüne, herrliche Wald und die Wiesen mit vereinzelten, majestätischen Eichen- und Nussbäumen, die sich auf der anderen Mainseite Richtung Urphar erstrecken, heißt wirklich Himmelreich (ein recht jupitermäßiger Name)! Jedenfalls, es war ein schöner Sommertag und wir gingen gemeinsam im Himmelreich in der freien und stillen Natur. Das liebte ich sehr. Nichts hätte mich so unvorbereitet treffen können, wie das, was ich jetzt sah: Über der fülligen Blumenwiese erhoben sich majestätische Wesen. Es waren Pflanzen, das konnte ich rasch erkennen, aber kaum glauben: Die majestätischen Pflanzen – mehr mächtige Wesenheiten als Pflanzen – trugen auf ihrem üppigen Blattwerk leuchtend gelbe Kronen! Strahlend wie Sonnen trugen sie ihr Haupt aufrecht und thronten über all den anderen Pflanzen und Gräsern. Fast alle Königskerzen waren gerade in Blüte und viel größer als ich, sodass ich zu ihnen heraufschauen musste –oder wie ich es fühlte – aufschauen durfte! Es traf mich mitten ins Herz, dass es so etwas gibt zwischen Himmel und Erde.

Ich kam mir ziemlich klein vor und gleichzeitig war da doch noch etwas anderes: Ich fühlte mich von den Königskerzen gesehen, tief gesehen, in meiner eigenen Größe und Würde. Dieses Staunen, dieses Wundern und die tiefe Freude am Lebendigen vergesse ich niemals mehr. Ich spürte, dass ich diese lichten, kraftvollen Wesen aus dem Himmelreich in meiner Nähe haben wollte. Bei einem späteren Besuch konnte ich einen Blütenstand, der bereits reife Samenkapseln hatte, mitnehmen. Ich erinnere mich noch, wie ich dann in der Nachbarschaft – es gibt unterhalb der Wertheimer Burg einen kleinen Park – mit dem verblühten Wedel der Königskerze auf die Erde schlug, denn so fallen die feinen, schwarzen Samen aus den Kapseln. Ich ging also damit herum und „befruchtete" die Erde mit dem Samen dieser so mächtigen Wesenheit.

Die Königskerze ist lebensfördernd: Sie bringt Ordnung, Fruchtbarkeit und Segen.

CHRISTOPH POLLAK

Das ist nun bereits einige Jahrzehnte her. Aber seit damals wachsen im Garten meines Elternhauses, im Park, neben den Tennisplätzen, am alten Tempel und in der Nachbarschaft Königskerzen. Das Gefühl, dass ich diese mächtigen Wesen hier ansiedeln und damit Landschaft gestalten konnte, hat mich sehr geprägt. Heute würde ich sagen, ich begann meine eigene Schöpferkraft zu erahnen, die ja in uns allen lebt – und zwar im Dienen. Die stille Würde dieser Pflanze im Licht des Sommers und dem leichten Wogen des Windes löste etwas Unaussprechliches in mir aus. Plötzlich war da Raum – für Wachstum, Größe und Weisheit.

WEITERE ASPEKTE DER KÖNIGSKERZE

Um das Wesen Jupiters in der Königskerze näher zu betrachten, ist es hilfreich, zwischen zwei Ätherarten zu unterscheiden: dem lunaren Äther und dem solaren Äther. Mit etwas Übung ist es leicht, Jupiterkraft daran zu erkennen, dass in einem Pflanzenwesen sowohl Feuer- als auch Wasserprozesse stark sind. Die solare Kraft zeigt die Königskerze auch in ihrer gelben Blütenfarbe, der Blütenfülle, im stark verholzenden Stängel und im strahlenden, aufrechten Wesen insgesamt. Lokale Namen, die auf diesen sulfurischen Aspekt hinweisen,

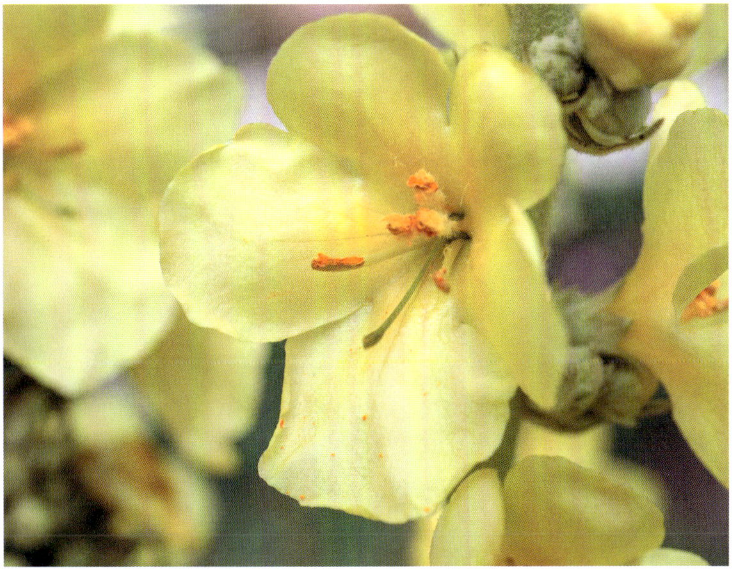

◂ Die Staubblätter sind eigenartigerweise behaart, die Pollen von orangener Farbe.

REZEPTE

JOVIALE REZEPTE UND ANWENDUNGEN

1 Sich laben und verdauen

Mit Jupiter dürfen wir das Leben lieben. Wir nehmen auf, was uns nährt, und lassen los, was uns zu viel ist. Aromatisch-bittere Zubereitungen helfen uns, richtig zu verdauen. Ein Übermaß an Fettigkeit, aber auch an Erlebnissen und Erfahrungen werden durch einen entsprechend zubereiteten Kräuterbitter gut und gründlich verdaut. Durchlässig sein heißt eben auch Übermaß abscheiden. Das Jupiterprinzip schenkt Fülle, das ist „nicht zu viel und nicht zu wenig". Ein Kräuterbitter aus Wermut, Benediktenkraut und Schafgarbe kann da sehr viel bewirken.

2 Einfacher Nelkenwurz-Wein (kräftigend und wohltuend)

Eine sehr einfache und wohltuend-stärkende Zubereitung ist der Nelkenwurz-Wein.

Zutaten

- guter Rot- oder Weißwein
- Nelkenwurz *(Geum urbanum, Rosaceae)*
- ggf. etwas Zimt oder andere Gewürze zum Abschmecken (optional)

Zubereitung

Gib eine Handvoll frischer oder getrockneter Wurzeln (das Rhizom mit Wurzeln) in einen Topf und fülle mit Rotwein auf. Lasse den Wein 20 bis 30 Minuten leicht sieden und seihe ihn abgekühlt durch ein Sieb.

Einnahme

Der Nelkenwurz-Wein wird leicht angewärmt in kleiner Dosis (Esslöffel oder Schnapsglas) genossen und kann kurmäßig über zwei bis drei Wochen eingenommen werden. Er hält sich sehr gut, besonders im Kühlschrank. Er schmeckt sauer und zusammenziehend und lässt dich und deine Lieben zu Kräften kommen.

③ *Großzügigkeit leben*

♃

Die Natur ist Fülle. Das Symbol des Jupiters zeigt eine Krümmung (Seele) über einem Kreuz (Materie). Das bedeutet, dass sich die Seele über der Materie erhebt. Das heißt Großmut, Großzügigkeit und Gunst. „Ich gönne mir etwas", sagen wir, wenn wir unserer Seele etwas Gutes tun. Wir entsagen dabei bewusst, den Zwängen oder Einschränkungen, die wir uns sonst auferlegen. (Bei Saturn ist es genau umgekehrt. Das Kreuz der Materie und Beschränkung liegt über der Seele.) Auch der Raum kann Heilmittel sein.

sind: Fackelblume, Feldkerze, Wegkerze, Königskerze und Himmelsbrand. Der Mondenäther als merkurieller Aspekt ist augenscheinlich im dichten, silbrig scheinenden „Pelz", der die ganze Pflanze überzieht und bei den jüngsten, mittigen Rosettenblättern noch besonders weich und wollig ausgebildet ist. Die Königskerze ist im Wesen ja schleimig und befeuchtend. Das wird klar beim Naschen der Blüten oder Knospen und beim Kosten der Blätter. Der Geschmack des Tees ist etwas pilzartig, ölig, aber angenehm rund und samtig weich. Die Namen, die auf diesen merkuriellen Aspekt verweisen, sind: Lungenkraut, Husteblume und frz. *bouillon blanc,* weißer Schaum. Auch das Englische *mullein* erinnert stark an etwas mollig Weiches und Samtiges.

Zu den Merkurzeichen der Königskerze gehört auch, dass sie zu den sogenannten „Menschenfreunden" zählt. Das sind Pflanzen, die besonders die Nähe der Menschen suchen. So wächst die Königskerze gern auf Erde, die immer wieder aufgebrochen wird (Garten), aber auch an Wegrändern und kargem Gebiet. Im Ödland stellt uns die Königskerze hochragend, anmutig und weithin sichtbar die Würde des Lebendigen (des Wassers) vor Augen. Ihr Blühen ist kein schnelles Auflodern: Die Pflanze bringt monatelang neue Blüten hervor, die als Knospen sporadisch am Blütenstand erscheinen und sich wie Popcorn mal hier, mal dort öffnen. Zu den deutlichen Merkurzeichen der Königskerze gehören neben den auffällig großen Blättern und den Wirkungen auf Lunge und Atemwege auch das Vorkommen von Saponinen. Die Königskerze mag nicht gepflanzt oder umgepflanzt werden. Sie geht auf, wo sie will, wie viele andere zweijährige Pflanzen auch, und bringt damit eine eigene Dynamik in den Garten. Ich lasse sie stehen, wo sie kommt. Dieser „Unkraut-Charakter" bezeichnet wiederum einen merkuriellen Aspekt. Die Haare sind ja ein Kennzeichen der Merkurkraft (behaarte Blätter etc.) Auf der anderen Seite steht das Sulfurische, das Ölige bei der Verwendung als Fackel. Mit Harz oder Pech bestrichen oder in Öl getaucht kann sie entzündet werden und das Dunkel vertreiben.

Dank

Dieses Buch habe ich von der lebendigen Natur gelernt. Das ist ein unermesslich großes Geschenk. Ich möchte allen, die mir Lehrer sind und waren – ob Mineralien auf Elba, Lebewesen aller Art und vielen Menschen, denen ich in meinem Leben begegnen durfte –, herzlich für die bisherigen Lektionen danken. Mein Verständnis der Natur und der in ihr wirkenden Kräfte hat insbesondere durch die Bekanntschaft mit Peter Hochmeier und anderen Freunden der Kunst wesentliche Förderung und Ergänzung erfahren. Vieles von dem wäre ohne diese Quelle nicht so, wie es ist. Von unschätzbarem Wert ist insbesondere die eigene, direkte Erfahrung. Ich danke auch Adelheid Lingg. Sie war die Erste, mit der ich in diesem Leben offen über meine Innenschau, d.h. die Pflanzen und Planetenkräfte, sprechen konnte, als wäre es das Natürlichste der Welt (das ist es auch, das weiß ich aber erst jetzt). Dieses Buch hat sich demnach nicht nur in der Stille, sondern auch in vielfältigen und anregenden Begegnungen mit offenherzigen und wachen Menschen gestaltet, insbesondere den Teilnehmern meiner Seminare und Kreise. Ich bin glücklich, dass ich nun einen Teil dieser Fülle in deine Hände legen darf. Die Gabe ist mit einer ernsten Bitte verbunden: Glaube mir bitte nichts! Vertraue immer und zuallererst deiner eigenen Wahrnehmung. Du trägst einen unfassbaren Schatz in dir. Es ist nun Zeit, diesen neu zu erinnern!

Autor

Christoph Pollak ist Naturforscher, Autor und Coach. Spagyrik und Coaching sind die Künste, mit denen er heilsame Kräfte für Mensch und Natur freilegen hilft. Er bietet Jahresausbildungen in hermetischer Naturkunde und in der Kunst der Spagyrik an. Im *Inner Circle Coaching* unterstützt er Menschen dabei, sich wirkungsvoll zu wandeln.
www.christophpollak.org

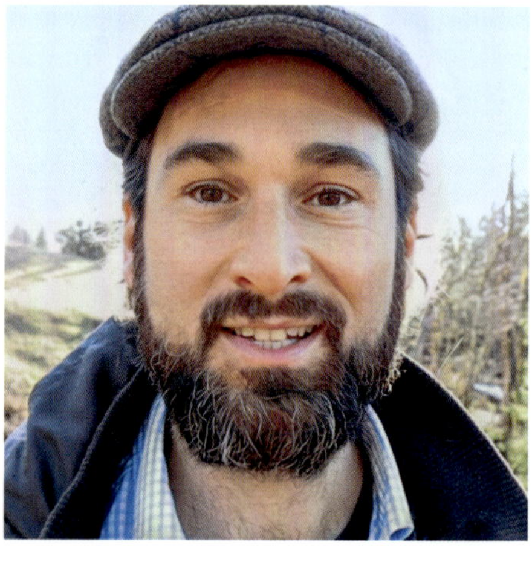

Literatur

Bly, Robert: **Eisenhans. Ein Buch über Männer.** Rowohlt 2005

Die Weiße Schlange – Text und Interpretation des Märchens. (o. D.). https://www.maerchen.pushpak.de/weisze_schlange.html

Ende, Michael: **Momo.** Thienemann 2017

Fleischhauer, Steffen Guido; Guthmann, Jürgen; Spiegelberger, Roland: **Essbare Wildpflanzen. 200 Arten bestimmen und verwenden.** AT 2015

Fuchs, Christine: **Räuchern im Rhythmus des Jahreskreises – Persönlich gestaltete Rituale für einen kraftvollen, naturverbundenen Alltag.** Nymphenburger 2022

Grieve, Margaret: **A Modern Herbal.** Courier Corporation 2013

Hageneder, Fred: **Die Eibe in neuem Licht: eine Monographie der Gattung Taxus.** Neue Erde 2007

Hochmeier, Peter: **Der Weg des Sonnenfunkens – eine Zusammenschau naturkundlicher Überlieferungen;** vom Wesen der natürlichen Dinge, dem Wirken der fünf Elemente, der Planetenkräfte und der praktischen Anwendung eines zeitlosen Wissensschatzes in Spagyrik und Alchymie; mit einer Einführung in die Signaturlehre. Bacopa 2005

Hochmeier, Peter: **Die Bedeutung von Spagyrik und Alchymie in der Naturheilkunde.** Schiedlberg: Bacopa 2012

Hoffmann, David: **Medical Herbalism: The Science and Practice of Herbal Medicine.** Simon and Schuster 2003

Junius, Manfred M.: **Pflanzenalchemie – Ein praktisches Handbuch: traditionelle Phytotherapie und Spagyrik.** Heilkräftige Essenzen, Tinkturen und Elixiere selbst zubereitet. AT 2016

Kalbermatten, Roger: **Wesen und Signatur der Heilpflanzen: die Gestalt als Schlüssel zur Heilkraft der Pflanzen.** AT 2019

Lingg, Adelheid: **Bäume und die heilende Kraft des Waldes.** Kosmos 2016

Rippe, Olaf: **Heilende Metalle: Rezepte und Therapie im Geist des Paracelsus.** AT 2020

Silesius, Angelus: **Angelus Silesius, Cherubinischer Wandersmann.** M. Niemeyer 1895

Stoehr, Guntram: **Die Natur als Kraftort – Heilsame Plätze erspüren und ihre Energie erfahren.** Nymphenburger 2020

Storl, Wolf-Dieter: **Mit Pflanzen verbunden.** Nymphenburger 2018

Storl, Wolf-Dieter; Pfyl, Paul: **Bekannte und vergessene Gemüse – Geschichte, Rezepte, Heilkunde.** Piper 2006

Sollmann, Christian: **Die leise Sprache der Dinge: ein Signaturenkundebuch: Planeten-Signaturen von Steinen, Pflanzen, Metallen, Harzen, Organen und vielen anderen gewachsenen Dingen.** Brunnen und Wege 2022

Wood, Matthew: **The Book of Herbal Wisdom: Using Plants as Medicines.** North Atlantic Book 2017

Wood, Matthew: **The Earthwise Herbal, Volume II: A Complete Guide to New World Medicinal Plants.** North Atlantic Books 2011

Register

BILDNACHWEIS
130 Farbfotos wurden von Christoph Pollak für dieses Buch aufgenommen.
Foto S. 172 von Christoph Pollak. Illustration S. 16 von Daniel Stolz von Stolzenberg (Quelle: Chymisches Lustgärtlein von 1624).

IMPRESSUM
Umschlaggestaltung von Gramisci Editorial Design, München / Claudia Geffert unter Verwendung eines Farbfotos von stocksy (Macro Dandelion von Javier Pardina).
Das Foto zeigt den Samenstand des Löwenzahns.

Mit 132 Farbfotos und 1 Illustration.

Unser gesamtes Programm finden Sie unter **kosmos.de/nymphenburger**

FSC www.fsc.org MIX Papier | Fördert gute Waldnutzung FSC® C110508

Gedruckt auf chlorfrei gebleichtem Papier

ISBN 978-3-96860-080-2
Projektleitung: Dr. Stefan Raps
Redaktion: Alessandra Kreibaum
Gestaltungskonzept: Gramisci Editorial Design, München / Claudia Geffert
Gestaltung und Satz: Katrin Kleinschrot, Stuttgart
Produktion: Nina Renz
Druck und Bindung: Westermann Druck Zwickau GmbH, Zwickau
Printed in Germany / Imprimé en Allemagne